Campus Online de Medicina Materno-Fetal
«Caldeyro Barcia»

Factores que influyen y Aspectos Legales de la Monitorización Biofísica-Bioquímica Fetal

Campus Online de Medicina Materno-Fetal
«Caldeyro Barcia»

Factores que influyen y Aspectos Legales de la Monitorización Biofísica-Bioquímica Fetal

Manuel Gallo

Editor invitado
José Luis Gallo

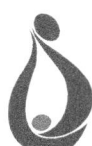

Título original
Factores que influyen y Aspectos legales de la Monitorización Biofísica- Bioquímica Fetal

© Manuel Gallo Vallejo
2024

Editor
Manuel Gallo Vallejo

Diseño y diagramación
Jose M. Padilla
Instituto de Medicina Fetal Andaluz (IMFA)

ISBN: 9798303084162

Impreso en España
2024

Es una publicación de www.agoramedica.com

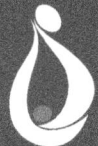

Proyecto Docente "Ágora Médica" (www.agoramedica.com)
Campus Online de Medicina Materno-Fetal «Caldeyro Barcia»
Diplomado en «Fundamentos, Indicaciones y Técnicas de Monitorización Biofísica Fetal en Embarazo y Parto»

Índice

MÓDULO VIII
Factores que influyen en la Monitorización Fetal

1-1. Efecto del Tabaco sobre la Frecuencia Cardíaca Fetal
José Herrera y Manuel Gallo 5

1-2. Efecto de los Fármacos sobre la Frecuencia Cardíaca Fetal
Miguel Ruoti Cosp y Manuel Gallo 11

1-3. Frecuencia Cardíaca Fetal en el Feto Pretérmino
Lorea García, Leire Rodríguez, José Ángel Mínguez y Manuel Gallo 25

1-4. Efectos de las Posiciones Maternas sobre la Frecuencia Cardíaca Fetal (FCF) y Contractilidad Uterina
Manuel Gallo y Andreina Hernández 43

1-5. Efectos de la Amniotomía sobre la FCF
Manuel Gallo y Andreina Hernández 63

1-6. Movimientos Fetales
Pedro Beltrán, José Luis Gallo, Nadia Castro, Ana Espinosa, Enrique Calabrese y Manuel Gallo. 73

1-7. Frecuencia Cardíaca Fetal (FCF) y Meconio
Manuel Gallo y Andreina Hernández 87

MÓDULO IX
Aspectos Legales de la Monitorización Fetal

2-1. Parto Humanizado
Manuel Gallo, Andreina Hernández y Miguel Ruoti Cosp. 99

2-2. La matrona
Manuel Gallo 109

2.3. Errores y posibles malas interpretaciones de los métodos de monitorización de la frecuencia cardíaca fetal
Manuel Gallo, Enrique Gálvez y Alberto Puertas 121

2.4. ¿Existe relación entre el resultado de la monitorización biofísica fetal en el parto y la parálisis cerebral?
Manuel Gallo 129

2.5. Aspectos Médico-Legales de la Monitorización Biofísica Fetal
Manuel Gallo 137

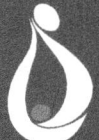

Proyecto Docente "Ágora Médica" (www.agoramedica.com)
Campus Online de Medicina Materno-Fetal «Caldeyro Barcia»
Diplomado en «Fundamentos, Indicaciones y Técnicas de Monitorización Biofísica Fetal en Embarazo y Parto»

Dedicatoria

A nuestro amigo, compañero y maestro en la Monitorización Fetal, Enrique Gálvez Hernández, por todo lo que nos enseñaste y por tantos y buenos ratos pasados en el Hospital y en la vida. Aunque nos dejaste para siempre en Junio de 2014, nunca te olvidaremos.

A los Profesores Roberto Caldeyro-Barcia, Hermógenes Álvarez, Serafín Pose, José Carlos Cuadro (uruguayos) y Luis Navarrete (español), pioneros en la Monitorización Biofísica Fetal y Maestros de muchos españoles que tuvimos la suerte y el honor de estar en el CLAP de Montevideo, recibiendo sus enseñanzas en Perinatología y en la vida.

Al Centro LatinoAmericano de Perinatología (CLAP), de Montevideo (Uruguay), por ser la cuna científica de la Monitorización Biofísica Fetal, en el Embarazo y en el Parto y por ser una Institución de la cual nos sentimos extraordinariamente orgullosos todos los Hispanoamericanos.

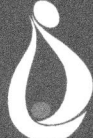

Proyecto Docente "Ágora Médica" (www.agoramedica.com)
Campus Online de Medicina Materno-Fetal «Caldeyro Barcia»
Diplomado en «Fundamentos, Indicaciones y Técnicas de Monitorización Biofísica Fetal en Embarazo y Parto»

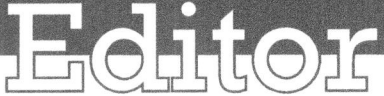

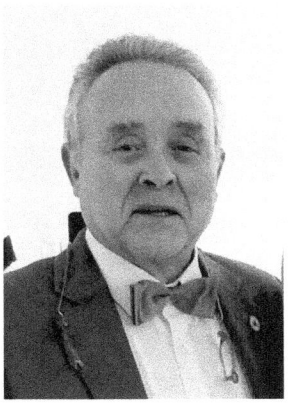

- Especialista en Obstetricia y Ginecología y Doctor en Medicina por la Universidad de Granada.
- Especialista en Perinatología por el CLAP de Montevideo y Universidad de la República (Uruguay).
- Director del Instituto de Medicina Fetal Andaluz (IMFA).
- Director de la Colección de Libros de Medicina Fetal y Perinatal (Ed. Amolca).
- Director de la Colección de Libros de Medicina Materno-Fetal (Ed. Distribuna).
- Editor y Autor de tres libros sobre Monitorización Biofísica Fetal en Embarazo y Parto.
- Editor y Autor de dos libros de Demandas Judiciales en Medicina
- Presidente de Honor de la Sociedad Iberoamericana de Diagnóstico y Tratamiento Prenatal (SIADTP).
- Miembro de Honor de la Fundación Álvarez-Caldeyro Barcia (Montevideo).
- Miembro de Honor de las sociedades de Ecografía de Argentina, Perú, República Dominicana, Cuba, Ecuador y Venezuela.
- Perito Oficial para Demandas Judiciales de la SEGO.
- Ciudadano Ilustre de la ciudad de Asunción (Paraguay) y Guatemala Ciudad (Guatemala).
- Académico correspondiente extranjero de la Academia de Medicina del Paraguay.
- Fundador y Director Científico del Proyecto Docente Ágora Médica y del Campus Online en Medicina Materno-Fetal "Caldeyro Barcia" (www.agoramedica.com).

Manuel Gallo Vallejo
(manologallo@agoramedica.com)

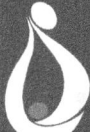

Proyecto Docente "Ágora Médica" (www.agoramedica.com)
Campus Online de Medicina Materno-Fetal «Caldeyro Barcia»
Diplomado en «Fundamentos, Indicaciones y Técnicas de Monitorización Biofísica Fetal en Embarazo y Parto»

Editor Invitado

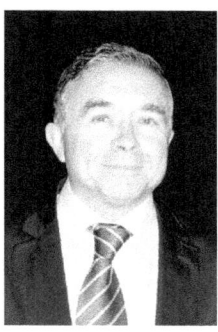

José Luis Gallo Vallejo
(jgallov@sego.es)
- Especialista en Obstetricia y Ginecología y Doctor en Medicina por la Universidad de Granada (España).
- Jefe de Sección. Servicio de Obstetricia y Ginecología. Hospital Universitario Virgen de las Nieves. Granada (España).
- Director Adjunto de la Colección de Medicina Fetal y Perinatal.
- Profesor Asociado de la Universidad de Granada (España).
- Editor invitado en 8 libros de la Colección de Medicina Fetal y Perinatal.
- Editor y autor del libro Translucencia Nucal Fetal y Ultrasonografía en I Trimestre de Embarazo.
- Editor y autor del libro Atlas de Monitorización Biofísica Fetal en Embarazo y Parto.

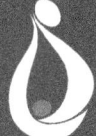

Proyecto Docente "Ágora Médica" (www.agoramedica.com)
Campus Online de Medicina Materno-Fetal «Caldeyro Barcia»
Diplomado en «Fundamentos, Indicaciones y Técnicas de Monitorización Biofísica Fetal en Embarazo y Parto»

Otros Autores

Beltran, Pedro
(drpedrobeltran@yahoo.com)
Instituto de Medicina Materno-Fetal. Hospital de Ginecología y Obstetricia de Monterrey. Nuevo León (México). Director Adjunto de la Colección de libros de Medicina Fetal y Perinatal.

Gálvez Hernández, Enrique †
Especialista en Obstetricia y Ginecología. Doctor en Medicina por la Universidad Complutense de Madrid (España). Académico de número de la Real Academia de Medicina de Granada. Jefe de Sección. Servicio de Obstetricia y Ginecología. Hospital Universitario Materno-Infanil Carlos Haya. Málaga (España).

García Cañibano, Lorea
(lorea.garcia@hotmail.com)
Servicio de Obstetricia y Ginecología. Hospital Universitario Cruces (Vizcaya, España).

Hernández López, Andreina
(drahernandeza@gmail.com)
Especialista en Ginecología y Obstetricia. Universidad de Oriente, Bolívar-Venezuela. Especialista Adjunta en el Servicio de Ginecobstetricia y Alto Riesgo Obstétrico del Hospital de San Juan de Dios, Cali-Colombia. Profesora Auxiliar Cátedra de Ginecología y Obstetricia, Facultad de Ciencias Médicas. Universidad Santiago de Cali, Cali-Colombia. Editora del libro Translucencia Nucal Fetal. Miembro de la Federación Colombiana de Obstetricia y Ginecología. Socio Correspondiente Extranjero SEGO. Secretaria Científica del Campus Online "Caldeyro Barcia".

Herrera Peral, José
(joaquinperal@yahoo.es)
Médico especialista en Ginecología y Obstetricia. Jefe de Sección de Obstetricia. UGC Obstetricia y Ginecología. Hospital Materno Infantil. Hospital Regional Universitario Carlos Haya. Málaga. España.

Mínguez, José Ángel
Jefe de Sección. Hospital Universitario La Fe de Valencia.

Puertas Prieto, Alberto
(apuertas51@hotmail.com)
Jefe de Sección. Servicio de Obstetricia y Ginecología. Hospital Universitario Virgen de las Nieves. Granada. España.

Rodríguez Gómez, Leire
Servicio de Obstetricia y Ginecología. Hospital Universitario Cruces (Vizcaya, España).

Ruoti Cosp, Miguel
(mruoticosp@gmail.com)
Profesor Titular Cátedra de Ginecología y Obstetricia, Facultad de Ciencias Médicas (FCM), Universidad Nacional de Asunción (Paraguay) (UNA). Coordinador Asistencial Departamento de Medicina Perinatal FCM, UNA. Fundador y Ex-Presidente Sociedad de Diagnóstico Prenatal del Paraguay (SODIAPP). Director Ejecutivo de la Colección de libros de Medicina Fetal y Perinatal. Presidente en Paraguay de la Ian Donald School de Ultrasonidos. Presidente de la Sociedad Iberoamericana de Diagnóstico y Tratamiento Prenatal (SIADTP). Presidente de la Sociedad Paraguaya de Obstetricia y Ginecología (SPOG). Académico de la Real Academia de Medicina de Paraguay. Director Científico por Latinoamérica del Proyecto Docente Ágora Médica y del Campus Online en Medicina Materno-Fetal "Caldeyro Barcia" (www.agoramedica.com). Académico de la International Academy of Perinatal Medicine (IAPM).

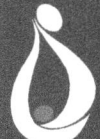

Proyecto Docente "Ágora Médica" (www.agoramedica.com)
Campus Online de Medicina Materno-Fetal «Caldeyro Barcia»
Diplomado en «Fundamentos, Indicaciones y Técnicas de Monitorización Biofísica Fetal en Embarazo y Parto»

Presentación

La profesión de Obstetra y Ginecólogo y de Matrona, exige a todo el que la practica un conocimiento detallado de las pruebas complementarias para vigilar el estado del bienestar fetal.

Una de ellas, posiblemente la de más fácil uso y más barata es la Monitorización Biofísica Fetal, durante el embarazo y sobre todo en el parto. Desde la década de los 60, con los extraordinarios aportes hechos por los Maestros de la Perinatología, Roberto Caldeyro-Barcia y Hermógenes Álvarez, ambos uruguayos, desde el famoso Centro Latino Americano de Perinatología (CLAP) de Montevideo, se viene utilizando para el control del estado de bienestar fetal, la monitorización biofísica de la frecuencia cardiaca fetal y de la contractilidad uterina.

Las sociedades científicas mas avanzadas han hecho clasificaciones nuevas y guías clínicas para el correcto uso de la monitorización biofísica fetal y los centros de MBE han publicado los resultados de sus metaanálisis sobre la monitorización fetal. Por ello en la actualidad el médico y el personal sanitario tiene que estar muy familiarizado con el uso de computadoras/internet y un conocimiento de la Medicina Basada en Pruebas o Evidencias (MBE).

Para que el profesional de Ciencias de la Salud pueda obtener en forma más concisa dichos conocimientos, existen mecanismos que buscan satisfacer o facilitar esas necesidades como lo son por ejemplo las revisiones sistemáticas de Cochrane, Up to date y además una serie de libros por especialidades o subespecialidades de la medicina.

En España se publicaron los últimos Atlas de Monitorización Biofísica Fetal en los años 70 y desde entonces carecemos de Atlas actualizados y con toda la información oficial que hay sobre este tema, por parte de las Sociedades Científicas mas relevantes (SEGO, NICE, ACOG y SGOC) y de la Medicina basada en la Evidencia y de los grupos científicos especializados en la Monitorización Biofísica Fetal.

Por todo ello, la publicación de un nuevo Atlas de Monitorización Biofísica Fetal escrito por expertos perinatólogos y con iconografía abundante y seleccionada de entre nuestro material recogido a lo largo de años de trabajo, creemos que puede ser de gran utilidad a nuestros colegas e instituciones hospitalarias.

Este Atlas está dirigido a obstetras y ginecólogos y también a médicos generales ó de familia, enfermeras, matronas, parteras, estudiantes de medicina, etc, con unos conceptos actuales de fundamental importancia en nuestros días.

Agradecemos a los editores invitados y todos los colaboradores en este libro por su tiempo y dedicación. Agradecemos a Jose M. Padilla, por su esmerado trabajo de maquetación y diseño.

Esperamos que les guste y que sea de gran utilidad práctica para todos aquellos que nos dedicamos al apasionante mundo de la Medicina Fetal y Perinatal

El editor
Manuel Gallo
Málaga, diciembre de 2018

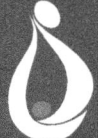

Proyecto Docente "Ágora Médica" (www.agoramedica.com)
Campus Online de Medicina Materno-Fetal «Caldeyro Barcia»
Diplomado en «Fundamentos, Indicaciones y Técnicas de Monitorización Biofísica Fetal en Embarazo y Parto»

Prólogo

Hace un tiempo, ya retirado de toda actividad profesional, he sido honrado con la solicitud del Dr. Manuel Gallo Vallejo (Manolo), amigo y colega, para prologar su «Atlas de Monitorización Biofísica Fetal en el Embarazo y Parto», tema que a lo largo de los años nos ha unido, en diferentes oportunidades y lugares. De alguna manera, eso nos hace sentirnos formando parte de la historia de la práctica obstétrica.

Una de las tantas dificultades para obtener pureza suficiente en el registro de los latidos fetales, fue resuelta en el año 1964, por un Capitán Médico de la Armada de los EEUU, Dwight Callagan, que empleó para ello, ayuda del «sonar» empleado en la 2ª Guerra Mundial.

Por esos años y cursando nuestra etapa de alumnos de pregrado en Ginecología, en la Clínica Ginecotocológica «C» bajo la dirección del Prof. Hermógenes Álvarez, solo se nos exigía para la guardia, un par de guantes de goma y un estetoscopio de Pinard.

«Toda solución genera nuevos problemas» y estos problemas son el motor que diariamente reordena nuestras futuras acciones.

Pero prologar un libro de un amigo, es de alguna manera un honor y responsabilidad.

Esto se ve incrementado en primer lugar por quien lo solicita, en esta oportunidad Manolo, con quien nos conocemos desde las primeras etapas de nuestra formación y que a lo largo de tantos años, desde la época de Manolo en el CLAP hasta ahora, nos hemos mantenido unidos, independientemente de la distancia geográfica que nos separa.

En segundo lugar el tema «Monitorización electrónica fetal», sin lugar a dudas, el tema más importante durante mi vida profesional.

En la tranquilidad de mi retiro estival, rodeado por mi familia y solo interrumpida por las múltiples preguntas de mis nietos, que además se divierten tratando de enseñarme informática, me he preguntado, ¿cuál ha sido el motivo por el cual Manolo me ha propuesto, escribir el Prólogo de su Atlas de monitoreo fetal?

¿Habrá sido porque sabe que recién graduado como Doctor en Medicina, tomé contacto con el Dr. Serafín Víctor Pose (un gallego genial) quien primero me enseñó todo lo referente a su prueba «Respuesta fetal a las contracciones uterinas inducidas» y luego me vinculó a la Dra. Perla Temesio, colega que dedicó su vida a los pacientes diabéticos y particularmente a embarazadas con esa patología?

¿Habrá sido porque en mi etapa de formación como ginecólogo, fui distinguido para cumplir con una beca durante los años 1973-74 en el CLAP («Fundamentos científicos del cuidado integral de la Madre, el Feto y el Recién Nacido»), bajo la dirección del Profesor Roberto Caldeyro-Barcia (Bobby)?

¿Habrá sido porque terminada la Beca, pasé a formar parte del CLAP durante muchos años, años en que tomé contacto por primera vez con Manolo, y de ahí nació una amistad que nos ha unido hasta la actualidad?

¿Habrá sido porque terminada mi beca en el CLAP, Bobby me estimuló y me apoyó para que hiciera mi Tesis de Doctorado titulada «El control clínico y el monitoreo electrónico en las inducciones del parto. Resultados perinatales» Publicación Científica CLAP N° 630-1975?

¿Habrá sido porque a partir de ese momento, mi carrera docente en la Facultad de Medicina y mi actividad privada siempre giraron sobre temas obstétricos, particularmente sobre los cuidados fetales?

¿Habrá sido porque en 1994, por concurso de méritos, la Facultad de Medicina me nombró Profesor Titular de Clínica Ginecotocológica «C» (donde había sido alumno de pregrado) en el Centro Hospitalario Pereira Rossell, donde funciona la mayor Maternidad de Uruguay y donde nace uno de cada seis uruguayos?

¿Habrá sido porque como Profesor y junto a un valioso grupo de colegas, fundamos le Unidad de Medicina Fetal y en homenaje a nuestros maestros Hermógenes Álvarez y Roberto Caldeyro-Barcia, dimos origen a la Fundación que lleva sus nombres, de la cual Manolo es miembro de honor, y que mis colegas me distinguieron eligiéndome Primer Presidente?

Este Atlas de monitoreo fetal no va a ser un integrante de la biblioteca de numerosos colegas en formación o ya formados, sino que va a ser un libro permanentemente consultado y estará por ello abierto sobre el escritorio.

Los trazados de contractilidad uterina y frecuencia cardíaca fetal, pueden dar lugar a interpretaciones erróneas. Forma parte en algunas oportunidades, de la documentación que pasa a formar parte de un expediente médico legal. En los últimos 20 años de ejercicio profesional, fui convocado en múltiples oportunidades, en calidad de Perito, a los estrados judiciales, a los efectos de nuestra opinión, sobre un registro de parto que terminó en un resultado feto-neonatal inesperado y no deseado. O una interpretación incorrecta nos halla inducido a la práctica de una cesárea, con una mala evolución materna.

Tengo la seguridad que la mirada detenida de este Atlas y las interpretaciones y toma de decisiones correctas en la asistencia obstétrica, nos disminuirá la posibilidad de enfrentamientos en la esfera judicial y nos conducirá a mejores resultados perinatales, en la práctica obstétrica.

Profesor Doctor
José Carlos Cuadro Dollanarte
Montevideo (Uruguay)

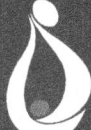

Proyecto Docente "Ágora Médica" (www.agoramedica.com)
Campus Online de Medicina Materno-Fetal «Caldeyro Barcia»
Diplomado en «Fundamentos, Indicaciones y Técnicas de Monitorización Biofísica Fetal en Embarazo y Parto»

Glosario

ACOG: Colegio Americano de Ginecólogos y Obstetras.
APW: Onda de Pulso Arterial.
AT: Ascenso Transitorio.
BF: Bienestar Fetal.
CIR: Crecimiento Intrauterino Restringido.
CTG: Cardiotocografía.
CU: Contractilidad Uterina.
EAB: Equilibrio Ácido Base.
ECG: Electrocardiograma.
EVA: Estimulación Vibro Acústica.
FCF: Frecuencia Cardíaca Fetal.
FCFB: Frecuencia Cardíaca Fetal Basal.
FCG: Fonocardiografía.
FP: Falsos Positivos.
HIV: Hemorragia Intraventricular.
IC: Intervalo de Confianza.
ILA: Índice de Líquido Amniótico.
IMC: Índice de Masa Corporal.
Lat/min: Latidos por minuto.
LATM: Líquido Amniótico Teñido de Meconio.
MBE: Medicina Basada en la Evidencia.

MF: Movimientos Fetales.
MNE: Monitorización No Estresante.
NICE: National Collaborating Center for Womens's and Children's Health.
NST: Non Stress Test.
PB: Perfil Biofísico.
PRF: Prueba de Reactividad Fetal.
PTC: Prueba de Tolerancia a las Contracciones.
RCTG: Registro Cardiotocográfico.
RR: Riesgo Relativo.
SDR: Síndrome de Distrés Respiratorio.
SEGO: Sociedad Española de Ginecología y Obstetricia.
SGOC: Sociedad de Ginecología y Obstetricia de Canadá.
SMI: Interferometría Self Mixing.
SNA: Sistema Nervioso Autónomo.
SNC: Sistema Nervioso Central.
TB: Test Basal.
TNS: Test No Estresante.
UCI: Unidad de Cuidados Intensivos.
VPN: Valor Predictivo Negativo.

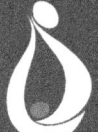

Proyecto Docente "Ágora Médica" (www.agoramedica.com)
Campus Online de Medicina Materno-Fetal «Caldeyro Barcia»
Diplomado en «Fundamentos, Indicaciones y Técnicas de Monitorización Biofísica Fetal en Embarazo y Parto»

Módulo VIII.
Factores que influyen en la Monitorización Fetal

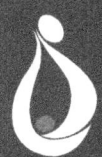

Proyecto Docente "Ágora Médica" (www.agoramedica.com)
Campus online de Medicina Materno-Fetal «Caldeyro Barcia»
Diplomado en «Fundamentos, Indicaciones y Técnicas de Monitorización
Biofísica Fetal en Embarazo y Parto»
Modulo VIII. Factores que influyen en la Monitorización Fetal
Unidad 1. Factores que influyen en la Monitorización Fetal

1

Factores que influyen en la Monitorización Fetal

1-1. Efecto del Tabaco sobre la Frecuencia Cardíaca Fetal

1-2. Efecto de los Fármacos sobre la Frecuencia Cardíaca Fetal

1-3. Frecuencia Cardíaca Fetal en el Feto Pretérmino

1-4. Efectos de las Posiciones Maternas sobre la Frecuencia Cardíaca Fetal (FCF) y Contractilidad Uterina

1-5. Efectos de la Amniotomía sobre la FCF

1-6. Movimientos Fetales

1-7. Frecuencia Cardíaca Fetal (FCF) y Meconio

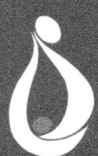

Proyecto Docente "Ágora Médica" (www.agoramedica.com)
Campus online de Medicina Materno-Fetal «Caldeyro Barcia»
Diplomado en «Fundamentos, Indicaciones y Técnicas de Monitorización Biofísica Fetal en Embarazo y Parto»
Modulo VIII. Factores que influyen en la Monitorización Fetal
Unidad 1.1. Efecto del Tabaco sobre la Frecuencia Cardíaca Fetal

1.1.

Efecto del Tabaco sobre la Frecuencia Cardíaca Fetal

José Herrera
Manuel Gallo

ÍNDICE

* Introducción
* Bibliografía

* Efectos del Tabaco en la Monitorización Fetal

INTRODUCCIÓN

Es por todos bien conocido la relación entre el consumo del tabaco en el embarazo y los malos resultados perinatales. El tabaquismo continúa siendo uno de los más importantes factores de riesgo modificables, ya que es una de las causas relacionada con la muerte súbita en el lactante, así como de menor peso fetal al nacer y de restricción del crecimiento fetal intrauterino entre otras muchas patologías descritas.

En la Fig. 1-1 se resumen los mecanismos de acción del tabaco.

A continuación se exponen a modo de resumen en la Tabla 1-1 aspectos desfavorables feto-maternos relacionados con el tabaco.

EFECTOS DEL TABACO EN LA MONITORIZACIÓN FETAL

A partir de los diferentes estudios publicados se puede concluir que la nicotina y la carboxihemoglobina tienen efectos neurotóxicos que alterarían el desarrollo y la maduración del sistema nervioso central y que a su vez afectarían al sistema cardiovascular, alterando el ciclo cardiaco.

Esto podría evidenciarse en el cardiotocograma al realizar la monitorización fetal. Es posible que como efecto del tabaco, se produzcan cambios en el registro fetal consistentes en incremento de la línea basal, menor número de aceleraciones y de la variabilidad. Por otro lado se alteraría el sistema motor de origen central, provocando una disminución en los movimientos fetales y por lo tanto también de la reactividad. Estos mecanismos se exponen en la Fig. 1-1.

Herrera Peral y colaboradores, publicaron un trabajo en gestantes fumadoras sobre los efectos inmediatos producidos por el consumo de un cigarrillo en el registro basal o NST. Para ello y previa comprobación de que el trazado era reactivo se invitaba a la fumadora a que consumiese un cigarrillo como lo hacía habitualmente. Se prolongaba el registro durante una hora y se analizaban los cambios que se habían producido. Posteriormente este mismo autor amplió el estudio realizando también gasometrías capilares a los diez minutos de comenzar el consumo del cigarrillo. Los hallazgos encontrados como resultado de la prueba del cigarrillo (nombre que se dio a esta experiencia) fueron los siguientes: elevación de la línea de base, disminución de la cinética fetal y cambios en los ascensos transitorios que consistían en disminución o amplitud de los mismos. No se encontraron, a diferencia de lo descrito por otros autores, modificaciones en la fluctuación o variabilidad del trazado. Aunque el número de gasometrías era reducido encontraron disminución del pH, de la presión de oxígeno y de la saturación de la hemoglobina. Se consideró en la misma orientación que otros trabajos, que esos cambios podían deberse a un efecto nicotínico. Se adjuntan algunas gráficas de trazados fetales de la prueba del cigarrillo (Fig. 1-2 a Fig. 1-6).

Herrera Peral posteriormente amplió el estudio tanto a la monitorización anteparto como a la intraparto.

Respecto a la monitorización basal (NST) realizó un estudio sobre 1649 gestantes, de las cuales eran fumadoras 724. En este estudio se encontró una incidencia muy superior, con marcada significación estadística, de trazados no reactivos en el grupo de fumadoras respecto al grupo control (18,1% frente a 4,5%). Analizando ya de forma detenida distintos parámetros de los trazados basales se objetivó diferencias entre ambos grupos. Las fumadoras tenían una línea de base más elevada, menor cinética fetal, mayor presencia de deceleraciones y de contracciones en los registros. Todo esto aumentaba el perfil anormal o sospechoso en los trazados lo que a su vez requirió más actitudes invasivas como pruebas de oxitocina o inducciones.

En relación a los trazados cardiotográficos intraparto este mismo autor estudió a 948 gestantes de las cuales 315 eran fumadoras. Para ello clasificó a los registros en normales, sospechosos y patológicos. Se encontró una incidencia muy elevada de trazados sospechosos en el grupo de las fumadoras. Estos ha-

Tabla 1-1. Resumen de los efectos del tabaco a nivel materno y fetal

Maternos	Feto
Aumento de la frecuencia cardíaca	Disminución de los movimientos fetales
Disminución de los flujos uteroplacentarios	Aumento de la frecuencia cardíaca
Efectos desfavorables sobre varices	Aumento de niveles de hemoglobina y hematocrito
Alteración de mecanismos íntimos de la coagulación	Aumento de la eritropoyesis (hipoxia fetal crónica)
Prevalencia de anemia	Asociación con daños cardiovasculares
Disminución de Vitamina B 12, B6, y Vit C	Malformaciones fetales
Aumento de los reticulocitos y neutrófilos	Crecimiento intrauterino restringido (CIR)
Hipotensión (aumento de tiocionato)	Disminución del peso
Mayor incidencia de aborto espontáneo	Disminución de la circunferencia cefálica y la talla
Mayor riesgo de placenta previa y abruptio	Disminución del peso placentario
Peores resultados en casos de pre-eclampsia	Menores puntuaciones del test de Apgar al nacimiento
Mayor incidencia de infecciones	Distress respiratorio
	Muerte súbita del lactante
	Alteraciones del desarrollo psicomotor
	Falta de concentración y memoria
	Aumento de las neoplasias en la infancia
	Mayor riesgo de infecciones y enfermedades respiratorias

llazgos tenían una clara significación estadística. No se encontraron diferencias en el grupo de registros patológicos. También se vincularon estos resultados con la depresión neonatal sin encontrarse diferencias de interés. Algo parecido ya había descrito Phelan anteriormente que pensaba que las alteraciones cardiotocográficas de los trazados de las fumadoras podrían no tener un significado tan patológico como es en el caso de las no fumadoras. Se apuesta que los cambios apreciados podrían ser respuesta al tabaquismo y no significar una respuesta a una hipoxia aguda intraparto. De todos modos el autor cree que no se pueden sacar conclusiones definitivas hasta ampliar el número de gestantes y correlacionarlo con pH y gasometrías en cordón umbilical tras el parto.

Como conclusión podemos resumir que el tabaco produce cambios en el cardiotocograma aumentando los registros sospechosos intraparto y anteparto basado fundamentalmente en modificaciones de la línea de base, de los movimientos fetales y del número y amplitud de los ascensos. Estos trazados sospechosos en ocasiones llevan a intervenciones activas durante el embarazo y parto que en algunos casos pueden ser precipitadas o innecesarias. El conocimiento de estas peculiaridades puede ser de interés para la hora de toma de decisiones clínicas.

También las limitaciones de los conocimientos sobre los mecanismos íntimos del tabaco sobre la madre y el feto animan a profundizar en la investigación de los mismos para poder ofrecer en el futuro una mejor asistencia a las embarazadas.

De todos modos el fin último respecto a esta droga legalizada es que la sociedad en su conjunto tome conciencia y actúe para lograr la erradicación total de la misma.

BIBLIOGRAFÍA

1. Herrera Peral, J.A, Gallo, M, Gálvez Hernández, E y cols Monitorización anteparto, cambios en el cardiotocograma causados por el tabaco. Progr. Obstet. Gynecol. 1983; 26-3; 137-142.
2. Herrera Peral, JA. El Tabaco y su relación con aspectos perinatales. Colección Tesis Doctorales. Nº 40/89. Editorial de la Universidad Complutense de Madrid. Ciudad Universitaria. Madrid, 1989.
3. Gallo M. Monitorización Biofísica Fetal. Amolca 2011.

Datos para recordar

* Disminución de la variabilidad de la FCF.
* Disminución de los ascensos transitorios de la FCF.
* Taquicardia fetal leve.
* Efecto casi inmediato en la FCF.
* Efecto pasajero. La FCF es normal tras el cigarrillo.
* Mecanismo de producción: Disminución de la oxigenación fetal.
* Conducta: Tranquilidad.
* Estado Fetal: Bienestar fetal asegurado.

Mis apuntes

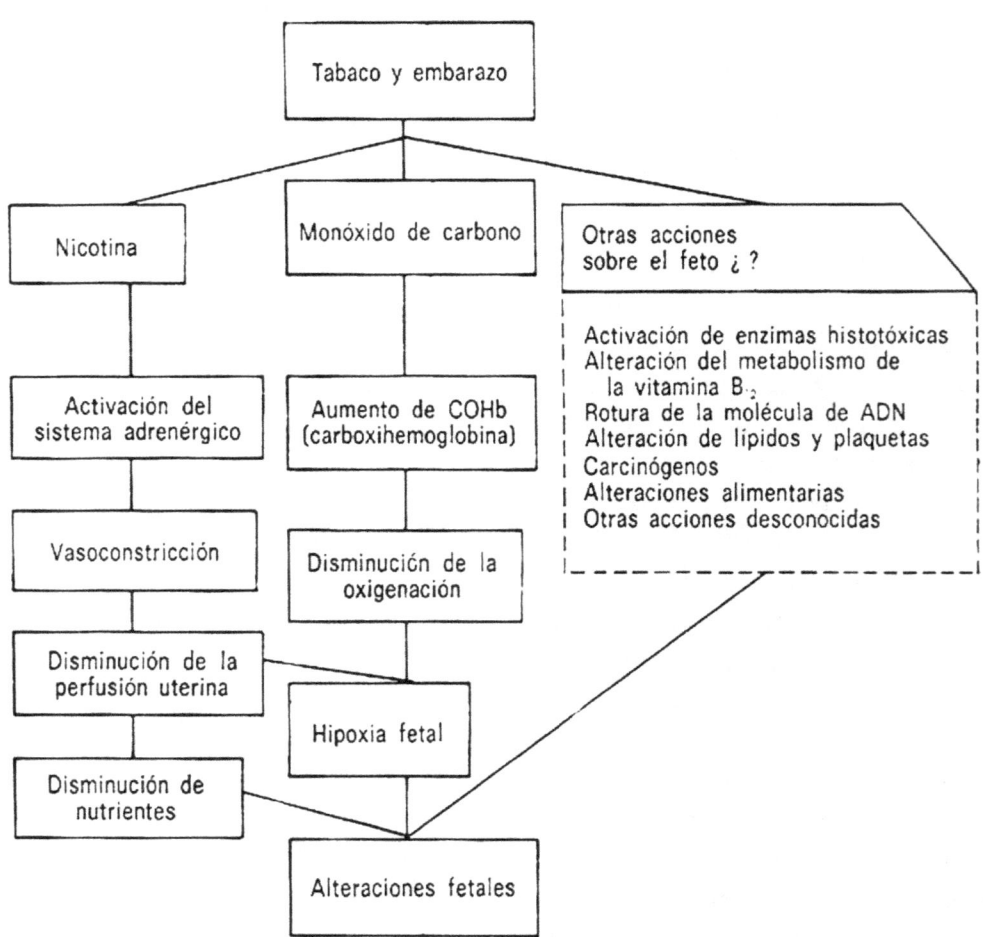

Fig. 1-1. Efectos del tabaco.

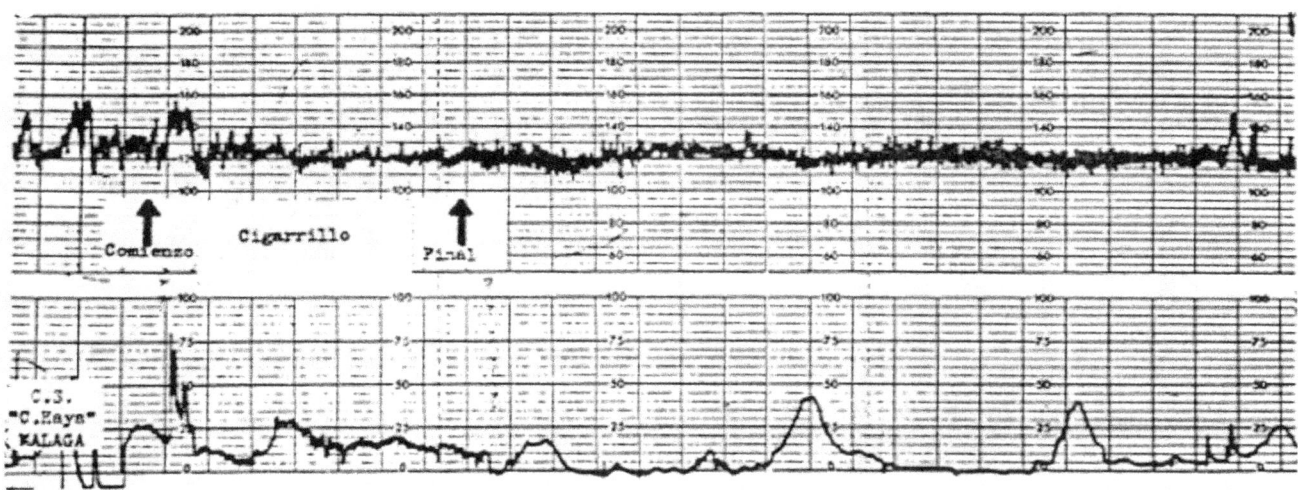

Fig. 1-2. Obsérvese el efecto del cigarrillo en la FCF. Desaparecen los ascensos transitorios y se reduce la variabilidad de la FCF. El efecto persisite por mas de 30 minutos.

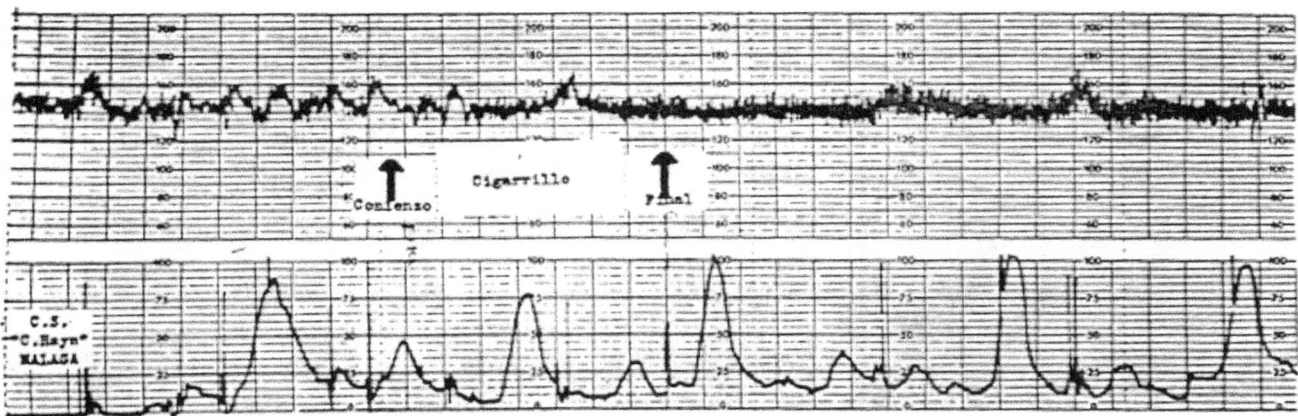

Fig. 1-3. Obsérvese el efecto del cigarrillo en la FCF. El registro previo al cigarrillo es completamente normal. Tras el cigarrillo, desaparecen los ascensos transitorios y se reduce la variabilidad de la FCF. El efecto persiste por mas de 30 minutos.

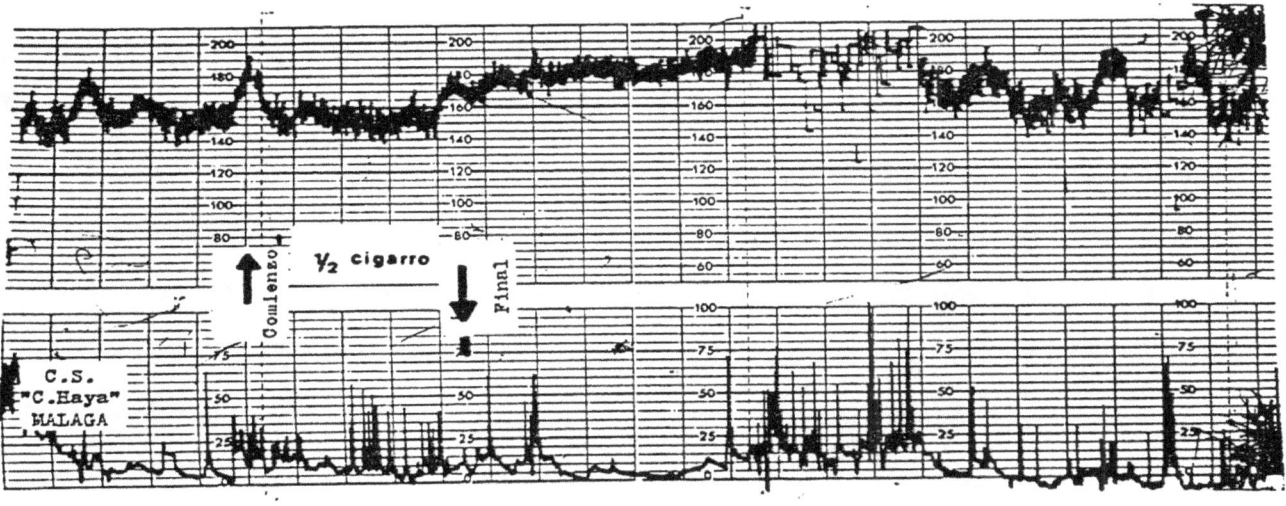

Fig. 1-4. Obsérvese el efecto del cigarrillo en la FCF. Se produce una taquicardia fetal. El efecto persiste por unos 30 minutos.

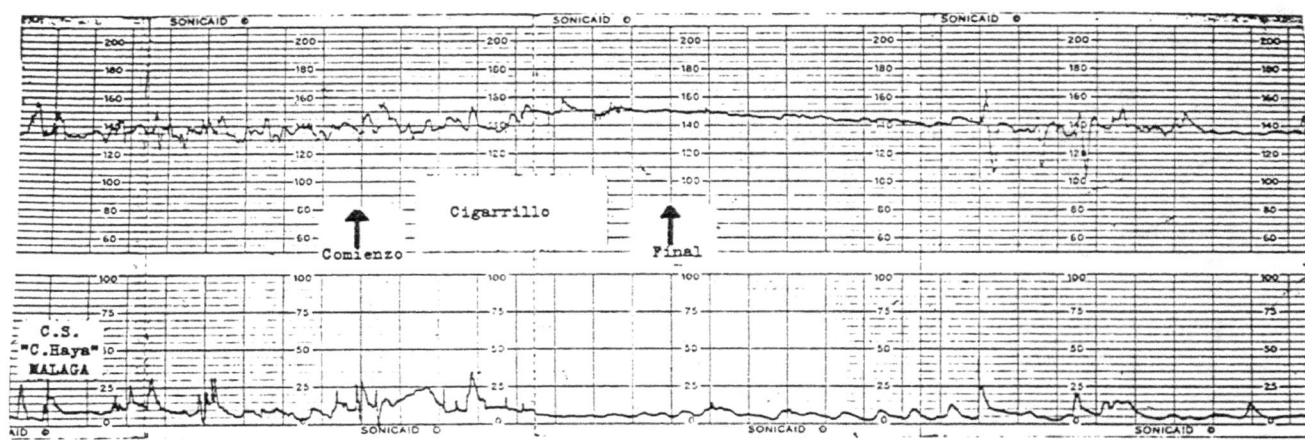

Fig. 1-5. Obsérvese el efecto del cigarrillo en la FCF. se reduce la variabilidad de la FCF de una forma marcada hasta ser un ritmo silente y desaparecen los ascensos transitorios. El efecto persiste por mas de 30 minutos.

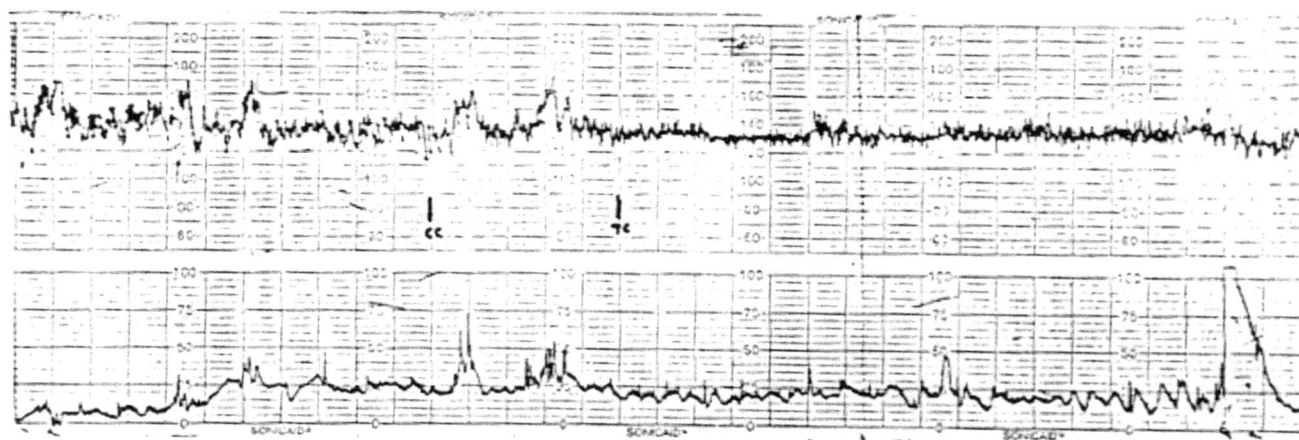

Fig. 1-6. Obsérvese el efecto del cigarrillo en la FCF. se reduce la variabilidad de la FCF de una forma marcada hasta ser un ritmo silente y desaparecen los ascensos transitorios. El efecto persiste por mas de 30 minutos.

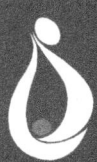

Proyecto Docente "Ágora Médica" (www.agoramedica.com)
Campus online de Medicina Materno-Fetal «Caldeyro Barcia»
Diplomado en «Fundamentos, Indicaciones y Técnicas de Monitorización Biofísica Fetal en Embarazo y Parto»
Modulo VIII. Factores que influyen en la Monitorización Fetal
Unidad 1.2. Efecto de los Fármacos sobre la Frecuencia Cardíaca Fetal

1.2.

Efecto de los Fármacos sobre la Frecuencia Cardíaca Fetal

Miguel Ruoti Cosp
Manuel Gallo

ÍNDICE

* Introducción
* Fármacos que producen bradicardia fetal
* Alteraciones de la frecuencia cardíaca neonatal
* Bibliografía

* Fármacos que producen taquicardia fetal
* Fármacos que producen alteraciones (disminución) en la variabilidad de la frecuencia cardíaca fetal

INTRODUCCIÓN

Desde que el hombre ha sido capaz de determinar la frecuencia cardíaca fetal (FCF) se asoció con vitalidad fetal y por lo tanto sus modificaciones pueden ponerla en peligro. Los estímulos autonómicos procedentes del tronco del encéfalo junto con la actividad cardíaca intrínseca condicionan la regulación de la FCF.

Como la FCF es el resultado de un equilibrio entre los sistemas que la estimulan, como los mecanismos cardioestimuladores, o bien los sistemas que la endentecen como los cardioinhibidores, entre las numerosas causas que pueden alterar estos mecanismos se encuentran el uso de fármacos administrados a la madre.

Dependiendo de cual sistema modifiquen, van a producir alteraciones en la FCF como taquicardia, bradicardia o alteraciones en el monitoreo fetal, incluso, algunos de ellos pueden persistir luego del nacimiento.

FÁRMACOS QUE PRODUCEN TAQUICARDIA FETAL

La taquicardia fetal puede ser el primer signo de alarma de hipoxia fetal y surge debido a la estimulación del componente simpático del sistema nervioso autónomo. Entre los grupos farmacológicos que determinan un aumento de la FCF se encuentran principalmente los parasimpaticolíticos y los simpaticomiméticos beta entre otros (Tabla 1-2).

Los agonistas β-adrenérgicos estimulan los receptores β-2 de la pared vascular causando vasodilatación con descenso de la tensión arterial diastólica. Esto conduce al aumento de la frecuencia cardíaca, volumen sistólico de eyección (hasta un 40-60% sobre el nivel basal) y tensión arterial sistólica. La estimulación de los receptores β-1 induce un efecto cronotropo e ionotropo positivo. Estas acciones hacen que los efectos secundarios más frecuentes de estos fármacos sean la taquicardia, el aumento de la tensión sistólica y el descenso de la diastólica.

Tabla 1-2. Fármacos que producen taquicardia fetal

Parasimpaticolíticos
 Atropina
 Hidroxicina
 Fenotiacinas
  Clorpromazina
  Tioridazina
  Flufenazina

Fármacos simpaticomiméticos beta
 Efedrina
 Fenoterol
 Hexorpenalina
 Isoprenalina
 Hexoprenalina
 Isoxsuprina
 Orfenadrina
 Ritodrina
 Salbutamol
 Terbutelina

Parasimpaticolíticos

Atropina

Utilizado como para inhibir la salivación y el exceso de secreción de las vías respiratorias durante la anestesia, los efectos de éste fármaco parasimpaticolítico (anticolinérgico), dependen del nivel de maduración del sistema nervioso parasimpático. Administrando por vía intravenosa (IV) 40 mg/kg entre las semanas 8-13 no se asocia con cambios en la FCF y solo se modifica a partir del la semana 17 de gestación.

Estudios de farmacocinética en madres y fetos en embarazos tardíos indican que atraviesa rápidamente la barrera placentaria con concentraciones máximas en el cordón umbilical que se alcanzan a los 5 min de la administración IV y el efecto máximo sobre la frecuencia cardíaca fetal se produce al cabo de 25 minutos. En el animal de experimentación la oclusión de la aorta materna disminuye el flujo sanguíneo uterino y causa desaceleraciones tardías de la FCF, asociada con un significativo descenso de la tensión arterial media materna y del flujo sanguíneo umbilical. La administración de atropina al feto, antes de la oclusión de la aorta materna, modifica pero no abole la respuesta de la FCF fetal.

Fármacos simpaticomiméticos beta

Efedrina

La utilización durante el embarazo se limita a la corrección de la hipotensión materna secundaria a la anestesia epidural resistente a la infusión rápida de líquidos y al desplazamiento uterino lateral izquierdo tras la administración de un anestésico espinal o epidural. Como es un fármaco simpaticomimético (adrenérgico), estimula tanto a los receptores alfa y beta adrenérgicos.

Su uso se asocia con aumento de la frecuencia cardíaca fetal y de la variabilidad latido a latido, sin cambios en el pH o en la puntuación de Apgar al nacer. Este hecho puede ser debido al resultado de los reflejos normales que siguen a la bradicardia relacionada a la hipotensión materna. No obstante, un estudio demostró que en el parto la concentración en el feto era aproximadamente el 70% de la concentración materna. La presencia del fármaco en la circulación fetal es probablemente una causa importante de los cambios del a frecuencia cardíaca del feto.

Hexoprenalina

Se han descrito toxicidad cardíaca fetal y materna con la utilización como tocolítico de éste fármaco simpaticomimético β2. Se describió taquicardia fetal grave a las 32 semanas de gestación en una mujer a la que se había administrado una dosis de bolo IV de 10 mg ante la sospecha de pérdida del bienestar fetal. La gestante había sido tratada 3 días antes con glucocorticoides para lograr la madurez pulmonar, y con indometacina y hexoprenalina (durante 4 h) seguidas de fenoterol oral para la tocólisis. Aproximadamente 3 días después se sospechó una infección intrauterina por lo que se interrumpió el fenoterol y se administró oxitocina para inducir el parto. Poco después, con la FCF a 160-175 lat/min, se produjo una desaceleración repentina a 80 lat/min sin indicios de contracción uterina hipertónica. Se suspendió la oxitocina y se administró un bolo IV de hexoprenalina. La FCF aumentó a ≥210 lat/min. Mediante cesárea de urgencia, nació un varón de 1.440 g con índices de Apgar de 2, 3 Y 5, a 1 min, 5 min y 10 min respectivamente, que sobrevivió después de mantenerlo con ventilación durante 24 h. No se encontraron indicios de infección ni de cardiopatía.

Isoprenalina

La administración a la madre, al igual que con el resto de los simpaticomiméticos, se asocia con taquicardia fetal. El fármaco fue sido utilizado durante el embarazo en el tratamiento de bloqueo aurículo-ventricular completo y de las arritmias ventriculares asociadas con la prolongación del intervalo QT.

Ritodrina, (hidrocloruro de)

Las complicaciones graves en el feto y en el recién nacido son poco frecuentes con el tratamiento con ritodrina, simpaticolítico (adrenérgico); sin embargo, la manifestación tóxica más corrientemente observada es el aumento de la FCF, con valores de ≤200 lat/min.

Salbutamol (Albuterol)

El salbutamol, simpaticomimético (adrenérgico), brondilatador y uteroinhibidor causa un aumento de la FCF y fetal. Ha sido utilizado en el tratamiento del bloqueo cardíaco completo congénito fetal sin anomalías estructurales a dosis desde 4 a 64 mg/ml con buenos resultados; la administración del fármaco se asoció con un aumento de la FCF y de la función ventricular.

Por otra parte, se describió un caso de taquicardia fetal por la administración involuntaria de una dosis doble de salbutamol inhalado en un plazo de 24 h. La paciente, de 34 años y embarazada de 33 semanas recibió tratamiento con un inhalador dosificador (dos descargas de 90 mg cada 4-6 h; 5 dosis en 24 h) y con un nebulizador de salbutamol (2,5 mg) cada 4 h (5 dosis en 24 h). Tres horas después de administrar la última dosis, se detectó taquicardia fetal (>200 lat/min, frecuencia cardíaca materna de 90-100 lat/min). Por ecocardiografía fetal se detectó fibrilación auricular, a 420 lat/min, con una conducción predominante 2:1. Ocho horas después, tuvo lugar la conversión a una frecuencia cardíaca normal. Nació un niño normal y se encontró bien durante los 4 de hospitalización.

Farmacos Antihipertensivos

Hidralazina, (hidrocloruro de)

Se informó que la administración de 25 mg 2 veces al día de hidralazina a la madre durante el tercer trimestre de la gestación se asoció con contracciones auriculares prematuras fetales una semana después, pero no se observaron taquiarritmias, las que se pueden iniciar por las contracciones auriculares prematuras. La hospitalización con reposo en la cama permitió que la tensión arterial de la paciente disminuyera lo suficiente para interrumpir el tratamiento con hidralazina y a las 24 h de esta interrupción, se desapareció la arritmia fetal.

Cuando la hidralazina se administra por vía intravenosa en el tratamiento de la crisis hipertensiva durante la gestación puede aparecer un episodio hipotensor; la reducción excesiva de la tensión arterial materna puede disminuir el flujo sanguíneo útero-placentario y causar desaceleraciones y bradicardia fetal, y en ocasiones la muerte fetal.

Farmacos Antipsicóticos

Aripiprazol

Utilizado en el tratamiento de la esquizofrenia, hay dos reportes de su exposición en la gestación. En uno de ellos, una mujer esquizofrénica de 27 años, embarazada cuando estaba tomando el fármaco a dosis de 15 mg/día. Suspendió el tratamiento en la semana 8 de gestación pero luego de una recidiva en la semana 20 de gestación, reanudó el tratamiento pero con 10 mg/día y la mantuvo durante el resto del embarazo. A término se sospecho de la perdida del bienestar fetal (taquicardia), y la mujer dio a luz por cesárea un niño sano, de 3,25 kg de peso. El lactante se encontraba bien a los 6 meses de edad.

FÁRMACOS QUE PRODUCEN BRADICARDIA FETAL

La bradicardia fetal no suele ser la respuesta fetal inicial a la hipoxia, a menos que sea en el estado de pre-óbito fetal. Resulta de la depresión miocárdica severa, en presencia de una intensa acidosis y de una pequeña disponibilidad energética. En otras ocasiones, en ausencia de patología hipóxica, la bradicardia fetal persistente puede reflejar defectos congénitos de la conducción cardíaca (disociación aurículo-ventricular).

Los fármacos que pueden estar implicados en los mecanismos de producción de la bradicardia fetal se detallan en la Tabla 1-3.

Simpaticolíticos

Acebutolol

Este antagonista adrenérgico b cardioselectivo, ha sido utilizado para el tratamiento de la hipertensión durante el embarazo. En un estudio que incluyeron 29 gestantes expuestas al menos un mes antes del parto, evidenciaron bradicardia fetal en de los 31

Tabla 1-3. Fármacos que producen bradicardia fetal
Bloqueadores beta
Acebutolol
Atenolol
Betaxolol
Bisoprolol
Carteolol
Carvedilol
Celiprolol
Esmolol
Metoprolol
Nadolol
Propanolol
Sotalol
Timolol
Antagonistas de calcio
Antiarrítmicos
Amiodarona
Flecainida, acetato de
Quinidina
Procainamida

recién nacidos. Otros estudios no han podido confirmar estos hallazgos, pero la exposición durante el 2º o 3º trimestre de la gestación a otros bloqueantes β-adrenérgicos informaron que se asoció con cambios en la frecuencia cardíaca fetal.

Atenolol

Algunos informes indican que cabe esperar que la exposición al atenolol, fármaco simpaticolítico y antihipertensivo, se asocie con una disminución de la FCF basal. En 8 gestantes tratadas con atenolol hallaron una reducción en la FCF basal de 136 lat/min a 120 lat/min.

Esmolol, (hidrocloruro de)

El uso del esmolol, bloqueante de los receptores adrenérgicos beta-1 selectivo (cardioselectivo) de acción corta, se limita al tratamiento de la taquicardia supraventricular (fibrilación auricular y «flutter» auricular), cuando se requiere un control rápido de la frecuencia ventricular.

Se han informado de tres casos clínicos en que se ha utilizado el fármaco en la mujer embarazada: A una gestante de 31 años, de 22 semanas con hemorragia subaracnoidea, se le administró un bolo de 2 mg/kg antes de la inducción anestésica seguido de una perfusión continua de 200 microg/kg/min durante toda la intervención. Se produjo un pequeño descenso de la FCF sin cambios en la variabilidad. A la 37ª semana de gestación nació un varón sano de 2.880 g de peso, que se encontraba en buen estado a los nueve meses de vida. Otra gestante de 38 semanas presentó taquicardia supraventricular por tirotoxicosis. Se trató con un bolo de 0,5 mg/kg seguido de una perfusión continua de 50 micro/kg/min. Unos 20 minutos después de iniciado el tratamiento, la FCF aumentó a 170-175 lat/min, que disminuyó, cuatro minutos después, a 70-80 lat/min. La bradicardia fetal persistió a pesar de interrumpir la administración del fármaco. Se extrajo un feto de 2.660 g mediante una cesárea (pH en vena umbilical 7,09). La frecuencia cardíaca del nacido fue de 60 lat/min, aumentando a 140 lat/min en respuesta a la administración de oxígeno. La arritmia materna fue tratada con éxito con verapamilo. Tanto la madre como el feto se recuperaron. Los autores sugieren que la causa de la bradicardia fetal fue un descenso del flujo sanguíneo útero-placentario inducido por el esmolol.

Finalmente, una gestante de 39 semanas con taquiarritmia recurrente de 225-235 lat/min que presentó una hipotensión sintomática y bradicardia fetal fue tratada con un bolo del fármaco por vía intravenosa y luego perfusión continua, recibiendo finalmente 1.060 mg, dio a luz a una niña de 3.390 gr, Apgar de 7 y 9 al minuto y a los 5 minutos respectivamente. La recién nacida presentó hipotonía, llanto fácil y apnea en el momento de la alimentación. Al examen físico se constató solo una moderada ictericia y los exámenes complementarios fueron todos normales. La dificultad en la alimentación fue superada a las 48 horas y los demás signos desaparecieron a las 60 horas de vida.

Propranolol, (hidrocloruro de)

La exposición de un feto sano al propranolol, simpaticolítico, antiarrítmico y antihipertensivo, disminuye la FCF en aproximadamente 10 lat/min. El fármaco bloquea la acción del estímulo simpático sobre el corazón. La actividad simpática es un mecanismo de reserva para mejorar la actividad de la bomba cardíaca durante situaciones de hipoxemia intermitentes. Por esta razón existe la posibilidad teórica de que comprometa la capacidad de respuesta del feto a la hipoxia. Se ha informado que tras la exposición al propranolol puede aparecer bradicardia.

Sotalol (hidrocloruro de)

Se informó el uso con éxito del sotalol, simpaticolítico, antihipertensivo (cadriotónico) en el tratamiento de arritmias fetales. En un estudio retrospectivo, se utilizó por vía oral después del uso de digoxina en 14 casos de taquicardia supreventricular (TSV). El tratamiento se llevó a cabo en una mediana de 28 semanas de embarazo (IC 24-36 semanas), con una mediana de duración de 5 semanas (intervalo 2-11 semanas). Dos fetos no respondieron y 2 fetos gravemente hidrópicos fallecieron 1 y 10 días, respectivamente, después del inicio del sotalol. De los recién nacidos supervivientes, 11 estaban sanos y 1 presentó atrofia cerebral, hipotonía y retraso del desarrollo, que se atribuyeron a la arritmia y a tromboembolia.

En otro estudio retrospectivo, se evaluó su uso por taquicardia fetal en 21 gestantes. Las arritmias fetales eran: flúter auricular (FA) (n = 10), TSV (n = 10) y taquicardia ventricular (TV) (n = 1). En 9 fetos, había hidropesía fetal. Se instauró ritmo sinusal en 8 fetos con FA y en 6 con TSV, pero se produjeron 4 muertes (19%) (1 con FA y 3 con TSV). Dos recién nacidos (uno con FA y el otro con TSV), reconvertidos con éxito a ritmo sinusal *in útero*, experimentaron morbilidad neurológica importante, que consistió en hemorragia intracraneal en un caso e isquemia hipóxica cerebral en el otro.

Los autores concluyeron que el sotalol fue eficaz en el FA, pero la mortalidad y la baja tasa de conversión en fetos con TSV indicaban que, en este grupo, los riesgos del fármaco superaban a los beneficios. Se informó también que su uso en el tratamiento de la hipertensión arterial en 12 gestantes, en 5 de 6 fetos presentaron bradicardia fetal (90-110 lat/min) con una duración de hasta 24 horas.

Timolol, (maleato de)

Se describió el caso de exposición al timolol, simpaticolítico, antihipertensivo y antiglaucomatoso, en una mujer de 37 años en la que se consta a la semana 21 de gestación bradicardia transitoria (74 lat/min), sin evidenciar anomalías estructurales ni hidrops fetal. Como antecedente la madre manifestó la exposición al fármaco en gotas al 0,5%, una en cada ojo diariamente por glaucoma durante 3 años. Como no existían otras causas que podrían justificar la bradicardia, se redujo el fármaco a 0,25% diariamente en cada ojo hasta la semana 25. A los 3 días se constató una FCF de 96 lat/min y a la semana de 120 lat/min. Posteriormente con autorización del oftalmólogo se suspendió la medicación a la semana 30 y se constató 3 días después una FCF alrededor de 130 lat/min. Nació una niña de término 3.025 gr con puntuación de Apgar de 8-10 al minuto y los 5 minutos de vida respectivamente. Posterior al nacimiento presentó taquicardia ventricular izquierda (200 lat/min) con extrasístole atrial por lo que requiere digitalización. Al cabo de 2 meses el nacido se encontraba en buenas condiciones de vida.

Antiarrítmicos

Amiodarona

La amiodarona, antiarrítmico es eficaz en el tratamiento de algunos casos de taquicardia supraventricular fetal resistente a la acción de otros fármacos.

Los riesgos de una alteración de la función del tiroides fetal aconsejan evitar su uso como fármaco de primera línea. Se han descrito 18 casos de arritmias fetales tratadas con amiodarona; en todos se utilizó tras fracasar el tratamiento con digoxina o con otros fármacos. Se logró una mejoría total o parcial en el 61% (11/18); el fármaco parece ser más eficaz en el tratamiento de la TSV (tasa de fracasos del 11%), que en el del FA (tasa de fracaso del 50%). El tratamiento de las arritmias fetales con amiodarona suele ser bien tolerado por la madre, quizás por su corta duración.

Administrada a través de la vena umbilical, se ha utilizado para el tratamiento de un feto de 27 semanas con una TSV refractaria e hydrops fetalis, después de que la administración a la madre de este y otros antiarrítmicos hubiese fracasado. Se pudo demostrar la existencia de un paso transplacentario subterapéutico de amiodarona y de digoxina, que no aumentó hasta que la administración directa del fármaco condujo a la mejoría del hydrops. A la 37ª semana de gestación se obtuvo de un feto de sexo masculino, con crecimiento intrauterino retardado, pero con resultados normales de las pruebas de función tiroidea.

Un feto de 30 semanas con taquicardia (220 lat/min) e insuficiencia cardíaca congestiva fue tratado con digoxina y propanolol sin obtener mejoría. A la 32 semanas la administración de digoxina y amiodarona (1.200 mg/día durante tres días, seguidos de 600 mg/día hasta el nacimiento) causó una disminución de la FCF a 110-180 lat/min, con mejoría de la insuficiencia cardíaca. El feto nació a las 35 semanas, con una taquicardia de hasta 200 lat/min y fue tratado con digoxina, furosemida y propanolol. El nacido presentó bocio y resultados anormales de las pruebas de función tiroidea. Otros estudios avalan el uso del fármaco en el tratamiento de las arritmias fetales.

Flecainida (acetato de)

La flecainida es un agente antiarrítmico de síntesis de la clase Ic, que enlentece la conducción en todos los niveles del sistema de conducción.

Una gestante de 30 semanas con TSV resistente a la digoxina, empleo el fármaco por vía intravenosa con éxito para revertir el ritmo cardíaco. Posteriormente la madre continuó por vía oral a dosis de 300 mg/día distribuidas en 3 tomas hasta la semana 38 en que se produce el nacimiento de una niña de 3.450 gr, sin alteraciones cardíacas durante los primeros 120 días de vida.

Una revisión describe 22 casos de arritmias fetales (FA y TSV) tratadas con el fármaco. En 15 casos fue el único fármaco, mientras que en siete se utilizó combinada con digoxina, después de haber fracasado el tratamiento inicial con digoxina sola, o con digoxina más verapamilo. Las tasas de conversión global a ritmo sinusal fueron del 87% (13/15) para la flecainida como fármaco único, y del 100% (7/7) para la combinación de digoxina y flecainida. De los 13 casos de anasarca fetal tratados inicialmente con flecainida como fármaco único, en 12 se produjo mejoría al cambiar al ritmo sinusal. El intervalo de tiempo entre el inicio del tratamiento por vía oral y la conversión al ritmo sinusal fue de 2 a 7 días, lo que está de acuerdo con el hecho de que para alcanzar el 90% de la concentración terapéutica de equilibrio se necesitan dos días.

En otra serie de 14 casos con promedio de edad gestacional de 31 semanas (23 a 36) tratados con 300-400 mg/día por vía oral del fármaco para el tratamiento de hidrops fetal asociado a TSV o FA. En uno de ellos se produjo muerte intrauterina al cabo de 24 horas de la cordocentesis, después de lograr la conversión de la TSV a ritmo sinusal. Los autores desconocen si la causa pudo haber sido la exposición al fármaco o bien la técnica invasiva utilizada.

Otras publicaciones han descrito el uso eficaz del fármaco, en forma aislada o en combinación con la digoxina, sin embargo, el fármaco demostró ser más eficaz en el tratamiento de la taquicardia en fetos hidrópicos que el digital. Por otra parte, se describió la pérdida de variabilidad y aceleraciones de la frecuencia cardíaca fetal en un caso de TSV tratada con 300 mg/día de flecainida durante el tercer trimestre. La frecuencia cardíaca del lactante varón de 3.690 9 volvió a una pauta reactiva 5 días después del parto.

Quinidina

Una revisión describió 7 casos de tratamiento trasplacentario de las arritmias fetales utilizando quinidina como fármaco único o en combinación con otros antiarrítmicos. La monoterapia fue eficaz en un caso de flúter auricular que alternó con taquicardia supraventricular; en otro caso, el tratamiento fue suspendido por la aparición de chinchonismo materno con tinnitus, cefalea, náuseas y alteraciones visuales, además de prolongación del QRS y QT, a pesar de que los niveles séricos del fármaco estaban dentro de la normalidad. En 5 casos restantes se utilizó la combinación con digoxina, lográndose la conversión a ritmo sinusal en 4.

Otros

Metoxamina (hidrocloruro de)

La utilización de estimulantes predominantemente alfa-adrenérgicos, como es la metoxamina, durante el embarazo puede causar la vasoconstricción, reducir el flujo sanguíneo útero-placentario y causar hipoxia fetal.

Se informó que la administración de una dosis de 3 mg por vía intravenosa en el tercer trimestre del embarazo se asocia con anoxia fetal y bradicardia por aumento de la contractilidad uterina y descenso del flujo sanguíneo útero-placentario.

FÁRMACOS QUE PRODUCEN ALTERACIONES (DISMINUCIÓN) EN LA VARIABILIDAD DE LA FRECUENCIA CARDÍACA FETAL

La variabilidad de la FCF indica depresión del sistema nervioso central, ya que la misma está determinada por la interacción de los componentes del sistema nervioso autónomo: el simpático y el parasimpático.

Los fármacos responsables de esta disminución de la variabilidad se detallan en la Tabla 1-4.

Tabla 1-4. Fármacos que producen alteraciones (disminución) en la variabilidad de la frecuencia cardíaca fetal

DEPRESORES DEL SNC
Analgésicos / opiáceos
   Meperidina
   Heroína
   Alfaprodina
Barbitúricos
   Fenobarbital
   Secobarbital
Tranquilizantes
   Diazepan
Vasodialtadores
   Nitroglicerina
Fenotiacinas
   Clorhidrato de propiomacina
   Prometacina
Parasimpaticolíticos
   Fenotiacinas
   Atropina
Anestésicos generales
CORTICOIDES
Betametasona
Dexametasona

Analgésicos/opiáceos

Alfaprodina

La alfaprodina, un analgésico agonista opiode, utilizada en la analgesia obstétrica por su rápido comienzo de acción, corta duración y menores efectos secundarios que la meperidina (náuseas y vómitos). Tras la administración de 0,4 mg/kg/IV, la FCF basal y la variabilidad disminuyen unos 20 minutos después, sin que estos cambios se asocien con efectos adversos clínicamente evidentes en la madre o en el feto.

De igual manera, a dosis no tóxicas durante el parto se asocia con la aparición de un patrón sinusoidal de la FCF aparentemente por modificaciones en la actividad del centro cardio-regulador fetal sin que se asocie con un aumento de la morbi-mortalidad perinatal.

Un estudio describe un análisis prospectivo sobre 34 mujeres en la fase activa del trabajo de parto que recibieron el fármaco como analgésico, en el 32%

apareció patrón sinusoidal de la FCF. Todos los fetos, excepto uno, nacieron en buen estado. Otro estudio que incluyó a 40 gestantes tratadas durante el parto, en 17 fetos (42,5%) observaron el mismo patrón 19 minutos después de su administración y persistió unos 60 minutos. Estos patrones anormales no conllevaron un daño aparente.

Butorfanol

El uso de 1 mg de butorfanol (analgésico opioide) combinado con 25 mg de prometazina administrada por vía IV a una mujer durante el parto se asoció a un patrón sinusoidal en la FCF. El inicio del patrón tuvo lugar 6 minutos después de la administración de la inyección y persistió unos 58 minutos. El recién nacido no mostró efectos debidos al patrón cardíaco anormal.

Posteriormente se publicó un estudio, en la cual se comparó a 51 mujeres que habían recibido butorfanol (1 mg IV) con un grupo de referencia de 55 mujeres que no recibieron analgesia con narcóticos. Se observó el patrón sinusoidal en el 75% (38 de 51) de las mujeres tratadas, en comparación con el 13% (7 de 55) de los controles (p < 0,001). La media del tiempo transcurrido hasta el inicio del trazado anormal fue de 12,74 minutos después de su administración, con una duración de 31,26 minutos. Esta duración fue significativa mente mayor que la observada en las mujeres de referencia no tratadas (13,86 minutos; p < 0,02). Dado que no se han observado efectos adversos maternos o neonatales a corto plazo, los investigadores llegaron a la conclusión de que, de no existir otros signos, el patrón anormal de la FCF no era indicativo de hipoxia fetal.

Fentanilo

El fentanilo, potente analgésico opiode, puede modificar la variabilidad de la FCF sin causar hipoxia fetal; sin embargo, los datos son contradictorios. Algunos autores no observaron dichas modificaciones cuando se administró el fármaco a mujeres que recibieron analgesia epidural con lidocacína. En tanto que otra investigación estudió el efecto de la administración de 50 mg de fentanilo intravenoso a la madre al comienzo de la fase activa del parto de gestaciones a término observando una disminución de la variabilidad de la frecuencia cardíaca fetal, con aparición ocasional de un patrón sinusoidal, sin aparente peligro para el feto.

Nalbufina (hidrocloruro de)

La nalbufina, analgésico opiáceo parcial, administrada a una dosis de 10 mg IV en le momento del parto, a las 42 semanas de embarazo, presentó un patrón de ritmo cardíaco sinusoidal en el feto, el que persistió durante más de 2,25 h y se detectaron desaceleraciones periódicas tardías. Se realizó cesárea, nació una niña sana con puntuaciones Apgar de 8 y 9 al cabo de 1 min y 5 min respectivamente. Después del parto la recién nacida evolucionó bien. Los autores atribuyeron el patrón sinusoidal persistente a la prolongada semivida plasmática en el adulto.

Meperidina (hidrocloruro de)

Es conocido que la administración de analgésicos narcóticos, como la meperidina o petidina, a la mujer puede modificar el patrón de la FCF, especialmente disminución de la variabilidad; este hecho se observa alrededor de 10 minutos después de su administración y persiste alrededor de 60 minutos.

Tranquilizantes

Diazepam

La administración de diazepam a la madre como ansiolítico benzodiacepínico durante el embarazo o el parto puede disminuir la variabilidad de la FCF; sin embargo, numerosas observaciones sugieren que el uso durante el parto no es peligroso para la madre o el feto a dosis terapéuticas y por cortos periodos de tiempo.

Vasodialtadores

Nitroglicerina

La administración de nitroglicerina, vasodilatador coronario, a la madre puede causar un descenso brusco de la tensión arterial con repercusión sobre el flujo sanguíneo útero-placentario y la oxigenación fetal. En un estudio en que la nitroglicerina intravenosa se utilizó en el tratamiento de la hipertensión inducida por el embarazo la administración del fármaco se asoció en algún caso con una reducción importante de la tensión arterial materna, junto con cambios en la FCF (bradicardia y desaceleraciones), que desaparecen al cesar la administración o disminuir la dosis.

En otro estudio se indica que la administración del fármaco se asocia con una disminución de la variabilidad de la FCF, y que sólo se logro evitar un aumento del 20% de la tensión arterial media en dos de las seis pacientes estudiadas, apareciendo en todos los casos náuseas y vómitos.

Anticonvulsivante

Magnesio (sulfato de)

La administración del sulfato de magnesio, no demostró cambios evidentes en el perfil biofísico, ni en los patrones de la frecuencia cardíaca fetal, salvo una disminución transitoria de la variabilidad tras la administración de una dosis intravenosa alta de magnesio.

Corticoides

Betametasona y Dexametasona

La administración de corticoides a la madre, betametasona como dexametasona, producen cambios transitorios, de origen no explicado, en la FCF durante los dos días que siguen a su administración: disminuyen la FCF basal, aumentan la variabilidad de ciclo corto y de ciclo largo, y disminuyen los movimientos fetales a lo largo del primer día después de su administración, disminuyendo la variabilidad durante el segundo día. Es importante reconocer que estos cambios son una respuesta fisiológica del feto humano a la administración de esteroides.

ALTERACIONES DE LA FRECUENCIA CARDÍACA NEONATAL

Simpaticolíticos

Acebutolol

Uno de los primeros estudios sobre 10 recién nacidos expuestos cerca del término del embarazo, informó que la tensión arterial y la frecuencia cardíaca fueron significativamente inferior que en los nacidos expuestos a la metildopa, especialmente tres días después del nacimiento. Estudios posteriores no confirmaron estos hallazgos.

Atenolol

Se ha observado un bloqueo beta-adrenérgico persistente, con bradicardia en reposo y con el llanto, junto con hipotensión, en un nacido cuya madre había sido tratada con 100 mg/día de atenolol por una hipertensión arterial. En otro estudio, 39% (18 de 46) de los recién nacidos expuesto a atenolol presentaron bradicardia, frente al 10% (4 de 39) de los expuestos a un placebo ($p < 0,01$); ninguno de los nacidos requirió tratamiento.

Labetalol (hidrocloruro de)

Aparentemente no producen cambios en la frecuencia cardíaca de los fetos expuestos intraútero. Sin embargo, se informó en dos estudios, 5 neonatos con bradicardia, uno de ellos persistente pero en todos los casos sobrevivieron.

Nadolol

Se describió un caso clínico de una madre con una nefropatía e hipertensión tratada con 20 mg/día, junto con triamtereno y clorotiazida, a lo largo de la gestación, la que finalizó a la 35ª semana mediante una cesárea de urgencia; se obtuvo nacido con crecimiento intrauterino retardado, taquipnea e hipoglucemia. Alrededor de la 4ª hora de vida el neonato presentó depresión respiratoria, bradicardia (112 lat/min) e hipotermia. La depresión cardio-respiratoria persistió durante 72 horas. El cuadro pudo estar relacionado con un bloqueo beta-adrenérgico neonatal causado por el nadolol, aunque los autores no descartan la acción de la enfermedad materna, ni de los otros fármacos utilizados.

Parasimpaticolíticos

Atropina

Se reportó el caso de una madre que presentó síntomas de intoxicación por inhibidores de la colinesterasa cursando 40 semanas de gestación tras la exposición accidental a plaguicidas. Se observó bradicardia fetal estuvo que mejoró luego de la administración de atropina por vía intravenosa. Nació por parto vaginal un recién nacido a término femenino de 3200 gr que luego presentó signos de intoxicación colinérgica con taquicardia marcada. La frecuencia cardíaca se normalizó después de la administración de atropina. Los autores llegaron a la conclusión que la taquicardia se debió a que sustancia inhibidor de la colinesterasa, causó liberación de catecolaminas por estimulación de receptores nicotínicos, sin embargo, no descartan la hipótesis que la atropina administrada a la madre antes del parto pudo haber sido uno de los factores del aumento de la frecuencia cardíaca.

Escopolamina (Hioscina)

La administración de escopolamina, agente parasimpaticolítico (anticolinérgico), fue reportado en un caso en que la madre recibió 1,8 mg del fármaco en dosis fraccionadas con petidina y levorfanol antes del parto. El recién nacido se presentó letárgico, con tórax en tonel, taquicardia (200 lat/min) y fiebre; los síntomas revertieron con la administración de 100 μg de fisostigmina por vía intramuscular.

Simpaticomiméticos beta

Ritodrina (hidrocloruro de)

En tres recién nacidos con exposición in útero a ritodrina IV, se comunicaron arritmias cardíacas. Un recién nacido presentó taquicardia supraventricular paroxística con episodios de corta duración ≤300 lat/min con cianosis e insuficiencia cardíaca derecha 10 min, 42 h y 60 h después del nacimiento. La frecuencia cardíaca se transformó espontáneamente en ritmo sinusal 1 min después de cada episodio. La digitalización continua hasta los 2 meses de edad, pudo haber evitado posteriores episodios de arritmia en este niño.

En otro recién nacido los episodios de taquiarritmia se presentaron por primera vez a las 11 h de vida y su frecuencia disminuyó posteriormente hasta las 24 h, tras lo cual no se observaron más episodios y no precisó de tratamiento de mantenimiento posterior.

Un tercer caso correspondió a un gemelo recién nacido con hidropesía fetal que presentó fibrilación auricular al nacer con taquicardia e insuficiencia cardíaca congestiva, probablemente causadas por tratamiento de la madre con ritodrina IV.

Otros

Lidocaína

Se describió un caso de inyección accidental en el cuero cabelludo del feto durante la infiltración local del periné durante el parto. A los 15 minutos del nacimiento el neonato presentó apnea, hipotonía y dilatación pupilar. A la hora de vida evidenció un cuadro convulsivo y a las 2 horas la frecuencia cardíaca era de 180 lat/min y los niveles de lidocaína en sangre fueron de 14 μg/m. Tras el tratamiento, la exploración física y neurológica fue normal a los 3 días y a los 7 meses de edad.

BIBLIOGRAFÍA

1. Ruoti Cosp M y col Guía Práctica: Uso de Fármacos en el embarazo. Miguel Ruoti Cosp, Antonio M Ruoti, Enrique Calabrese Moro Editores. EFACIN. Asunción, Paraguay; 2008.
2. Gallo M, Ruoti Cosp M, Calabrese E. Farmacología Perinatal I: Embarazo. Qué medicamentos prescribir. AMOLCA. Asunción, Paraguay; 2015.

Datos para recordar

* Taquicardia los fármacos parasimpaticolíticos (atropina).
* Taquicardia los fármacos beta bloqueantes (uteroinhibidores).
* Bradicardia los fármacos alfa-bloqueantes (propanolol).
* Bradicardia los fármacos antagonistas del Calcio (nifedipina).
* Bradicardia los fármacos antiarrítmicos (amiodarona).
* Disminución de la Variabilidad de la FCF (depresores del SNC).
* Conducta: Tranquilidad (si se sabe el origen).
* Estado Fetal: Bienestar fetal asegurado.

Mis apuntes

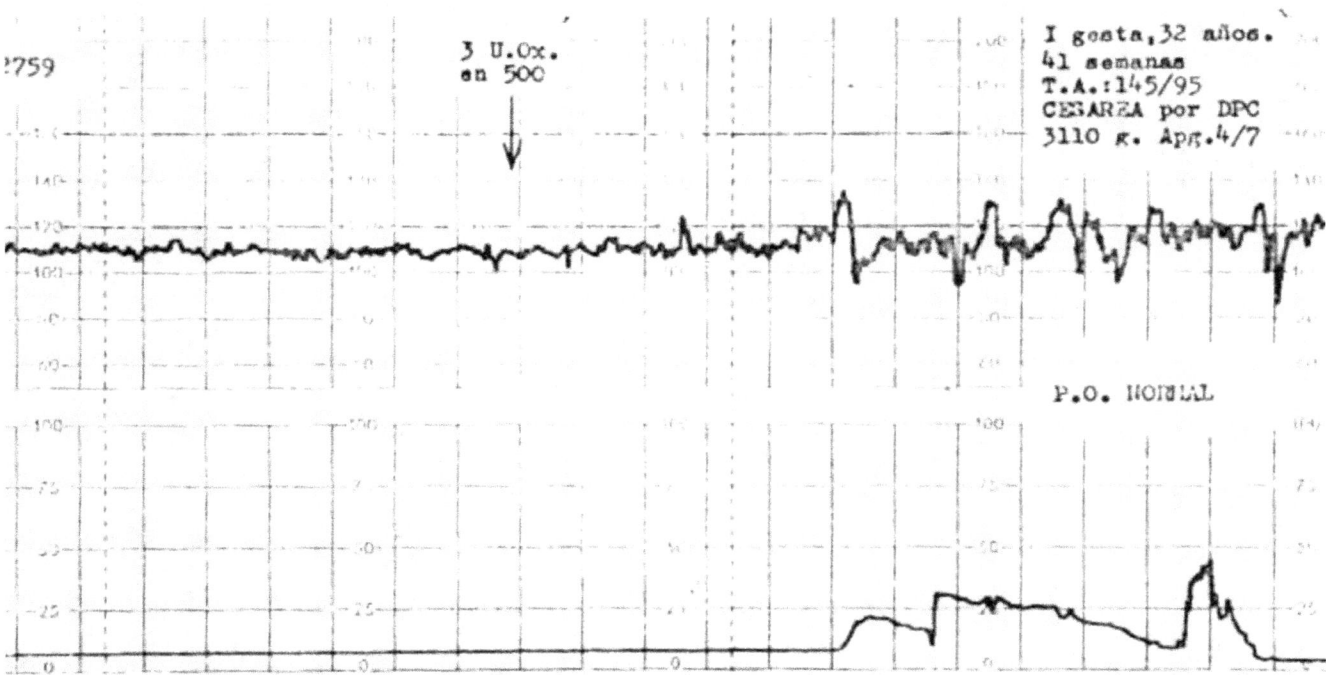

Fig. 1-7. Ejemplo de registro Basal No reactivo, debido a su coincidencia con una fase de sueño fetal fisiológico. Al instaurarse el goteo de Oxitocina para realizar una prueba que aclarase el significado de ésta falta de reactividad, el feto se estimula y «despierta» con las primeras contracciones, apareciendo ascensos transitorios tipo «lambda». La prueba de oxitocina fue calificada como negativa, y el parto terminó al día siguiente mediante cesárea por desproporción pélvico fetal.

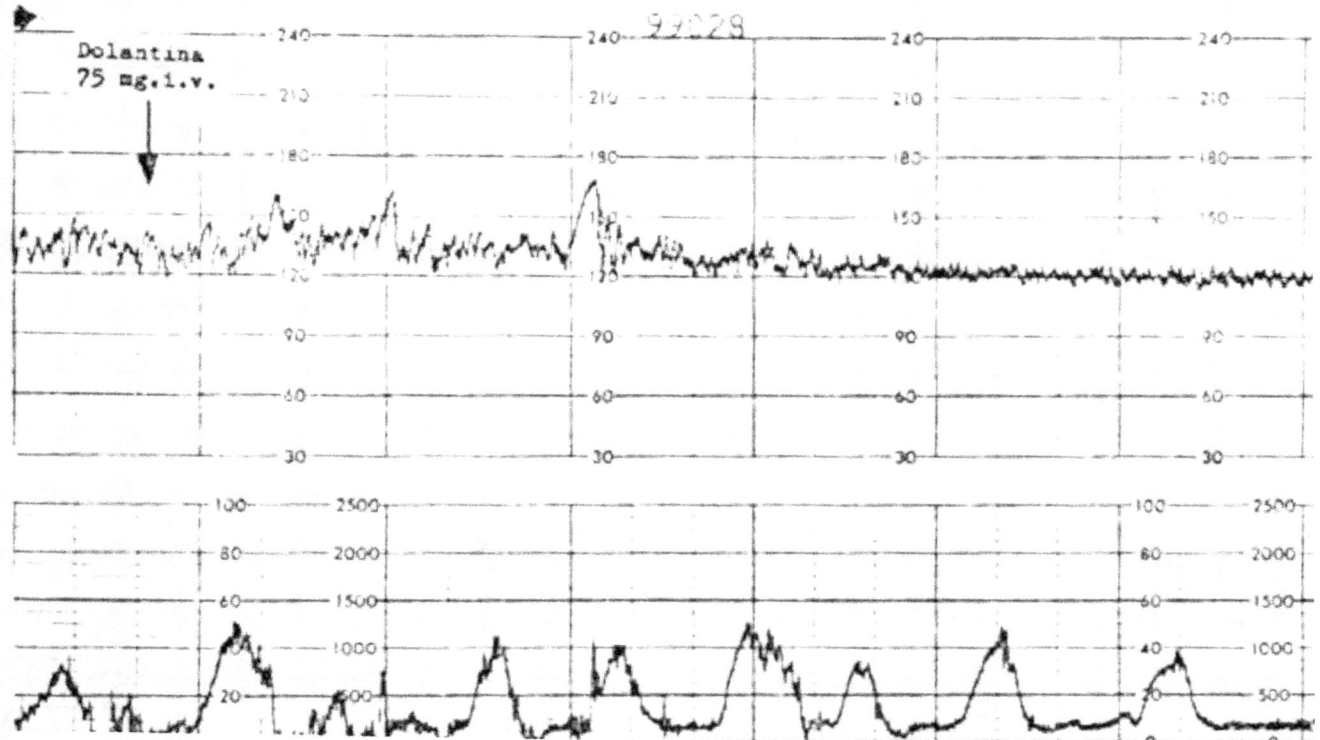

Fig. 1-8. Ejemplo de No reactividad inducida en el curso de una monitorización intraparto, por la administración a la madre de una fármaco depresor del SNC como es la dolantina. El parto terminó mediante vacuoextracción para ayuda al expulsivo.

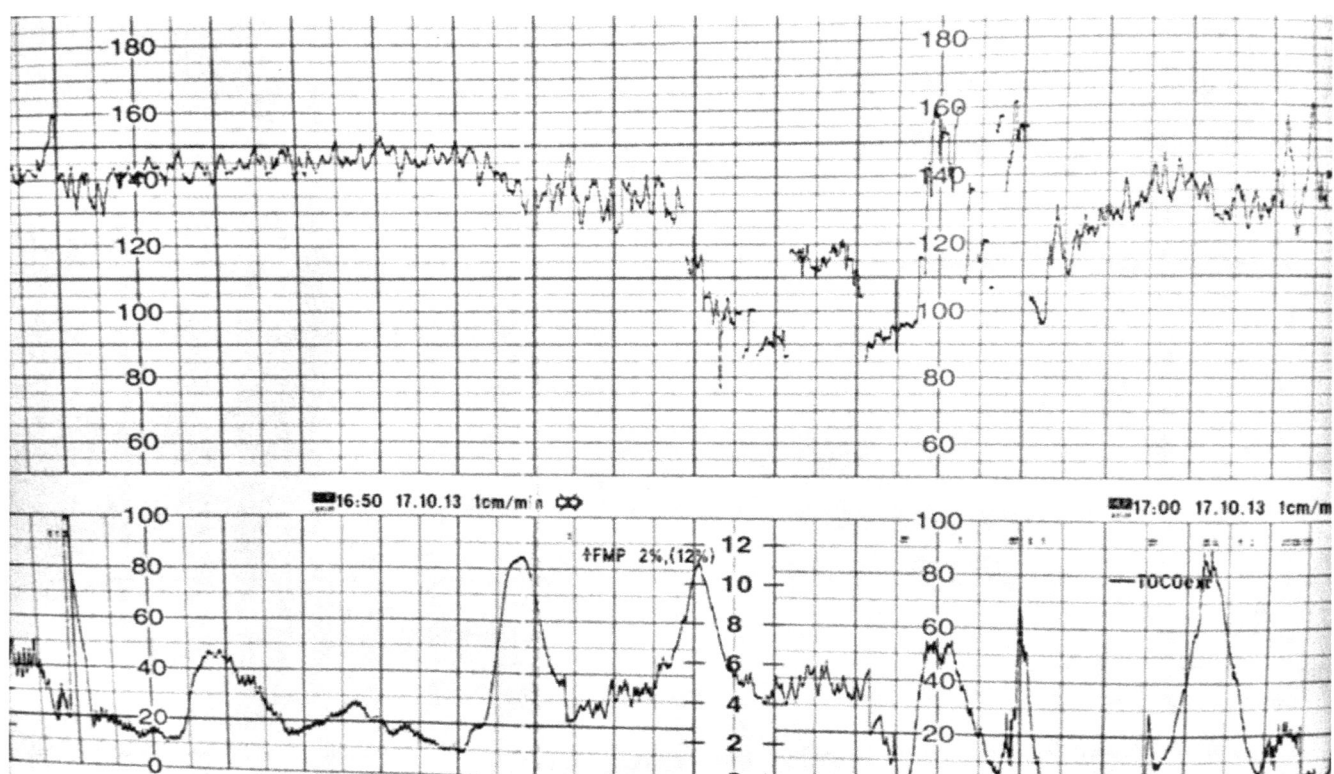

Fig. 1-9. Bradicardia transitoria coincidente con hipotensión materna severa tras administración de anestesia epidural. Tras corrección hemodinámica del estado materno y de la dinámica uterina, se normalizó el trazado.

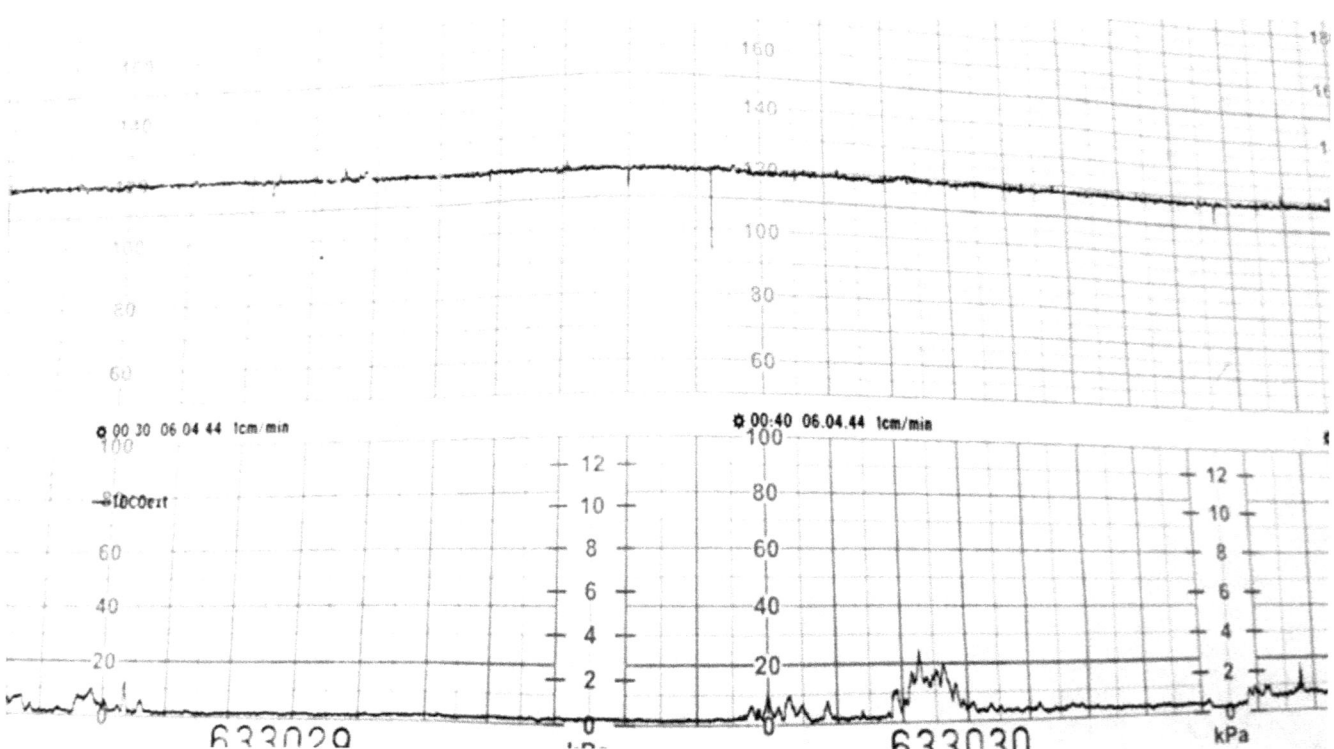

Fig. 1-10. Ritmo silente, correspondiente a un feto de 27+4 semanas bajo los efectos de una anestesia general a la madre durante una intervención de mastectomía por cáncer de mama. Tras revertir el efecto farmacológico de la anestesia general, el trazado se normalizó.

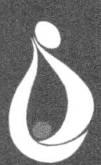

Proyecto Docente "Ágora Médica" (www.agoramedica.com)
Campus online de Medicina Materno-Fetal «Caldeyro Barcia»
Diplomado en «Fundamentos, Indicaciones y Técnicas de Monitorización Biofísica Fetal en Embarazo y Parto»
Modulo VIII. Factores que influyen en la Monitorización Fetal
Unidad 1.3. Frecuencia Cardíaca Fetal en el Feto Pretérmino

1.3.

Frecuencia Cardíaca Fetal en el Feto Pretérmino

Lorea García
Leire Rodríguez
José Ángel Mínguez
Manuel Gallo

ÍNDICE

* Introducción
* Parto Pretérmino
* Pulsioximetría
* Amenaza de parto pretérmino
* Monitorización de la frecuencia cardíaca fetal
* Bibliografía

INTRODUCCIÓN

A pesar de las continuas mejoras en la asistencia neonatal, el parto pretérmino presenta una alta tasa de morbilidad y mortalidad perinatal directamente relacionada, fundamentalmente, con la edad gestacional y el peso al nacer. El sistema más eficaz para mejorar el pronóstico es mantener el feto dentro del seno materno hasta que alcance al menos un peso de 1500 g o una edad de la gestación de 32 semanas. La mejor medida para lograr este objetivo, y a ella va encaminado el tratamiento, es evitar que se produzca el nacimiento pretérmino. Esta conducta está modulada, entre otros factores, por el estado del feto cuya valoración indicará si es aconsejable iniciar, continuar o interrumpir el tratamiento de una amenaza de parto pretérmino (APP).

El parto pretérmino hace referencia a los nacimientos que se producen antes de la semana $37^{0/7}$ de gestación, pudiendo estar o no precedido por trabajo de parto prematuro. A pesar de que una gestación a término se considera el periodo de embarazo comprendido entre la $37^{0/7}$ y $41^{6/7}$ semana, la etapa entre la $37^{0/7}$ y $38^{6/7}$ semana de embarazo se considera como un embarazo a término «precoz», debido a la mayor tasa de morbi-mortalidad neonatal entre los neonatos nacidos en este intervalo, en comparación con aquellos nacidos entre las semanas $39^{0/7}$ y $40^{6/7}$ de embarazo.

El parto pretérmino es la principal causa directa de muerte neonatal durante los primeros 28 días de vida. Es responsable del 27% de muertes neonatales en todo el mundo, lo que supone más de un millón de muertes anuales. Además, es la segunda causa de muerte en niños menores de 5 años. El riesgo de muerte neonatal disminuye a medida que aumenta la edad gestacional en el momento del parto, sin tener una relación lineal.

También son complicaciones del parto pretérmino la morbilidad neonatal, las secuelas a largo plazo, incluyendo los defectos en el desarrollo neurológico (como la parálisis cerebral, desórdenes visuales, etc) y el incremento del riesgo de desarrollar algunas enfermedades en la etapa adulta.

Son pocos los países capaces de aportar una tasa real de la prevalencia de partos pretérminos. No obstante, se estima que a nivel mundial ronda el 11% y que aproximadamente 15 millones de niños nacen prematuros cada año (rango de 12-18 millones). Entre los partos pretérmino, el 84% acontecen entre la semanas 32 y 36, el 10% entre la semana 28 y 32, y el 5% restante antes de las 28 semanas[1].

En este capítulo se desarrolla como se debe realizar la valoración del estado fetal durante la gestación (APP) y durante el trabajo de parto pretérmino, siguiendo el esquema presentando en la Tabla 1-5[2].

Tabla 1-5. Evaluación fetal en el parto pretérmino

Amenaza de parto pretérmino

Evaluación de la edad de la gestación
Estimación del peso fetal
Evaluación de la madurez fetal
Evaluación del riesgo de infección
Evaluación del bienestar fetal
  A) Cardiotocografía basal
  B) Estimulación vibroacústica
  C) Perfil biofísico
Velocimetría Doppler

Parto pretérmino

Parto pretérmino
Monitorización de la FCF
Estudio del equilibrio ácido-base
Pulsioximetría

AMENAZA DE PARTO PRETÉRMINO

Es evidente que antes de considerar el tratamiento de una APP el clínico debe valorar el conjunto de las condiciones obstétricas de la gestante, incluyendo aquellas situaciones maternas y fetales que, o bien no aconsejan la prolongación del embarazo o contraindican la utilización de los fármacos tocolíticos

Evaluación del bienestar fetal en la amenaza de parto Pretérmino[2]

Los objetivos de la evaluación del bienestar fetal en la APP son:

- Mejorar el pronóstico perinatal mediante el diagnóstico y tratamiento apropiado del feto en situación de peligro.
- Confirmar el bienestar de un feto normal, evitando intervenciones innecesarias, y que la gestación continúe en beneficio del crecimiento y maduración fetal.

Cuando se realiza la evaluación del bienestar fetal en la APP se deben temer en consideración los hechos siguientes:

- Los métodos más utilizados son la cardiotocografía basal, el perfil biofísico fetal, la estimulación vibroacústica fetal y la flujometría Doppler. Ninguna modalidad de estudio debe ser considerada como exclusiva para la vigilancia fetal, ya que cada una incide en aspectos fisiopatológicos diferentes, siendo necesaria su integración optima para mejorar el pronostico perinatal.
- La influencia que tiene la edad de la gestación sobre la madurez fetal y en consecuencia sobre la variable fisiológica que se utiliza para valorar el estado del feto.
- La influencia que los fármacos utilizados en el tratamiento de la APP tienen sobre la variable estudiada.

En general, la evaluación del bienestar fetal no se inicia antes de que se desee actuar con base a la información que proporciona la prueba. En la actualidad casi todos los centros hospitalarios de tercer nivel no extraen a un feto por pérdida de bienestar fetal antes de la 24ª-26ª semana. El límite seleccionado varía según la institución y depende de las posibilidades de supervivencia neonatal. No es aconsejable realizar ningún estudio de valuación fetal si el clínico no está dispuesto a actuar en función de un resultado anormal.

Según han ido cambiando los criterios que delimitan la viabilidad fetal se ha ido haciendo más evidente las limitaciones que tiene el registro basal de la FCF para valorar el bienestar fetal antes de la 30ª-32ª semana, y la atención se ha dirigido hacia otros métodos alternativos, como el perfil biofísico y la flujometría Doppler para identificar al feto en una situación de compromiso antes de esta edad del embarazo.

Cardiotocografía basal

El registro de la frecuencia cardíaca fetal (FCF) en condiciones basales, sin estímulo, es uno de los métodos más utilizados para valorar del bienestar fetal en la APP. Sin embargo es necesario saber que los criterios utilizados para definir la existencia de un patrón reactivo en un feto maduro no son válidos en el feto pretérmino, especialmente cuando la edad de la gestación es inferior a 30-32 semanas.

La reactividad fetal está relacionada con la edad de la gestación. La íntima asociación entre los movimientos fetales y las aceleraciones de la FCF que existe en el feto a término, no es tan evidente en el feto sano pretérmino, aunque se vuelve cada vez más clara según avanza la edad del embarazo. En el feto pretérmino sano es frecuente la existencia de un patrón no reactivo. Así, a la 28ª semana la reactividad se observa en alrededor del 65% de los fetos, mientras que a la 34ª semana el 95% de los fetos presenta un patrón reactivo. Antes de la 28ª semana la FCF basal es más alta, la variabilidad es pequeña, las aceleraciones transitorias son de menor amplitud y frecuencia, y los períodos de vigilia y sueño, aunque existentes, menos obvios. Estos hechos hacen más difícil el diagnóstico de reactividad. Además, el movimiento fetal puede acompañarse de desaceleraciones y no de aceleraciones, cuyo significado no es bien conocido, aunque no parecen asociarse con un mal pronóstico.

Según evoluciona la edad de la gestación disminuye la FCF basal, aumenta la variabilidad, así como la amplitud y frecuencia de las aceleraciones transitorias, y los estados conductales fetales se organizan en períodos de reposo y actividad. Estos cambios reflejan la capacidad progresiva del sistema nervioso central para generar y organizar movimientos fetales cada vez más complejos y coordinados. En general se acepta que los índices de reactividad se tornan similares a los del feto maduro a partir de la 30ª-32ª semanas. Antes un feto, por otra parte sano, puede ser no reactivo sólo por su edad. Sin embargo, la lectura de una prueba como reactiva para la edad de la gestación, en base exclusivamente a la presencia de variabilidad de la FCF debe hacerse con cautela. En general se debe considerar que antes de la 30-32 semanas la presencia de un patrón reactivo es tranquilizadora, pero su ausencia aconseja comprobar el estado del feto por medio del perfil biofísico.

Prueba de la Oxitocina

En gestantes con una APP no se recomienda realizar una prueba a la oxitocina para aclarar el significado de un patrón no reactivo. Sin embargo, es frecuente observar contracciones uterinas espontáneas, que si se asocian con desaceleraciones tardías o variables de la FCF indican una situación de compromiso fetal.

Efectos de fármacos en la FCF del feto Pretérmino

La administración de *ritodrine* para el tratamiento de la APP causa taquicardia fetal como consecuencia de la estimulación de los receptores β, que se asocia con una disminución de la variabilidad.

Las observaciones sobre el efecto que el sulfato de magnesio tiene sobre la variabilidad de la FCF no son uniformes, habiéndose informado de su aumento, descenso y ausencia de cambios.

Se ha descrito una disminución o cese de los movimientos fetales en gestantes entre la 25ª y 34ª semanas de gestación que recibieron glucocorticoides para inducir la maduración pulmonar. Los cambios fueron transitorios y los movimientos fetales retornaron a la normalidad 24 horas después de la última dosis. Un patrón de la FCF no reactivo acompañante también fue temporal, aunque se desconoce la fisiopatología de dichos cambios.

Estimulación vibroacústica

La presencia de aceleraciones de la FCF asociadas con los movimientos fetales está relacionada con el bienestar fetal. Como el feto humano sano tiene periodos duraderos de reposo, un problema del registro basal es la dificultad para diferenciar entre un feto sano en periodos de reposo y un feto en hipoxia. La estimulación vibroacústica (EVA) fue introducida para tratar de solucionar este dilema, partiendo de la base de que ante el estímulo el feto sano responde con movimientos bruscos seguidos de un ascenso en la FCF.

El factor que más afecta la respuesta de la FCF a la estimulación vibroacústica es posible que sea la edad de la gestación. Según avanza la edad de la gestación aumenta la frecuencia de la respuesta al estímulo. El feto humano responde a la estimulación vibroacústica a partir de la 26ª semana. Antes, entre el 5% y el 20% de los fetos tienen una respuesta reactiva, pero después la respuesta aparece del 90% al 100%.

La FCF basal es más alta en el pretérmino y puede modificar la respuesta fetal, ya que existe una relación inversa entre la FCF basal y la amplitud máxima de la respuesta, que desaparece después de la 30ª semana. Este hecho puede modificar la capacidad del feto pretérmino para reaccionar por medio de aceleraciones de su frecuencia cardíaca. El efecto de la edad gestacional pierde significado clínico después de la 30ª semana de gestación. Sin embargo, se ha informado de la aparición de respuestas poco comunes después de la estimulación vibroacústica en el feto pretérmino, que pueden limitar la utilidad del estimulo en esta condición clínica.

A la vista de todo lo cual podemos resumir diciendo que en el momento actual y debido a las características especiales del SNC del pretérmino, este método de control fetal, que en la gestación a término tiene gran utilidad debido a sus buenos resultados, resulta cuanto menos muy cuestionable en la gestación pretérmino.

Perfil biofísico

El perfil biofísico fetal combina marcadores agudos (reactividad cardíaca, movimientos corporales, movimientos respiratorios y tono fetal) y crónicos (volumen del líquido amniótico) del estado del feto. Las actividades biofísicas fetales (marcadores agudos) son reflejas y están controladas por diferentes centros del sistema nervioso central.

Las actividades biofísicas que se activan en primer lugar durante el desarrollo del feto son las últimas en desaparecer en respuesta a la asfixia. Los centros nerviosos fetales que controlan las actividades biofísicas tienen grados diferentes de sensibilidad a la hipoxia y acidosis, siendo los más sensibles los de la reactividad del latido cardíaco y el movimiento respiratorio, y los menos los que controlan el movimiento corporal y tono fetal.

La reactividad de la FCF cesa cuando el pH es menor de 7,20, los movimientos respiratorios y corporales, y el tono muscular cuando el pH está entre 7,10 y 7,20, y quedan anulados con un pH inferior a 7,10. Estas observaciones son muy importantes ya que permite estimar de una manera indirecta el grado de deterioro fetal en función de la intensidad de la hipoxia.

Para cuantificar el perfil biofísico fetal se han propuesto dos sistemas de puntuación, uno por Manning y otro por Vintzileos.

Cuando se utiliza el perfil biofísico para valorar el estado del feto en la Amenaza de Parto Pretermino es necesario considerar los siguientes hechos:

- La reactividad de la FCF está relacionada con la edad de la gestación, como ya se ha comentado en un apartado previo.
- El volumen del líquido amniótico cambia con la edad de la gestación, pero el criterio estándar utilizado para su valoración en el perfil biofísico fetal es adecuado sea cual sea la edad de la gestación.
- La APP se asocia con frecuencia con la Rotura Prematura de membranas (RPM) y se ha sugerido que este hecho puede alterar la alterar la cuantificación del perfil biofísico. Los efectos de la RPM sin infección amniótica, han sido estudiados por Vintzileos desde la 25ª hasta la 44ª semanas de gestación.
- Cuando se produce la RPM, se observa:
  - Aumenta la reactividad de la FCF (mayor frecuencia de pruebas reactivas).
  - Disminuye la frecuencia de la respiración fetal adecuada (duración igual o superior a 30 segundos).
  - Aumenta la frecuencia de oligoamnios durante toda la gestación (depósito vertical máximo menor de 1 cm).
  - No existen cambios en los movimientos corporales fetales, ni en el tono fetal.

  La puntuación biofísica total no se modifica.
- Cuando en el tratamiento de la APP se está utilizando la administración de indometacina se puede producir un oligoamnios secundario a la disminución de la diuresis fetal, no relacionado con una situación de asfixia crónica. Este efecto es transitorio y desaparece con rapidez cuando se interrumpe la administración del fármaco.
- La administración de sulfato de magnesio, aunque se ha señalado que disminuye los movimientos respiratorios y la reactividad fetal, no altera el perfil biofísico en el feto pretérmino sano.

El perfil biofísico puede ser un método adecuado para permitir la prolongación de la gestación en la APP cuando la monitorización basal presenta un patrón no reactivo antes de la 32ª semana de embarazo.

PARTO PRETÉRMINO

El objetivo de la vigilancia del feto durante el parto pretérmino es la detección de signos de peligro indicativos de una posible alteración para permitir la intervención obstétrica. La asfixia perinatal es un factor de riesgo para las secuelas a corto y largo plazo de los nacidos pretérmino.

Los nacidos pretérmino con asfixia perinatal tienen peores resultados que los nacidos a término. Las valoraciones retrospectivas de los factores obstétricos relacionados con la mortalidad y morbilidad de los pretérmino, incluyendo al Síndrome de Distress Respiratorio (SDR) y a la hemorragia intraventricular (HIV), han demostrado reiteradamente que la asfixia intraparto es uno de los determinantes más importantes.

Debido a la ausencia de autorregulación del riesgo sanguíneo cerebral, y a la falta de apoyo perivascular de los vasos de la matriz germinal, los nacidos pretérmino con más susceptibles a las consecuencia de la redistribución de sangre que ocurre en respuesta a la hipoxia intraparto, que los nacidos a término.

Hasta la 34ª semana la vascularización de la matriz germinal se realiza por la arteria de Hembuer y la corioidea anterior. En el adulto hay un sistema amortiguador de presiones que defienden de la rotura, pero en el prematuro falla; por ello en el feto muy prematuro las hemorragias suelen ser de la matriz germinal y a partir de la semana 32-34 intraventriculares. Por esta razón se deben extremar las medidas de control de bienestar fetal tanto en la amenaza de parto pretérmino (gestación) como en el curso del mismo, tratando de evidenciar, con los medios de que disponemos en la actualidad, aquellos mecanismos fetales que están encaminados a compensar una hipoxia, como son la redistribución del flujo sanguíneo y la bradicardia.

El control del estado fetal durante el parto se basa en[1]:

1. Monitorización electrónica de la FCF o Cardiotocografía.
2. Equilibrio ácido-base fetal (EAB).
3. Pulsioximetría.
4. Stan-21.

MONITORIZACIÓN DE LA FRECUENCIA CARDÍACA FETAL

Introducción

La vigilancia cuidadosa de la FCF es recomendable en el parto pretérmino y la forma más adecuada es mediante la monitorización electrónica continua. La interpretación de los cambios en la FCF es similar a la que se debe realizar en el parto de un feto a término, y de la misma forma es necesario tratar el sufrimiento fetal de forma rápida y eficaz.

Se debe sospechar que el estado fetal no es adecuado cuando en el registro de la FCF aparece:

- Bradicardia.
- Taquicardia.
- Desaceleraciones tardías repetidas.
- Cualquier patrón no tranquilizador relacionado con variabilidad de la línea de base inadecuada o nula inexplicable.

El estado del feto en estas circunstancias, si es posible, debe evaluarse mediante la determinación del EAB en la sangre obtenida de la presentación fetal, o se procede a la terminación del parto.

La utilidad de la estimulación vibroacústica para determinar el bienestar fetal en el parto pretérmino, especialmente cuando la edad de la gestación es baja, no está bien definida.

Se ha observado que los nacidos antes de la 32ª semana de gestación, con desaceleraciones variables pronunciadas o con desaceleraciones tardías combinadas con variables, junto con reducción de la variabilidad de la FCF, tienen una mortalidad y una incidencia de hemorragia intraventricular mayor que los nacidos con patrones normales de la FCF.

La incidencia de desaceleraciones variables durante el parto es mayor en el feto pretérmino que en el feto a término, y los patrones anormales de la FCF pueden empeorar con mucha mayor rapidez. Además, la acidosis fetal ocurre con más frecuencia y ante patrones de la FCF que aparentan ser menos peligrosos que en el nacido a término.

En los fetos muy jóvenes, entre la 24ª y 26ª semana, se ha observado que una anomalía de la FCF basal (cualquier taquicardia o bradicardia durante la última hora de registro), es la única característica del registro de la FCF que está asociada con claridad con un mal resultado. La pérdida de la variabilidad y las desaceleraciones de la FCF, en esta edad fetal, son menos predictivas del mal resultado perinatal. Posiblemente sea que en este momento la regulación neurohumoral del sistema cardiovascular del feto se encuentra bajo control simpático, y la taquicardia puede ser un marcador del estrés (respuesta mediada por las suprarrenales), ya que las respuestas del parasimpático son inmaduras a esta edad de la gestación.

Importancia de la monitorización intraparto

No hay suficiente evidencia que justifique la realización de una cesárea electiva en todos los casos de partos pretérminos. Resulta por ello interesante describir la importancia de la monitorización intraparto del feto pretérmino, puesto que las condiciones del feto durante el trabajo de parto y el parto tienen un impacto significativo en la supervivencia y en las probabilidades de desarrollar serias complicaciones relacionadas con las prematuridad.

La cardiotocografía es un registro electrónico continuo de la frecuencia cardíaca fetal que se puede obtener bien a través de un transductor de ultrasonidos colocado en el abdomen de la madre o bien a través de un electrodo colocado en el cuero cabelludo fetal. Un segundo transductor se coloca sobre el abdomen de la madre, por encima del fondo uterino, para registrar la frecuencia y la duración de las contracciones uterinas. Ambos componentes son recogidos simultáneamente en una tira de papel.

Aunque los principios de la monitorización electrónica fetal son los mismos en los fetos prematuros y los fetos a término, existen ciertas diferencias en los patrones de la frecuencia cardíaca fetal (FCF) de los fetos pretérmino en comparación con el patrón de los fetos a término. Igualmente, existen implicaciones clínicas únicas en la obtención e interpretación de la información de los registros de la monitorización fetal durante el trabajo de parto pretérmino.

Las complicaciones perinatales como preeclampsia, infección intra-amniótica, oligoamnios, compresión del cordón umbilical, *abruptio placentae*, CIR, insuficiencia útero-placentaria y embarazos múltiples son más comunes en el contexto de un trabajo de parto pretérmino. Estas complicaciones a menudo se relacionan con patrones de FCF no tranquilizadores.

Mientras que en los fetos a término, un patrón de FCF no tranquilizador suele asociarse en un 20% de los casos a una depresión neurológica, en los fetos por debajo de las 33 semanas de gestación, aproximadamente el 70-80% de los que han mostrado un patrón anormal durante el parto presentarán depresión neurológica, hipoxemia o acidemia neonatal.

Los fetos prematuros son más susceptibles a los insultos hipóxicos y a desarrollar y morir por complicaciones secundarias a la prematuridad si nacen deprimidos, con hipoxia o acidosis. Los patrones anormales de FCF como son la ausencia de variabilidad, deceleraciones tardías, deceleraciones variables persistentes y taquicardia, son predictivos de asfixia perinatal así como de hallazgos neurológicos a largo plazo en el caso de los fetos pretérmino. Asimismo, la progresión de un patrón de FCF tranquilizador a un patrón no tranquilizador ocurre con mayor frecuencia y rapidez en los fetos pretérmino, en comparación con los fetos a término. Por todo ello, la identificación temprana y la rápida puesta en marcha de medidas adecuadas de atención ante patrones cardiacos fetales anormales es más crítica cuando se trata de un feto pretérmino.

Monitorización electrónica continua de la FCF versus auscultación intermitente

El control de la FCF durante el trabajo de parto puede ser realizado mediante el uso del estetoscopio de Pinard o a través de medios electrónicos. En este último caso puede realizarse de forma intermitente (con el estetoscopio) o continua.

Tal y como demostró una revisión Cochrane del año 2012, la monitorización continua en gestaciones de bajo riesgo (quedaron excluidos los partos pretérminos), no aportaba beneficios respecto a la auscultación intermitente, y sin embargo incrementaba la tasa de cesáreas hasta en un 20%. En el año 2013 deciden incluir en la revisión pacientes que habían excluido en el 2012, entre ellos los partos pretérminos. De nuevo el objetivo es el análisis de la efectividad de la monitorización continua comparándola con la auscultación intermitente. Las conclusiones son que la monitorización continua disminuye en un 50% las convulsiones, pero que no disminuye ni la parálisis cerebral, ni la mortalidad neonatal. Por otro lado, incrementa el número de cesáreas y la tasa de partos instrumentales.

Para algunos autores, sin embargo, el control fetal continuo durante el trabajo de parto de fetos pretérminos ofrece mayor seguridad. Se recomienda la monitorización electrónica continua cuando existe riesgo de resultados adversos, como parálisis cerebral, encefalopatía neonatal y muerte perinatal. En estos casos, la monitorización debiera prolongarse hasta la finalización del parto. A menudo es difícil mantener la monitorización continua de la frecuencia cardíaca fetal durante el trabajo de parto pretérmino, sobre todo en las gestaciones múltiples, incluso cuando la atención de enfermería es uno a uno.

En un estudio realizado en 1028 mujeres aleatorizadas a monitorización continua o auscultación intermitente, se pudo demostrar que la monitorización continua en comparación con la auscultación intermitente tenía mayor capacidad de detección de la acidemia (pH en la arteria umbilical <7,15), mayor sensibilidad (97% frente al 34%) y un valor predictivo positivo más alto (37% frente al 22%). Y no sólo se muestra superior en la detección de la acidosis respiratoria y metabólica, sino también en la detección de la acidosis mixta.

Por otro lado, es posible que por razones logísticas no sea factible realizar el control de la FCF mediante auscultación intermitente empleando la metodología adecuada y precisa que requiere este método de control fetal intraparto. Un estudio prospectivo señaló que el protocolo para la auscultación intermitente se completó con éxito tan sólo en el 3% de los casos.

Características de la FCF en fetos pretérminos

Debido a la escasez de estudios y evidencia acerca de la monitorización electrónica fetal en los pretérmino, es un reto la posibilidad de definir como normal un patrón de FCF. Muchas de las características de los patrones de FCF dependen de la edad gestacional, reflejando el desarrollo y madurez de los centros cardiacos del sistema nervioso central y del sistema cardiovascular. Por ello, suele haber tantas diferencias entre la FCF de un feto pretérmino y uno a término. La clave para interpretar correctamente los patrones de FCF es entender las características fisiológicas normales.

Durante el trabajo de parto, las contracciones uterinas gradualmente aumentan tanto en frecuencia como en intensidad, lo que puede ocasionar la compresión del cordón umbilical o de la cabeza fetal. Este mecanismo de compresión puede originar la aparición de deceleraciones precoces y variables, respectivamente. Si la situación de hipoxia o los mecanismos lesivos continúan por un tiempo prolongado, entonces el feto utilizará la glándula adrenal para hacer frente al estrés. Esta respuesta frente al estrés durante el trabajo de parto puede no estar en pleno funcionamiento en los fetos prematuros. Puede suceder lo mismo cuando las reservas fisiológicas normales del feto están dañadas, como es el caso de los CIR o infecciones.

La incapacidad de los fetos pretérmino de establecer una respuesta adecuada frente al estrés, tiene como resultado una respuesta adaptativa anómala, pudiendo originar una situación de hipoxia permanente en el cerebro fetal, incluso con un umbral más bajo que en los fetos a término. De ahí que las clásicas características del trazado cardiotocográfico en los fetos sanos a término expuestos a situaciones de hipoxia, pueden no observarse en los fetos pretérmino.

La FCF es regulada por el sistema nervioso autónomo (SNA) que está compuesto por dos ramas: el parasimpático y el simpático. Ambos ejercen acciones opuestas sobre la FCF. La línea de base y la variabilidad resultan de la acción opuesta balanceada del SNA sobre el corazón fetal. Durante el desarrollo fetal, el sistema nervioso simpático se desarrolla mucho antes que el parasimpático, que lo hace a lo largo del tercer trimestre, por lo que el feto pretérmino tendrá una línea de base más alta con una aparente reducción de la variabilidad de la línea de base de la FCF, debido a la falta de oposición a la acción del sistema simpático

Las características del trazado de la FCF ante e intraparto difieren en los fetos prematuros en comparación con los a término en aspectos tales como la línea de base, la variabilidad, las aceleraciones y las deceleraciones.

Línea de base

La línea de base es más alta en los fetos pretérmino. El promedio ronda alrededor de 155 lpm entre las semanas 20-24, mientras que la media en los fetos a término es de 140 lpm (Fig. 1-11). A medida que avanza la edad gestacional se reduce gradualmente la línea de base de la FCF. Hacia las 30 semanas, se suele producir una disminución de la línea de base debido al progresivo aumento de la influencia del sistema parasimpático sobre la FCF fetal.

Una FCF superior a 160 lpm es considerada taquicardia y puede ser debido a una hipoxemia fetal subyacente, fiebre materna, infecciones intraamnióticas o al efecto de determinadas medicaciones. La taquicardia es más frecuente en los fetos pretérmino. En un estudio prospectivo llevado a cabo en 61 pacientes con partos por debajo de la semana 36, observaron que el 78% de los fetos menores de 33 semanas tenían periodos de taquicardia en comparación con solo el 20% de los fetos mayores de 33 semanas. La presencia de taquicardia en el registro cardiotocográfico es predictivo de desarrollar acidemia y de presentar una puntuación baja en el test de Apgar y resultados neonatales adversos en los prematuros en comparación con los fetos a término.

Aceleraciones o Ascensos (Reactividad)

A medida que avanza la edad gestacional se evidencia un cambio en las aceleraciones de la FCF. Las aceleraciones asociadas a los movimientos fetales se producen como resultado de la actividad somática del feto, apareciendo por primera vez en el segundo trimestre. Antes de la 30 semana de gestación, la frecuencia y la amplitud de las aceleraciones son reducidas. En el feto pretérmino se consideran como normales las aceleraciones que presentan un incremento de 10 lpm y una duración de 10 segundos, de tal forma que en estas condiciones se puede considerar el trazado como tranquilizador antes de las 32 semanas (Fig. 1-12). A medida que avanza la edad gestacional, la frecuencia de las aceleraciones, junto con la amplitud de estas, se incrementa (Fig. 1-13).

Si la mujer está siendo tratada con sulfato de magnesio, es posible que disminuya la frecuencia de las aceleraciones y la variabilidad de la FCF, aunque estos cambios no suelen considerarse clínicamente significativos. En el caso de los corticoides administrados antenatalmente para la maduración pulmonar, puede que originen un incremento transitorio de los movimientos fetales y de las aceleraciones en las primeras 24 horas tras la administración, seguido de una reducción tanto en los movimientos como en la frecuencia de la aceleraciones y de la variabilidad en las siguientes 96 horas, sin que ello implique deterioro fetal (Fig. 1-14). Por otro lado, algunos analgésicos administrados IV o IM pueden deprimir temporalmente el sistema neurológico fetal y por consiguiente disminuir la frecuencia y/o la amplitud de las aceleraciones.

Dip, Descensos o Deceleraciones

Los fetos pretérmino entre la semanas 20-30, suelen presentar deceleraciones de la FCF en ausencia de contracciones de manera habitual. Suelen ser deceleraciones con menos profundidad y duración, pero aparecen frecuentemente en los trazados cardiotocográficos intraparto (Fig. 1-15).

a) *Dips, Descensos o deceleraciones variables*. En los pretérmino son más frecuentes tanto anteparto como intraparto y de hecho, intraparto, aparecen en el 70-75% de los partos pretérminos, en comparación con el 30-50% de los fetos a término.

Se han propuesto números teorías para explicar este patrón de la FCF, entre ellas la disminución del líquido amniótico, la reducción de la gelatina de Wharton en el cordón umbilical de los pretérminos y la falta de desarrollo del miocardio fetal y por tanto una menor fuerza contráctil cardíaca. Este tipo de deceleraciones están asociadas a mayor tasa de hipoxemia, acidemia, procesos neurológicos anormales y resultados adversos a largo plazo. La evidencia sugiere una relación con las hemorragias intraventriculares, a través de un mecanismo independiente de la acidemia fetal.

b) *Dips, descensos o deceleraciones tardías*. A pesar de que no parece estar aumentada la incidencia de deceleraciones tardías durante el trabajo de parto en los prematuros, las condiciones que hacen más probable la aparición de las mismas suelen ser más habituales. Entre ellas están: insuficiencia útero-placentaria, infección intraamniótica, preeclampsia, CIR y *abruptio placentae*. Las deceleraciones tardías tienen mayor transcendencia en los pretérminos debido a su asociación con la hipoxemia, acidemia y procesos neurológicos anormales a largo plazo. Sin embargo, la frecuencia con la que aparecen es similar en prematuros y a término.

Variabilidad

La variabilidad de la línea de base puede estar afectada debido al incompleto desarrollo del SNA y por tanto, la falta de interacción entre el sistema simpático y parasimpático. En consecuencia, la ausencia de variabilidad es más frecuente encontrarla en los fetos pretérminos.

La variabilidad también puede estar disminuida debida al efecto de la taquicardia fetal presente en los fetos prematuros. La taquicardia disminuye el tiempo entre los ciclos cardíacos, con la subsecuente disminución de la actividad parasimpática y por tanto también de la fluctuación de la línea de base.

Asimismo, la presencia de taquicardia en combinación con una pérdida de la variabilidad está más frecuentemente asociada a un test de Apgar bajo y acidemia en el caso de los fetos pretérmino.

Son varios los estudios que encuentran una mayor incidencia de resultados adversos cuando el trazado de la FCF presenta una variabilidad reducida, que ante la presencia de desaceleraciones en el registro. De hecho, la pérdida de variabilidad es más significativa en los prematuros ya que predice la presencia de hipoxemia y acidemia en comparación con los fetos maduros.

Un indicativo de bienestar fetal es cuando la FCF tiene un patrón cíclico. Es decir, periodos de actividad, en los que la variabilidad está aumentada (con o sin aceleraciones) intercalados con periodos con aparente disminución de la variabilidad. Este comportamiento se piensa que podría ser reflejo de la fase REM y no REM del sueño fetal. Con la maduración del SNC a medida que la edad gestacional aumenta, el patrón cíclico de la FCF se estabiliza. Consecuentemente, en los fetos muy prematuros estas características cíclicas pueden no estar presentes como consecuencia de la inmadurez funcional de SNC, más que por efecto de la hipoxia.

Interpretación intraparto de la cardiotocografía fetal en diferentes edad gestacionales

Semanas 24-26 de embarazo

El comienzo del trabajo de parto en estas edades gestacionales tan precoces suele estar asociado en más de dos tercios de los casos a un proceso infeccioso subyacente. Otros posibles factores que pueden contribuir al comienzo del trabajo de parto en este grupo son las gestaciones múltiples, algunos factores maternos como el incremento de la edad materna, el índice de masa corporal (IMC) o las gestaciones concebidas por técnicas de reproducción asistida.

En estas semanas de gestación, existe un alto riesgo de morbimortalidad neonatal y la supervivencia depende más del peso fetal y del grado de madurez, que de la vía de parto. Por ello, la monitorización continua del feto durante el trabajo de parto, así como la interpretación de las características del trazado y las intervenciones establecidas, deben ser consideradas con precaución y de manera individualizada.

Debido a que los resultados neonatales están estrechamente relacionados con el grado de madurez fetal y el peso, la cesárea es probable que aumente la morbimortalidad materna sin mejorar significativamente la supervivencia neonatal.

La línea de base de la FCF de este grupo de fetos es probable que se mantenga en el límite alto de la normalidad, entre 150 y 160 lpm. No obstante, cualquier incremento de la frecuencia por encima de 160 lpm debe ser considerado como taquicardia.

Una taquicardia persistente puede que surja secundariamente a causas iatrogénicas, como por ejemplo, la administración de betamiméticos. En el caso de los partos pretérmino debidos a rotura de membranas, siempre debemos tener en cuenta la posibilidad de infección materna y el riesgo de corioamnionitis.

La variabilidad y el ciclismo de la línea de base pueden estar reducidos en este periodo de la gestación bien por inmadurez del sistema parasimpático o bien secundario a algunas medicaciones como la meperidina, sulfato de magnesio, e incluso los corticoides. Sin embargo, no hay que olvidar que la variabilidad es un importante indicador del estado ácido-base del feto, especialmente de la oxigenación cerebral, y por tanto juega un papel importante en la predicción de la asfixia fetal.

Las aceleraciones en este punto de la gestación pueden no estar presentes o estar muy reducidas. Lo cual refleja probablemente una variación de la normalidad. Por tanto, las aceleraciones debemos tenerlas en cuenta después de las 25 semanas de gestación.

Las deceleraciones de la FCF son comunes en este rango de edad gestacional, y es probable que representen un desarrollo normal de los mecanismos cardiorreguladores. En presencia de otras características tranquilizadoras de la cardiotocografía, las deceleraciones no deben ser consideradas como indicativas de hipoxia y las intervenciones deben de evitarse ante la presencia aislada de las mismas.

Semanas 26-28 de embarazo

Respecto a este grupo, la FCF mostrará muchas similitudes respecto a los fetos de 24 a 26 semanas. A partir de las 27 semanas de gestación, la frecuencia con la que aparecen las deceleraciones variables en general disminuyen. Asimismo, con el avance del desarrollo del SNA, la variabilidad, a menudo, se observa en rangos de normalidad. La frecuencia de las aceleraciones puede que esté incrementada, aunque la amplitud puede aún persistir sólo con 10 lpm sobre la línea de base. Al igual que en el grupo previo, es conveniente tener en cuenta las causas iatrogénicas que pueden inducir características anormales en la FCF.

Aún en este grupo de edad es frecuente encontrar una línea de base aumentada y una variabilidad disminuida. No obstante, la combinación de características anormales en el patrón de FCF o el empeoramiento del trazado debe hacernos sospechar una posible hipoxia y acidosis fetal.

Semanas 28-32 de embarazo

A medida que avanza la edad gestacional, la línea de base de la FCF disminuye de los límites altos de la normalidad, a rangos de normalidad. La variabilidad de más de 5 lpm con signos de ciclismo es esperable que se desarrolle entre la semana 30 y 32, mientras que la predominancia del patrón con deceleraciones variables inicialmente suele disminuir y finalmente desaparece tras la 30 semana de gestación. Esto pone de manifiesto la maduración del miocardio fetal y el incremento de los niveles de reserva de glucógeno, propios de los fetos maduros.

Por otro lado, la persistencia de deceleraciones tardías en este intervalo de edad puede poner de manifiesto una insuficiencia útero-placentaria. En los fetos maduros, la aparición de acidosis secundaria a hipoxia puede tardar en desarrollarse unos 90 minutos desde la aparición de patrones cardiotocográficos anormales, mientras que en los fetos pretérmino, la acidosis se desarrolla con mayor rapidez. Por tanto, el umbral para la intervención debe ser más bajo.

La supervivencia se incrementa enormemente más allá de la semana 28 a medida que los órganos fetales son relativamente más maduros y el desarrollo neurológico fetal mejora significativamente. Por ello, la monitorización fetal está recomendada en este grupo de edad.

A pesar de que las guías de monitorización fetal no son directamente aplicables al trabajo de parto pretérmino, la línea de base y la variabilidad suelen ser comparables con los fetos a término.

Semanas 32-34 de embarazo

El riesgo de morbimortalidad neonatal secundaria a la prematuridad está ya bastante reducida en este grupo de pretérminos, por lo que suelen tener buenos resultados de supervivencia. La monitorización FCF continua está claramente recomendada en este grupo. En general, se deben emplear las mismas guías para valorar el trazado de la monitorización FCF que las empleadas con los fetos a término. Esto se debe a que el nivel de maduración del sistema cardiovascular y control neural de la FCF es similar al de los fetos a término.

La línea de base y la variabilidad de la FCF son comparables a la de los fetos a término y las aceleraciones con una amplitud superior a 15 lpm respecto a la línea de base, deben estar presentes como indicadores de bienestar fetal.

Los fetos pretérmino tienden a presentar una menor reserva en comparación con los fetos a término, y por tanto menor capacidad para hacer frente a los insultos intraparto persistentes. El objetivo de la monitorización es identificar la hipoxia intraparto e intervenir si es preciso, teniendo presente que debido a la menor reserva de los prematuros puede ser necesario una actuación más temprana en comparación con los fetos más maduros.

Monitorización interna versus externa

Hay muy pocos datos para apoyar o rechazar el uso de la monitorización interna a través de un electrodo o un catéter para medir la presión intrauterina durante el trabajo de parto pretérmino. Al igual que con el feto a término, siempre que se disponga de información útil a través de los dispositivos de vigilancia externas, el uso de control interno debe ser evitado. De acuerdo con el ACOG, la evidencia actual no apoya el uso rutinario del catéter de presión interna durante el parto. Sin embargo, en casos seleccionados (tales como la obesidad materna que hace difícil controlar con precisión la actividad uterina), puede ser beneficioso. Algunas contraindicaciones para el uso de la monitorización interna son las infecciones maternas tales como VIH, hepatitis C y hepatitis B activas y la trombocitopenia fetal. En los demás casos, la monitorización interna es segura.

No existe ningún ensayo clínico que compare ambos métodos.

Papel de las pruebas adicionales de bienestar fetal en la monitorización del feto prematuro

Existen otros muchos test adicionales que valoran el bienestar fetal durante el parto y que se usan junto con la monitorización fetal con el objetivo de reducir su tasa de falsos positivos. Mientras una cardiotocografía normal indica un estado fetal tranquilizador, un registro cardiotocográfico no tranquilizador o patológico no siempre guarda relación con un estado de acidosis metabólica o pobres resultados fetales. El pobre valor predictivo positivo del CTG junto con las grandes variaciones que puede haber en su interpretación, puede llevar a realizar intervenciones innecesarias e incrementar la tasa de cesáreas.

PULSIOXIMETRÍA

La pulsioximetría mide la cantidad de oxígeno que tiene la hemoglobina de la sangre fetal en un momento determinado. Se basa en la ley de Berr Lambert que afirma la existencia de una relación lineal entre la densidad óptica de la substancia de que se trate (piel fetal en este caso), el espesor de la capa de sangre y la absorción molecular. Es una forma directa para conocer la cantidad de oxigeno fetal, diferente a los métodos indirectos hasta ahora utilizados, como la frecuencia cardíaca fetal y el equilibrio ácido-base.

La pulsioximetría mide la saturación de oxígeno fetal en un momento determinado, cosa que hasta ahora no se había podido conseguir de una forma práctica en clínica humana. Para que sea útil, el perinatólogo debe familiarizarse con la curva de disociación de la hemoglobina y tener presente que si bien hasta ahora trabajábamos con presiones de oxígeno, en adelante lo hacemos con saturaciones, y recordar que la presión crítica de oxígeno se ha establecido en 18 mmHg, lo que equivale a una saturación entre 18%-21%; por debajo de estas cifras podemos hablar de una reducción en la aportación de oxígeno fetal.

Consiste en poner en contacto con una parte fetal (la mejilla) un sensor que emite y recibe luz infrarroja y roja. La hemoglobina (Hb) oxidada y la reducida tienen diferente absorción luminosa, de forma que la primera absorbe más luz roja (660 nm) y menos infrarroja (940 nm) que la segunda. La proporción de absorbencia roja e infrarroja, representa el contenido de oxígeno de la hemoglobina. En su aplicación es necesario prestar atención a los siguientes factores:

- Toda variación pulsátil es debida a los efectos de la sangre arterial.
- Toda la luz recibida por el fotosensor pasa a través del lecho capilar.
- No existen substancias extrañas que alteren la transmisión normal del haz luminoso (azul de metileno, verde de indocinina, etc.).
- El flujo de sangre próximo al sensor refleja las condiciones del resto del organismo fetal.

En la cabeza del sensor están los dispositivos para emitir y captar la luz que deberemos colocar en el interior de la cavidad uterina pegado a la mejilla fetal. El sensor va conectado a un oxímetro con un conversor analógico-digital. El oxímetro, que está preparado para medir la FCF y la saturación de oxígeno captada por el sensor, a su vez puede conectarse a un cardiotocógrafo Hewllet-Packard 8041 o similar, mediante un cable adecuado a tal fin. Cuando se realiza esta segunda conexión, se obtiene un registro continuo de la saturación del oxigeno fetal, que queda inscrito en el cardiotocograma sobre el trazado de dinámica uterina sin que este se altere, función que realiza la aguja térmica de la presión uterina. La escala con la que se mide e interpreta la saturación de oxigeno, es la misma que la de la dinámica uterina por lo que los papeles térmicos habituales en un cardiotocograma son útiles para este fin.

La aplicación de esta técnica tiene las siguientes ventajas:

- Mide la saturación de oxígeno de los tejidos.
- No es agresiva para el feto, aunque por ser intrauterina es invasiva.
- Obtiene registros aceptables.
- Se correlaciona bien con el pH.
- Es una técnica que complementa a las otras disponibles.

Por el contrario también presenta algunos inconvenientes:

- Mide valores de un rango muy amplio, por lo que a la hora definir la normalidad la desviación estándar es muy amplia.
- Los trazados empeoran con el grosor de la parte fetal donde se coloca el sensor, el aumento de pelo, la existencia de meconio, si las membranas están integras, la existencia de caput succedaneum, la presión que se ejerce sobre el sensor, los movimientos fetales y maternos
- Exige un cierto grado de dilatación cervical, aunque es cierto que este disminuye con la práctica.

Cuando se utiliza la pulsioximetría para valorar el estado del feto durante el parto, la saturación de oxígeno puede ser:

- Igual o superior al 30%, indicando un buen estado fetal, sin que haga falta ninguna otra exploración.
- Entre el 10% y 30%, zona llamada de aviso, que aconseja realizar una determinación del equilibrio ácido-base en sangre fetal para aclarar exactamente la situación.
- Inferior al 10%, que se interpreta como una disminución grave del suministro de oxígeno hacia el feto. En la práctica niveles tan bajos son muy raros, y su efecto dependerá de la duración de esta situación.

Las recomendaciones de actuación clínica, cuando los valores de saturación de oxigeno son reducidos son:

- En los casos agudos, con disminución rápida de la saturación de oxígeno a niveles inferiores al 10% asociada a bradicardia de aparición brusca o desaceleraciones graves se impone practicar una tocólisis y considerar la rápida terminación del parto. Si es posible es aconsejable realizar una determinación del equilibrio ácido-base fetal.
- Cuando el nivel de la saturación de oxígeno disminuye lentamente pero no llega a valores muy bajos, manteniéndose entre un 10% y un 30% se realizará una determinación del equilibrio ácido-base, actuando en función de su resultado.

Pretendemos así saber si la acidosis fetal va en aumento y de ello dependerá de terminar o no el parto. Téngase presente que para la elaboración de esta conducta se ha elegido cifras aproximadas correspondientes a otros criterios y que guardan relación con los valores de equilibrio ácido-base fetal.

La pulsioximetría es un método en desarrollo. La FDA no ha aprobado el uso de la pulsioximetría en fetos por debajo de las 36 semanas. Es evidente que la disminución de la morbi-mortalidad en el parto pretérmino disminuirá cuando las técnicas de detección precoz y las de evitar que se produzca mejoren sensiblemente, pero también lo es que llegado a esa situación un buen control ante e intraparto así como una correcta asistencia al mismo mejoran las tasas descritas.

BIBLIOGRAFÍA

1. Garcia L, Rodriguez L, González L y cols. Control fetal intraparto en prematuros. En: Embarazo y Parto Pretérmino (Colección de Medicina Fetal y Perinatal, nº 21). Ed. M. Gallo. Amolca 2014.
2. Mínguez JA, Domínguez R, Perales A y cols. Evaluación del estado fetal en el parto pretérmino. En: Manual de Asistencia a la Patología Obstétrica. E. Fabre editor. SEMEPE. Capítulo 15: 397-418, 1997.

Datos para recordar

* La FCF depende de la edad gestacional.
* La FCF basal depende de la maduración del SNC.
* La FCF basal desciendo a lo largo del embarazo.
* La reactividad de la FCF depende de la maduración del SNC del feto.
* La frecuencia y amplitud de los ascensos transitorios, es mayor con la edad gestacional.
* El patrón de reactividad de la FCF no es aplicable a un feto Pretérmino (<32 semanas).
* A mayor edad gestacional, menor FCF basal y mayor variabilidad.
* Los Dips son mas frecuentes en fetos menores de 30-32 semanas.
* **Conducta:** Tranquilidad (conocer la fisiología).
* **Estado Fetal:** Bienestar fetal no asegurable.

Mis apuntes

40 Factores que influyen y Aspectos Legales de la Monitorización Biofísica-Bioquímica Fetal

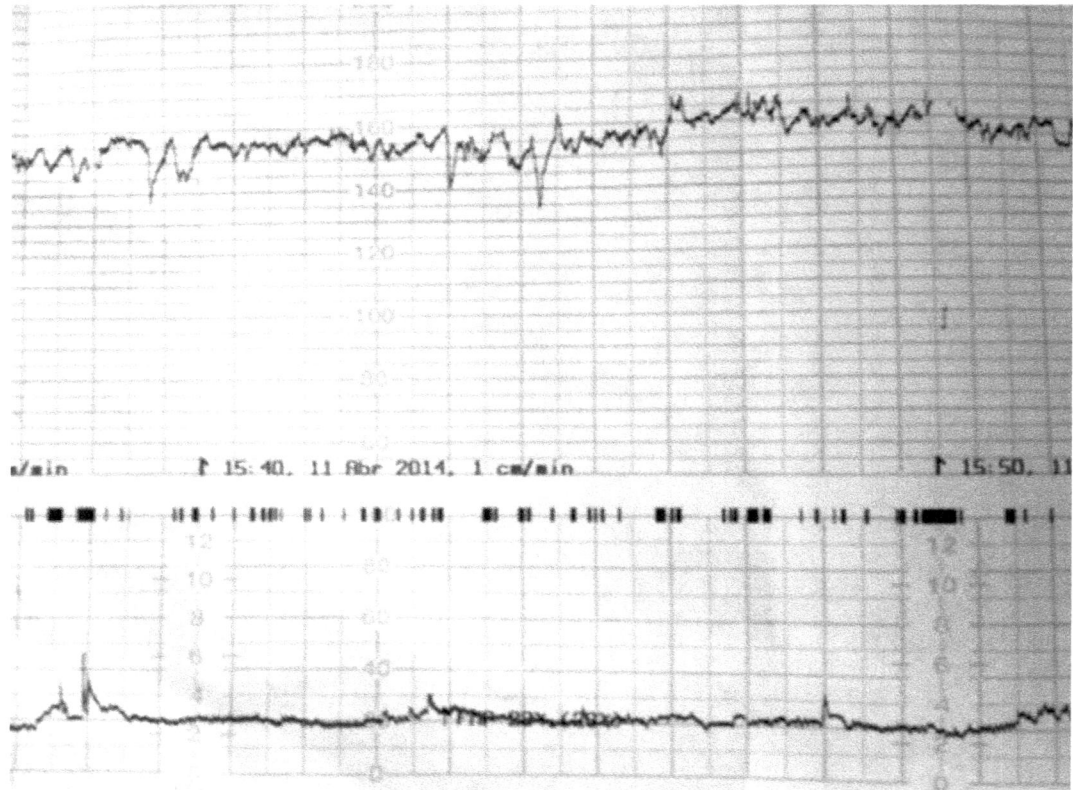

Fig. 1-11. Línea de base normal en un feto de 27 semanas.

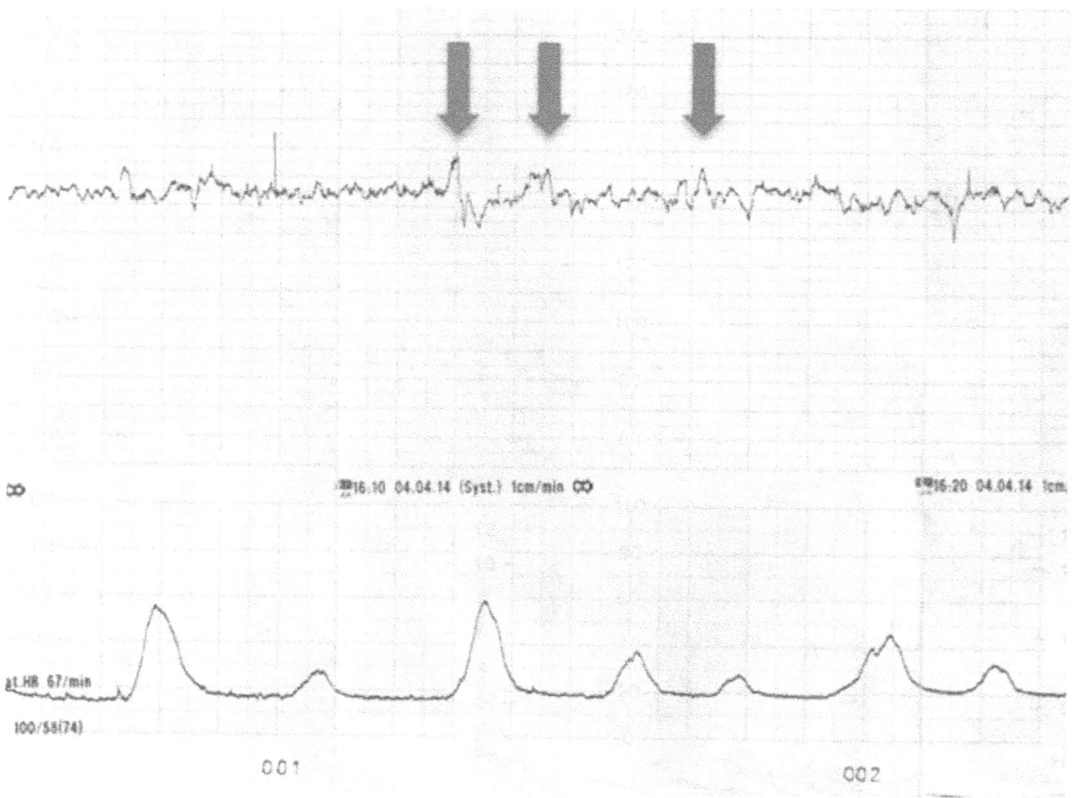

Fig. 1-12. Variabilidad y ascensos normales en un feto de 27 semanas.

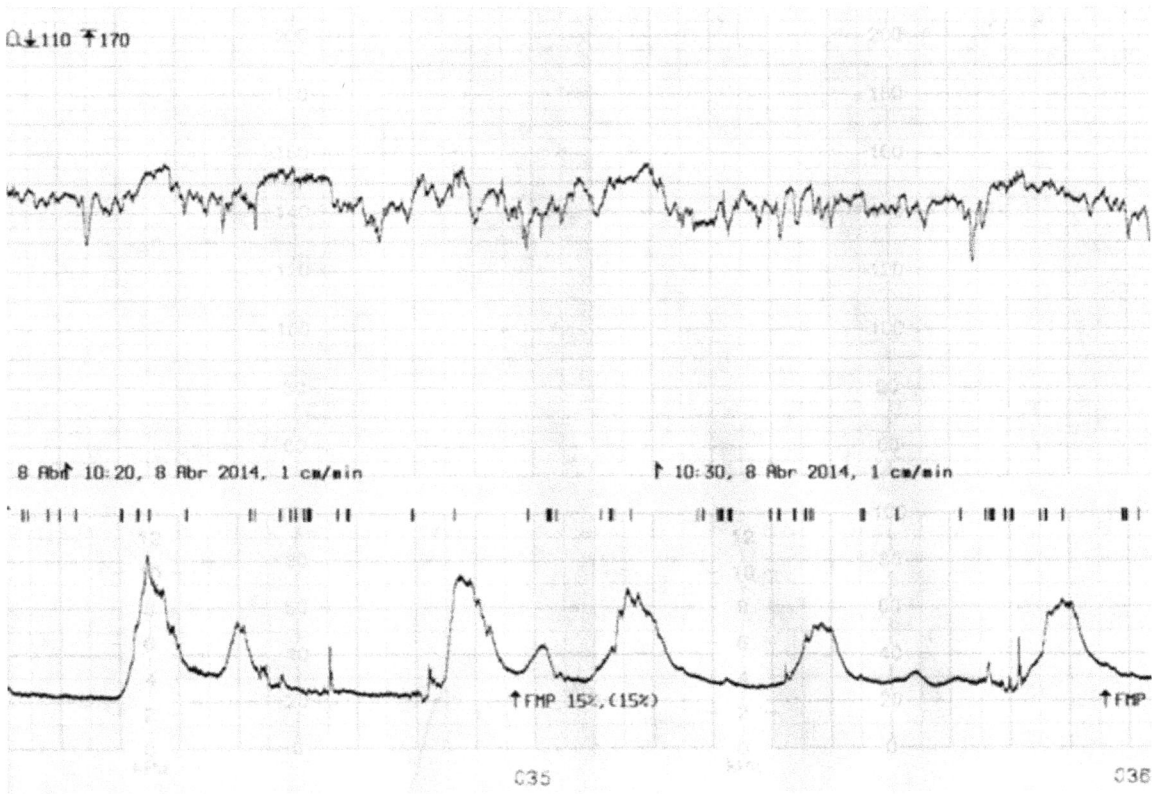
Fig. 1-13. Ascensos normales en un feto 32 semanas.

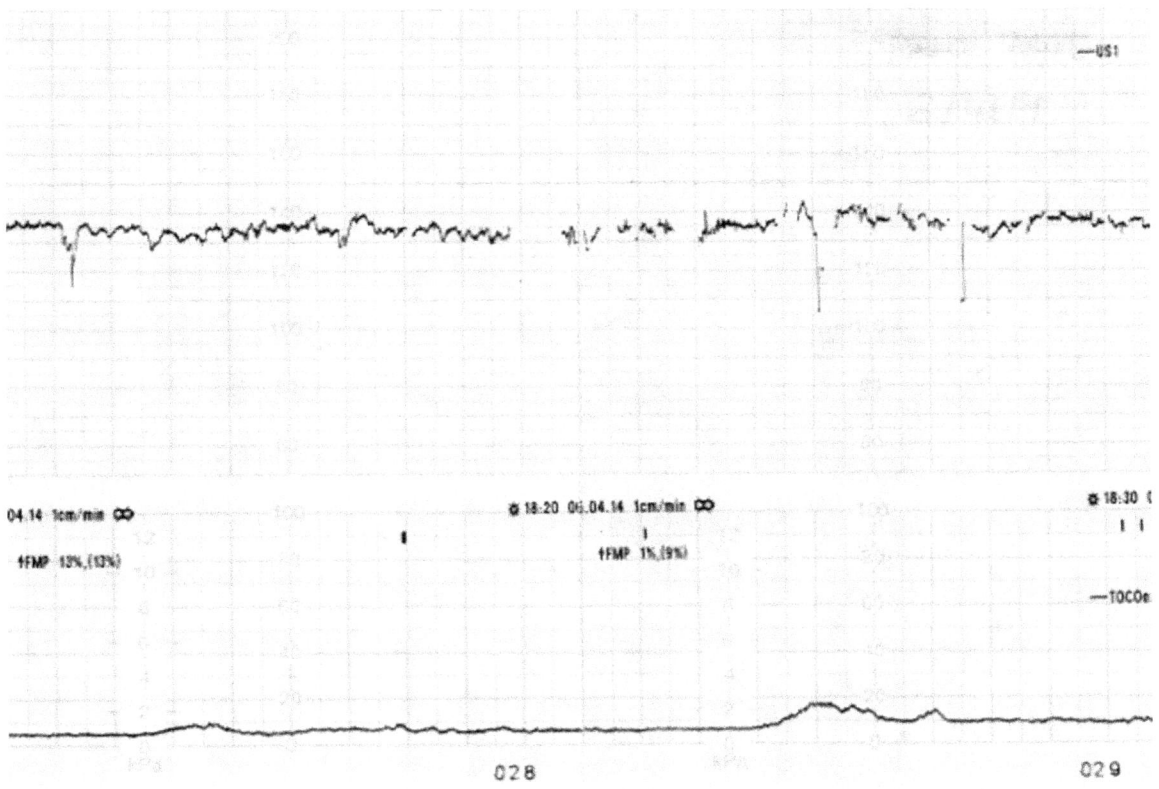
Fig. 1-14. Variabilidad disminuida tras la administración de sulfato de magnesio y corticoides en un feto de 28 semanas.

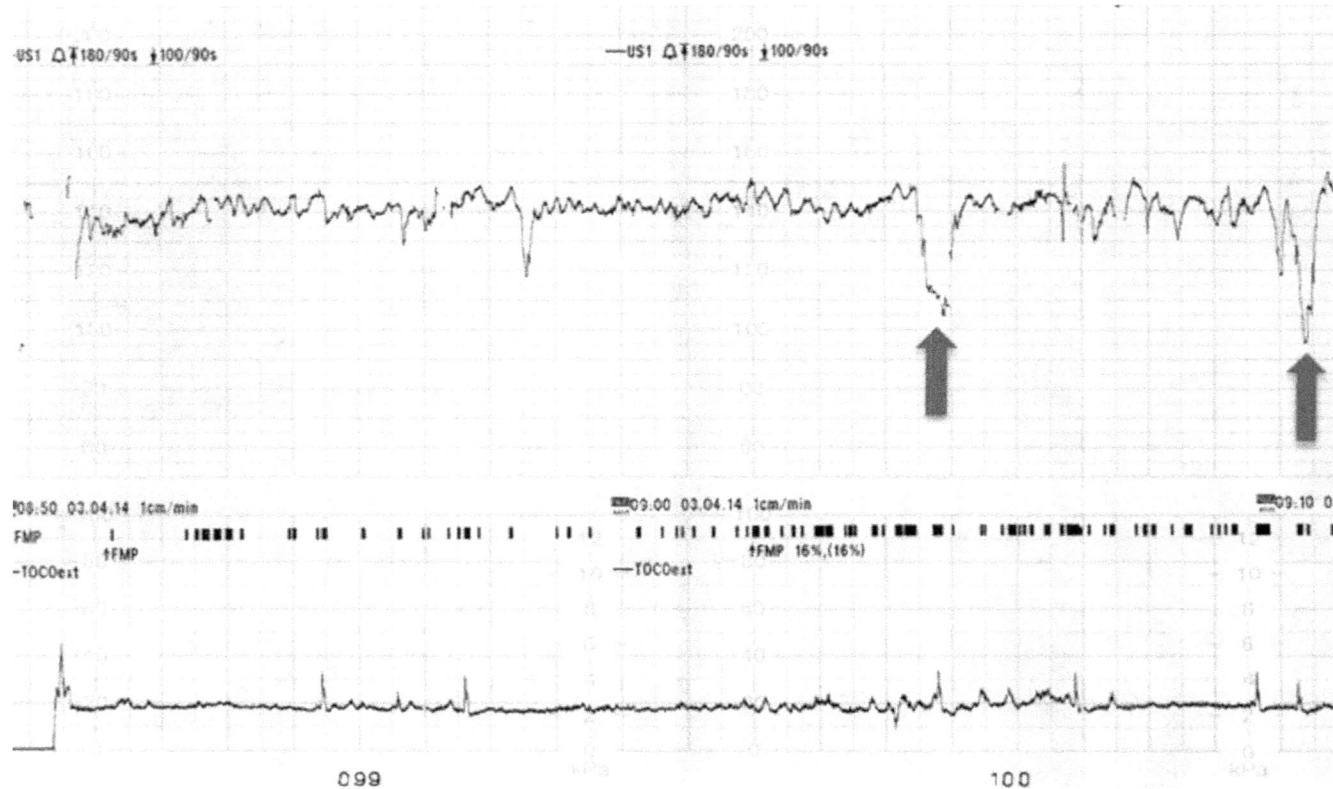

Fig. 1-15. Presencia de deceleraciones aisladas en un feto de 29 semanas.

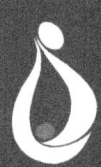

Proyecto Docente "Ágora Médica" (www.agoramedica.com)
Campus online de Medicina Materno-Fetal «Caldeyro Barcia»
Diplomado en «Fundamentos, Indicaciones y Técnicas de Monitorización Biofísica Fetal en Embarazo y Parto»
Modulo VIII. Factores que influyen en la Monitorización Fetal
Unidad 1.4. Efectos de las Posiciones Maternas sobre la Frecuencia Cardíaca...

1.4.

Efectos de las Posiciones Maternas sobre la Frecuencia Cardíaca Fetal (FCF) y Contractilidad Uterina

Manuel Gallo
Andreina Hernández

ÍNDICE

* Introducción
* Posición en decúbito supino y lateral
* Efectos hemodinámicos de las posiciones maternas durante el embarazo y parto
* Introducción
* Posición Vertical

* Clasificación y definiciones de las posiciones maternas en el parto
* Posición Vertical
* Bibliografía Seleccionada
* Posición de decúbito lateral
* Bibliografía Seleccionada

INTRODUCCIÓN

El parto es un fenómeno fisiológico en el que uno de sus más importantes aspectos es el paso del feto a través del canal del parto. Un factor importante en este proceso es la posición materna, factor que está determinado por patrones socioculturales de comportamiento, influencias religiosas, costumbres, contactos de una determinada comunidad o grupo con otras culturas, etc., más que por hechos fisiológicos reales.

Diversos estudios antropológicos coinciden en afirmar que no se conoce bien el proceso del parto en relación con la posición de la madre durante él, aduciéndose que la antropología no ha recogido material suficiente de las diferentes culturas y que la obstetricia no ha analizado completamente el efecto de las diferentes posiciones maternas sobre el feto y sobre la madre.

Mauriceau, a mediados del siglo XVIII, introdujo la posición horizontal durante el parto para facilitar las exploraciones y asistencia médica y no porque dicha postura supusiera un beneficio directo a la madre y al feto. Actualmente, en la inmensa mayoría de los pueblos primitivos que no han tenido influencia occidental se adoptan para el parto muy diversas posturas, existiendo coincidencia casi general en rechazar la posición horizontal supina.

En muchos hospitales americanos y europeos se está produciendo un cambio, tímido a veces, resolutivo otras, referente a la adopción de la posición vertical materna durante el parto. Personalmente, pensamos que este hecho, junto con el perfecto diagnóstico del sufrimiento fetal crónico y la obligatoriedad de la educación maternal a toda embarazada, constituye el trípode sobre el que se asentará la perinatología de la década de los años ochenta. España, por los trabajos realizados por el grupo de trabajo de la Maternidad de Santa Cristina en Madrid, y Uruguay, por los desarrollados en el Centro Latinoamericano de Perinatología de Montevideo, han sido los dos países pioneros en el estudio científico de los efectos perinatales de la posición vertical materna sobre el binomio madre-hijo.

CLASIFICACIÓN Y DEFINICIONES DE LAS POSICIONES MATERNAS EN EL PARTO

Engelman clasificó las diferentes posiciones adoptadas de acuerdo a la orientación del eje corporal en:

Perpendicular

a) De pie.
b) Parcialmente suspendida (Fig. 1-16 y Fig. 1-17).
c) Suspendida (Fig. 1-18 y Fig. 1-28).

Inclinada

a) Sentada derecha sobre un taburete, cojín o piedra (Fig. 1-19).
b) Cuclillas como para defecar (Fig. 1-20 y Fig. 1-21).
c) Arrodillada:
Con el cuerpo inclinado hacia adelante y apoyándose sobre una silla o bastón (Fig. 1-22).
Genucubital, genupectoral o a «cuatro patas» (Fig. 1-23).
El cuerpo derecho o tumbado hacia atrás (Fig. 1-24 a Fig. 1-27 y Fig. 1-38).
d) Semiacostada:
Sobre el suelo, una piedra o un taburete (Fig. 1-29 y Fig. 1-30).
Sobre las rodillas o entre los muslos de un ayudante que esté sentado en una silla o sobre el suelo (Fig. 1-34 y Fig. 1-39).
Sobre la silla obstétrica (Fig. 1-31 a Fig. 1-33, Fig. 1-35 y de Fig. 1-40 a Fig. 1-42).
Posiciones semi acostadas propiamente dichas (Fig. 1-37, Fig. 1-43 a Fig. 1-47).

Horizontal o acostada

- Sobre la espalda.
- Sobre el costado.
- Sobre el pecho o el estómago (Fig. 1-36).

Factores que influyen en la Monitorización Fetal

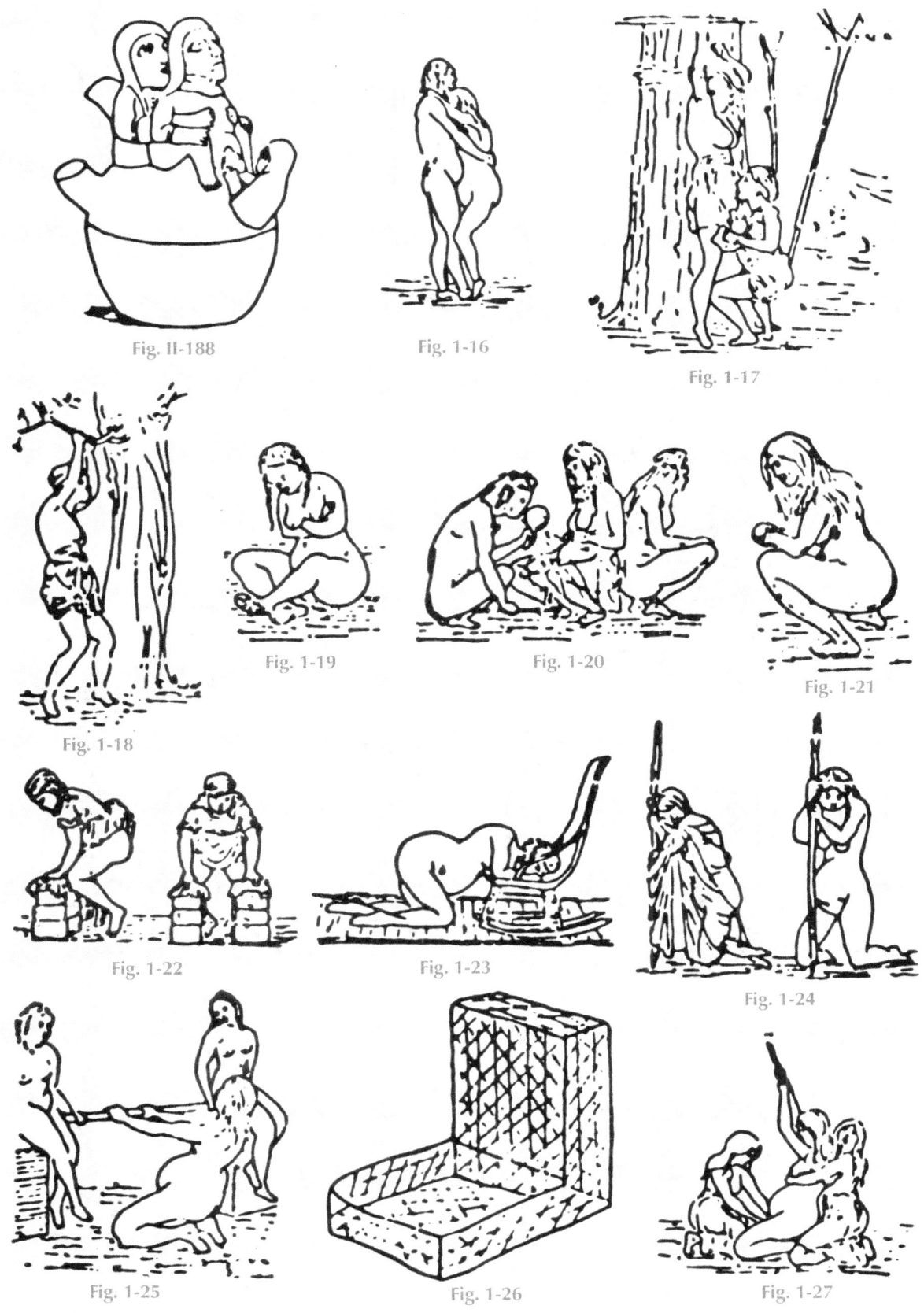

Fig. II-188
Fig. 1-16
Fig. 1-17
Fig. 1-18
Fig. 1-19
Fig. 1-20
Fig. 1-21
Fig. 1-22
Fig. 1-23
Fig. 1-24
Fig. 1-25
Fig. 1-26
Fig. 1-27

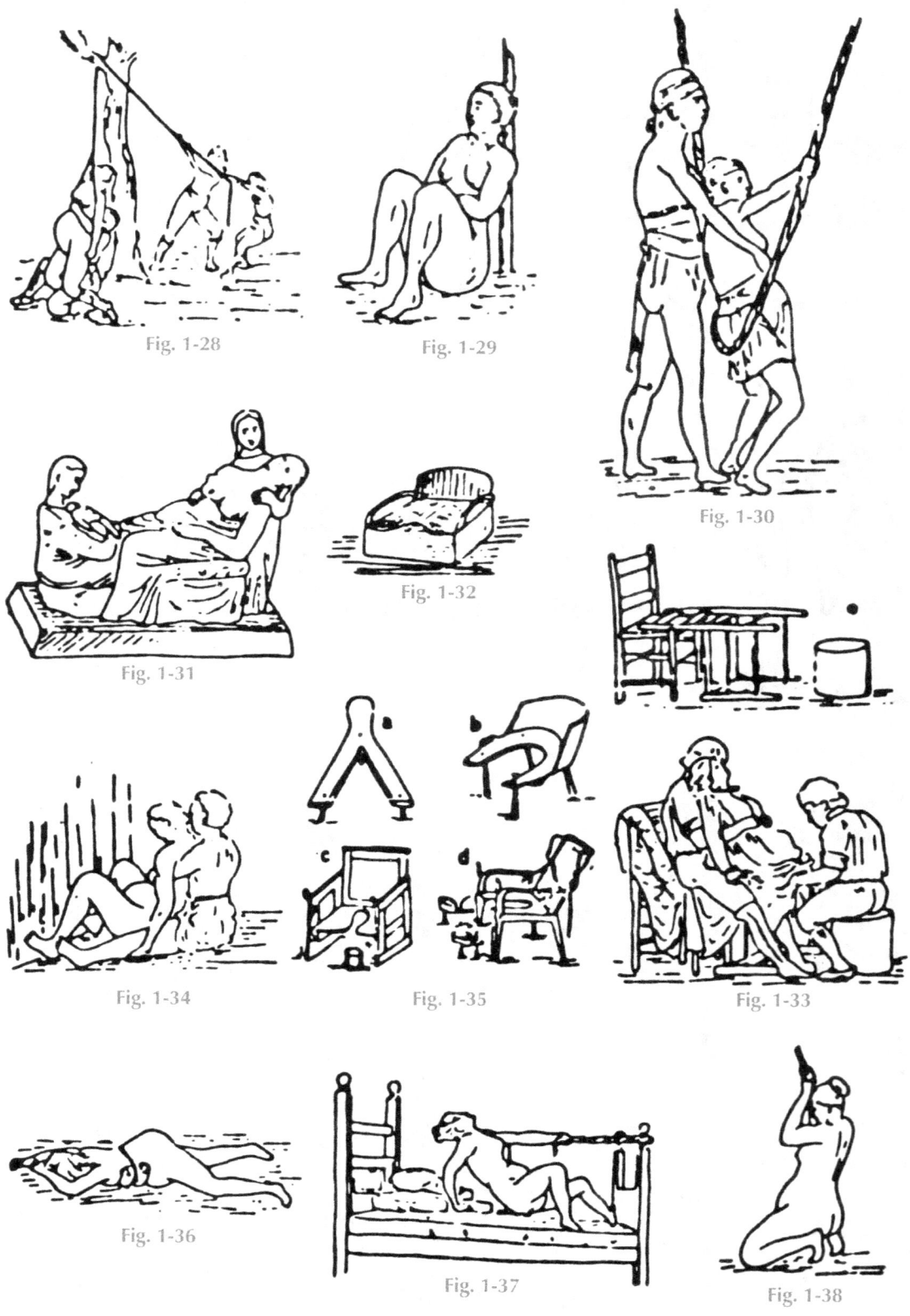

Fig. 1-28　　Fig. 1-29　　Fig. 1-30

Fig. 1-31　　Fig. 1-32

Fig. 1-34　　Fig. 1-35　　Fig. 1-33

Fig. 1-36　　Fig. 1-37　　Fig. 1-38

Factores que influyen en la Monitorización Fetal

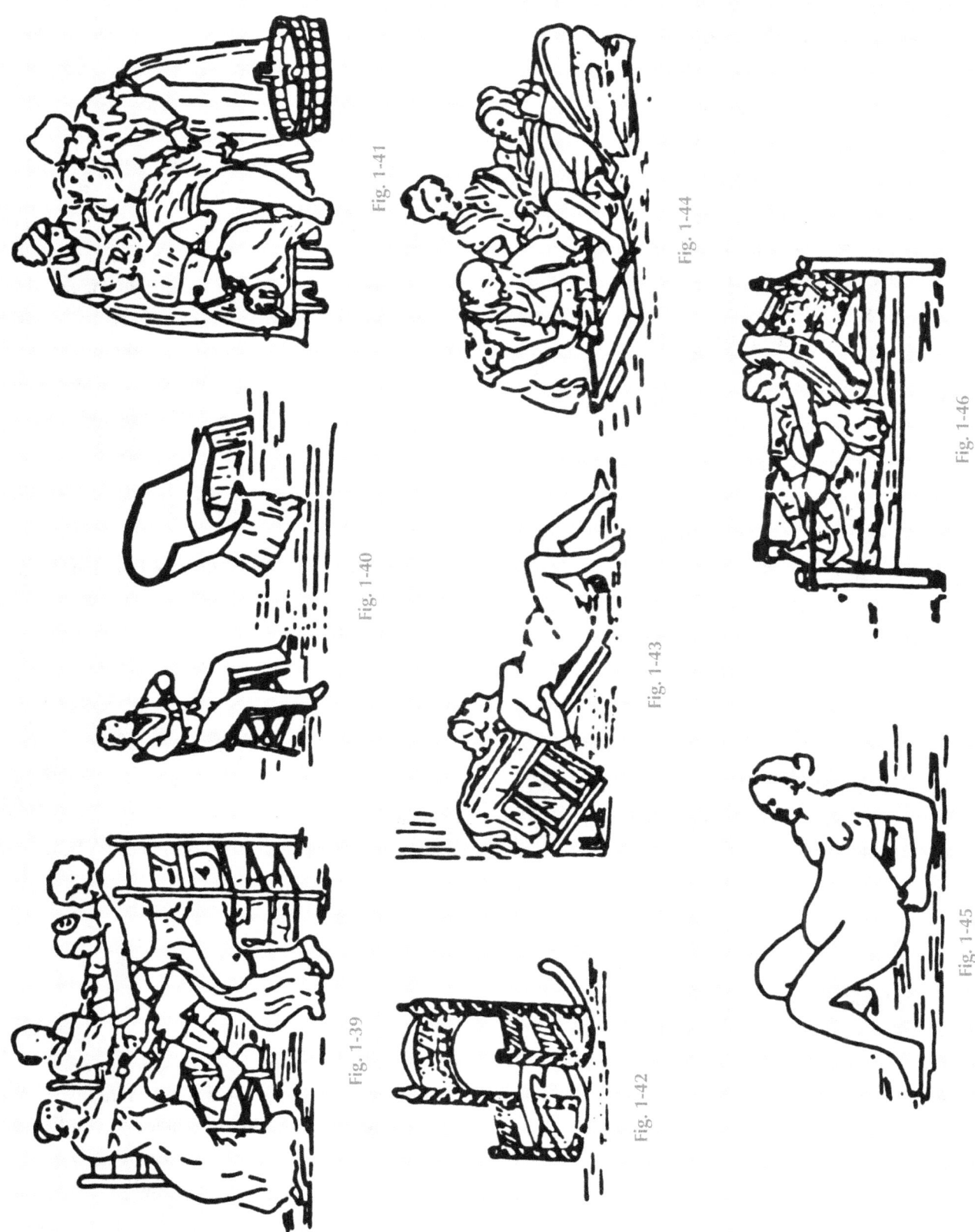

Fig. 1-39
Fig. 1-40
Fig. 1-41
Fig. 1-42
Fig. 1-43
Fig. 1-44
Fig. 1-45
Fig. 1-46

Siguiendo principalmente a Atwood en su excelente revisión histórica y fisiológica del tema, clasificamos y definimos las diferentes posiciones maternas durante el parto de la forma siguiente:

Posición vertical

Es aquélla en la cual la línea que conecta los centros de las III y IV vértebras lumbares de las mujeres está más cerca de la vertical que de la horizontal y de tal modo que la nI vértebra lumbar queda más alta que la V, más bien que al revés.

Dentro de la posición vertical destacamos cuatro tipos de posiciones: de pie, sentada, agachada y de rodillas.

Posición de pie

Es aquélla en la cual el peso de mujer recae principalmente sobre pies y rodillas; pueden estar ligeramente inclinadas o no. Es la posición erecta.

Posición sentada

Es aquélla en la cual la mujer descansa principalmente sobre las nalgas, aunque también puede apoyarse en algún soporte.

Posición agachada

Es aquélla en la cual el peso la mujer descansa principalmente sobre los pies, pero las rodillas están marcadamente inclinadas y además puede agarrarse o tirar de algún soporte. Es la posición en cuclillas.

Posición de rodillas

Es aquélla en la cual la mujer descansa principalmente sobre las rodillas, aunque puede colocar los brazos en diferentes posiciones para distribuir el peso entre las rodillas y los pies.

Posición neutra

Es aquélla en la cual los requerimientos para la posición vertical no se cumplen. También podemos definirla como aquélla en la cual una línea que conecte los centros de las III y V vértebras lumbares de la mujer es más horizontal que vertical.

Dentro de la posición neutra destacamos diez tipos de posiciones: decúbito dorsal o supina, semidorsal, litotomía, Trendelemburg, Walcher, decúbito lateral, Sims, genupectoral y decúbito prono.

Posición supina o de decúbito dorsal

Es aquélla en la cual el peso de la mujer descansa principalmente sobre la espalda y las piernas están totalmente extendidas.

Posición semidorsal

Es aquélla en la cual la mujer descansa sobre la espalda, que está mantenida en un ángulo, y los pies pueden ser llevados hacia las nalgas o están completamente extendidos.

Posición de litotomía

También llamada ginecológica, es aquélla en la cual la mujer descansa su peso sobre la espalda, pero las piernas están dobladas y separadas, con los pies extendidos sobre la superficie, colocados sobre el estribo o sostenidos por un asistente tente. Hay una posición llamada de «exagerada litotomía», en la cual la mujer descansa sobre la espalda y las piernas se doblan por las rodillas, dirigidas hacia el tórax de la propia mujer.

Posición de Trendelemburg

También llamada «cabeza abajo» o «pelvis inclinada», «es aquélla en la cual la mujer descansa la espalda sobre una mesa inclinada, de manera que la cabeza está más baja que la pelvis y los pies pueden estar derechos o doblados por las rodillas.

Posición de Walcher

También llamada de «piernas colgantes», «es aquélla en la cual la mujer apoya la espalda sobre una mesa horizontal, pero las nalgas están en el borde de la mesa, de manera que las piernas quedan inclinadas hacia abajo, sin que los pies toquen el suelo.

Posición lateral

Es aquélla en la cual la mujer se apoya sobre un lado del cuerpo, con las piernas formando un ángulo recto, como si estuviese en posición sentada, o están próximas al tórax.

Posición de Sims

También llamada «lateral prona», «es aquélla en la cual la mujer se apoya sobre un lado, con el tórax rotado hacia la mesa, la pelvis elevada sobre el abdomen, la pierna inferior ligeramente flexionada y la superior flexionada y dirigida hacia el tórax.

Posición genupectoral

También llamada postura «mahometana», es aquélla en la cual la mujer está arrodillada o agachada, con gran parte de su peso apoyado sobre las manos o codos.

Posición en decúbito prono

Es aquélla en la cual la mujer descansa sobre el estómago.

POSICIÓN EN DECÚBITO SUPINO Y LATERAL

Sabemos que las contracciones uterinas son más intensas y menos frecuentes en decúbito lateral (Fig. 1-47) que en decúbito dorsal (Fig. 1-48).

Caldeyro-Barcia teniendo en cuenta la contractilidad uterina según la posición de la paciente en decúbito lateral y dorsal, nos dice que en decúbito lateral las contracciones uterinas son más intensas y menos frecuentes, el tono uterino es menor, existe mayor coordinación y la actividad uterina no varía significativamente, en relación con la posición en decúbito dorsal, como vemos en el capitulo 21 dedicado a la contractilidad uterina.

Estos efectos son inmediatos al cambio de postura y similares en los períodos de preparto y de dilatación; son independientes de la paridad, posición fetal y estado de las membranas, y el mecanismo por el cual se producen es desconocido.

Estos hechos llevaron a los autores a enunciar la Ley de la Posición: «En decúbito lateral las contracciones uterinas son de mayor intensidad y menor frecuencia que en decúbito dorsal».

Esta ley se aplica en el tratamiento de la taquisistolia, ya que la terapéutica más eficaz es la de colocar a la gestante en decúbito lateral. Se propone igual medida más la adición de occitocina para tratar la incoordinación uterina de primer grado.

En relación a la posición en decúbito supino frente a la de decúbito lateral, parece que este cambio de posición no afecta a la frecuencia cardíaca fetal (Fig. 1-49 y Fig. 1-50). Tampoco hay diferencias respecto a la presencia de oscilaciones rítmicas, espicas, ni a la presencia de ascensos transitorios asociados o no a los movimientos fetales.

Bieniarz *et al*, en trabajos desarrollados en el CLAP de Montevideo, comunican que los cambios de posición materna de decúbito dorsal a lateral y viceversa no afectan la FCF en los partos normales y sin complicaciones, pero que en aquellos partos en los que existe el «efecto Poseiro» o el síndrome hipotensivo supino, los dips II, que a veces aparecen cuando la paciente está en la posición horizontal,

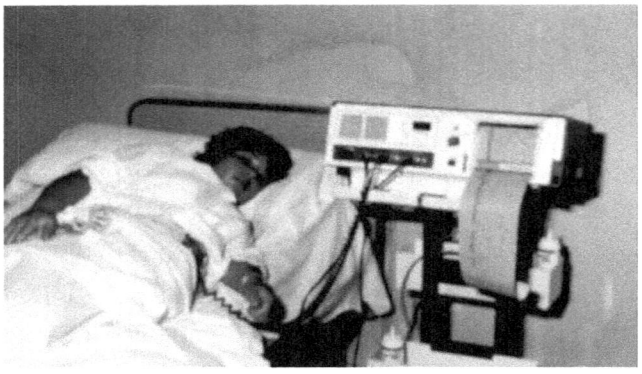 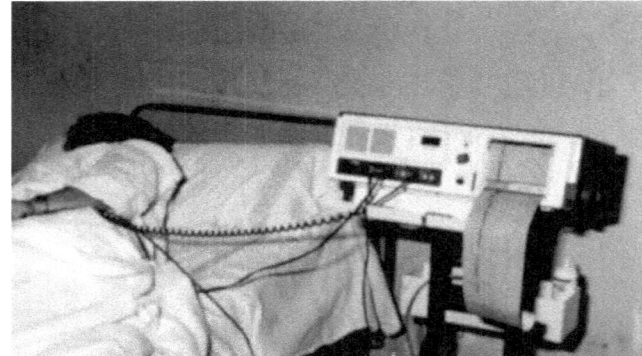

Fig. 1-47. Paciente en posición de decúbito lateral, izquierdo y derecho.

desaparecen al cambiarla y ponerla en decúbito lateral (Fig. 1-51), ya que en esta posición el útero deja de comprimir los grandes vasos pélvicos y, por tanto, se elimina la causa de pérdida de bienestar fetal.

EFECTOS HEMODINÁMICOS DE LAS POSICIONES MATERNAS DURANTE EL EMBARAZO Y PARTO

Muchos autores han estudiado los efectos que se manifiestan en la hemodinámica materna debidos a los cambios de posición de la embarazada durante el embarazo y el parto, así como sus consecuencias fetales, aunque todas las investigaciones fueron hechas en relación con las posiciones de decúbito dorsal y lateral, salvo las excepciones de Ueland, Paciornik, Méndez-Bauer et al y Arbués et al que en su estudio han incluido la posición vertical.

Las modificaciones hemodinámicas más estudiadas son las que se producen por compresión de los grandes vasos abdominopélvicos, cava inferior, aorta e ilíacas (Fig. 1-52).

En este capítulo veremos dos cuadros que pueden dar lugar a perdida de bienestar fetal, ambos relacionados con la posición de decúbito dorsal de la embarazada: síndrome de oclusión de la vena cava inferior (síndrome hipotensivo supino); y síndrome por compresión de la aorta abdominal o arterias ilíacas por el útero contraído (efecto Poseiro).

Síndrome hipotensivo supino. Es producido por la compresión de la vena cava inferior por el úte-

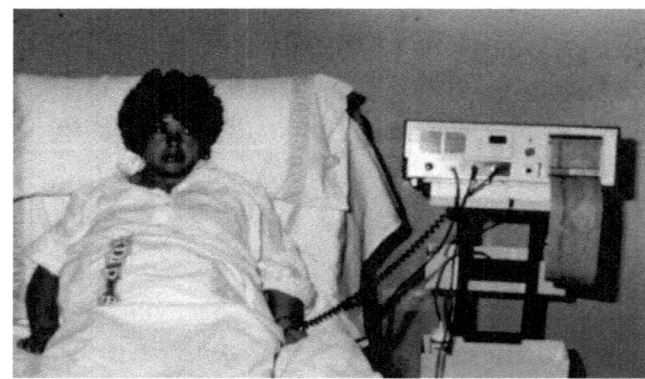

Fig. 1-48. Paciente en posición de decúbito supino.

ro grávido, cuando la embarazada se encuentra en decúbito supino.

Fue descrito por primera vez en 1929 por Hare al observar la notable predisposición al colapso circulatorio que sufrían las embarazadas en el último trimestre cuando adoptaban la posición de decúbito dorsal. Posteriormente, ha sido estudiado por otros investigadores entre los que destacan Bieniarz et al (Fig. 1-53).

Investigaciones de varias regiones vasculares, por registros simultáneos de presión, han demostrado que la vena cava inferior es completamente ocluida por el útero grávido durante la etapa final del embarazo, cuando la embarazada está en posición supina. Esta circunstancia parece ser corriente, dándose cifras del 80% de los casos que, evidentemente, están en discordancia con la aparición del cuadro clínico cuya frecuencia es del 11%. Incluso este porcentaje no coincide con la observación clínica corriente, debido a que no siempre se le tiene presente, sobre

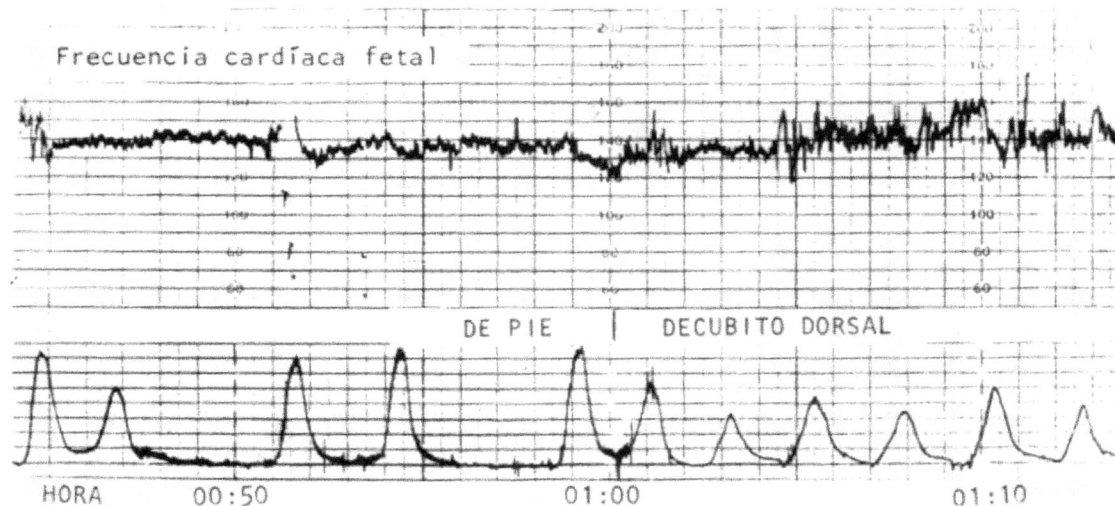

Fig. 1-49. La FCF no cambia con la diferente posición de la paciente en el parto, desde vertical (de pie) a decúbito dorsal.

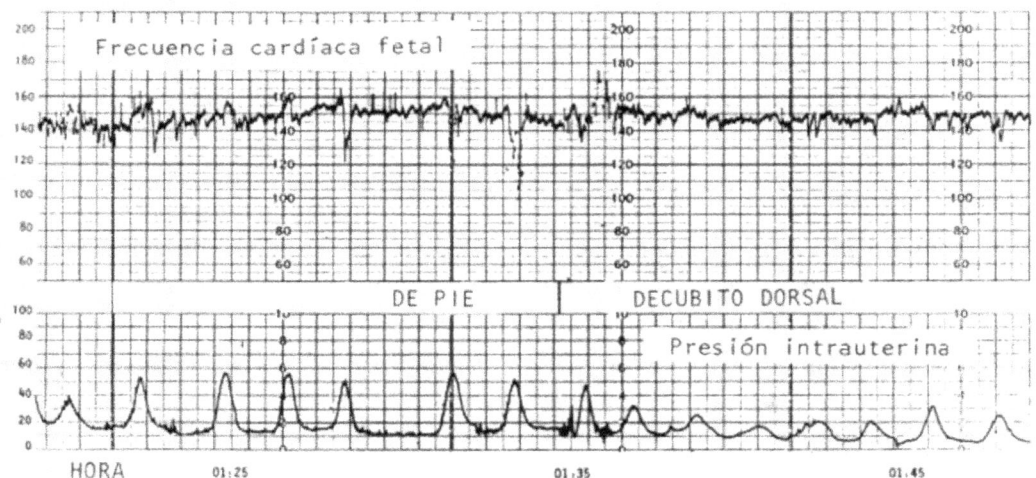

Fig. 1-50. La FCF no cambia con la diferente posición de la paciente en el parto, desde vertical (de pie) a decúbito dorsal.

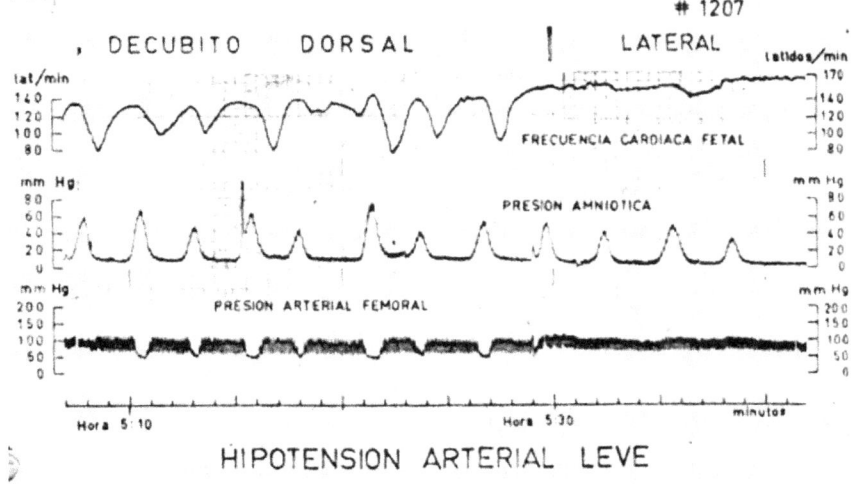

Fig. 1-51. Hipotensión arterial y Dips de la FCF. Al cambiar a la posición de decúbito lateral, la tensión arterial se normaliza y desaparecen los Dips de la FCF.

todo en sus formas mínimas. El síndrome grave tiene una incidencia de un 1% y Bieniarz demostró la existencia de unos reajustes vasculares que explican el porqué este síndrome se presenta sólo en un reducido número de pacientes.

Schwarcz, en el clásico libro de Obstetricia, describe la sintomatología del siguiente modo: «Después de haberse colocado la embarazada en decúbito dorsal, sufre un notable descenso de la presión arterial, acompañado de palidez, sudación, náuseas, taquicardia, a veces bradicardia y vómitos, dolor en las caderas, sensación de ahogo con hiperventilación, ansiedad e intranquilidad, que obligan a la embarazada a cambiar su posición a decúbito lateral. Si se mantiene en posición dorsal puede llegar a la pérdida del conocimiento».

En casos raros el colapso circulatorio puede continuarse con un estado de shock y hacerse irreversible si no se corrige la postura materna. Se ha comprobado que la oclusión total de la vena cava inferior puede producir hemorragias retroplacentarias y también un desprendimiento prematuro de la placenta como consecuencia de la hipertensión venosa existente a nivel de su inserción. También se ha comunicado que el síndrome hipotensivo supino y la posterior descompresión brusca de la cava inferior puede ser un factor predisponente en la producción de una embolia del líquido amniótico, por lo cual se recomienda descomprimir la vena cava sin demasiada rapidez, sobre todo en los casos de cesárea.

El tratamiento es muy simple, ya que consiste en colocar a la paciente en decúbito lateral izquierdo, preferentemente por la localización de la cava inferior a la derecha de la columna vertebral.

Efecto Poseiro. Es un cuadro producido por la compresión de la aorta abdominal y/o arterias ilíacas internas, izquierda o derecha, contra la columna vertebral dorsal, producida por el útero contraído y cuando la mujer se encuentra en decúbito dorsal durante el parto (Fig. 1-54).

Este hecho fue observado por vez primera por Poseiro en 1955 y fue descrito como «efecto Poseiro» por Hendricks en 1958. Posteriormente ha sido estudiado y comprobado por otros investigadores, entre los que destaca Bieniarz con sus clásicos trabajos realizados en el C.L.A.P. de Montevideo.

Este cuadro es un efecto estrictamente local en el que cada contracción uterina produce una notable caída de la presión sistólica y menor de la diastólica, registradas en la arteria femoral (Fig. 1-52). Un factor importante a considerar es que las condiciones tensionales de la embarazada influyen en los resultados de manera que cuando la paciente es hipertensa, la alta presión intraarterial resiste la compresión uterina, cuando es normotensa la aorta es parcialmente comprimida y cuando es hipotensa el «efecto Poseiro» se manifiesta más fácilmente.

La importancia de este fenómeno consiste en las posibles repercusiones de la hipotensión regional sobre la irrigación uterina y sus efectos sobre la circulación uteroplacentaria, pudiendo llegar a producir hipoxia fetal, ya que se han evidenciado dips tipo II por el efecto Poseiro como podemos observar en la Fig. 1-54, pero sin que esta relación sea constante.

Según Eckstein *et al*, cuando la embarazada está en decúbito supino el descenso de la presión arterial femoral es más frecuente que el descenso de la presión arterial braquial, siendo por lo tanto de esperar más secuelas fetales que maternas. Adamson *et al* refieren que probablemente los efectos adversos del decúbito dorsal son particularmente pronunciados en las embarazadas con musculatura abdominal fuerte y con contracciones uterinas de gran intensidad.

La profilaxis del efecto Poseiro consiste en evitar la hipotensión materna durante el parto, la cual puede ser facilitada por fármacos analgésicos o anestésicos y evitar la posición de decúbito supino durante la dilatación y el expulsivo. El tratamiento es tan simple como rápido y eficaz: cambiar la posición de la paciente a decúbito lateral o mejor a vertical.

Una vez revisados brevemente estos dos síndromes, en los cuales hemos de pensar siempre en nuestra atención a la embarazada a fin de no aumentar la morbilidad perinatal, continuamos la revisión del tema hemodinámico.

Ueland, en su excelente trabajo sobre los cambios cardiohemodinámicos que tienen lugar durante el parto, encuentra que cuando la paciente pasa de decúbito supino a lateral se produce un incremento del gasto cardiaco en un 25%, la frecuencia cardíaca materna se reduce en un 5% y el volumen minuto materno aumenta un 26%. En el mismo estudio, pero con la presencia de contracciones uterinas, se obtuvieron cambios similares en la posición de decúbito dorsal, ya que el gasto cardiaco aumentó un 15%, la frecuencia cardíaca materna descendió un 7% y el volumen minuto aumentó un 21%. Sin embargo, sobre la posición lateral el efecto de las contracciones uterinas es menor, aumentando el gasto cardiaco y el volumen minuto en un 7%, sin que se modifique la frecuencia cardíaca materna. La conclusión más importante de esta investigación es que en la posición de decúbito supino se produce una disminución del gasto cardiaco, hallazgo obtenido también por otros autores.

Reer *et al* comunican un caso, documentado por registro electrocardiográfico, de bradicardia fetal coincidente con un síndrome hipotensivo supino materno, por compresión de la vena cava inferior. Cuando la paciente pasaba a posición lateral, los niveles tensionales se normalizaban y la FCF también. Esta bradicardia fetal la explican de acuerdo con Bieniarz, manifestando que durante la oclusión de la vena cava inferior, el gasto cardiaco materno desciende y se produce un descenso resultante del flujo uteroplacentario, lo cual da lugar a una hipoxia fetal que produce depresión miocárdica fetal y bradicardia.

POSICIÓN VERTICAL

El grupo de Méndez Bauer y Caldeyro han demostrado que la posición vertical (Fig. 1-56) no tiene efectos perjudiciales sobre el feto respecto a facilitar la compresión de la cabeza, el cordón, o de producir sufrimiento fetal, como lo demuestra el hecho de que no existan diferencias respecto a la aparición de dips tipo I, II y variables, en relación con la posición materna vertical u horizontal, e incluso hay autores que encuentran diferencias significativas de la frecuencia cardíaca fetal a favor de la posición vertical (Fig. 1-55).

Flyn y Kelly comunican que en la posición vertical de pie, la FCF fue normal, mostrando signos de bienestar fetal, como aceleraciones, buena variabilidad de la línea de base, etc. Incluso dicen que en la posición vertical las aceleraciones transitorias de la FCF producidas por contracciones o por movimientos fetales son más frecuentes que en la posición de decúbito dorsal. Estos hallazgos fueron estadísticamente estudiados por los mismos autores y encontraron diferencias significativas a favor de la posición vertical durante la dilatación en relación con mayor número de aceleraciones transitorias de la FCF, menor número de deceleraciones de FCF y mejor variabilidad latido a latido.

Méndez Bauer *et al* no encuentran diferencias respecto a la presencia de deceleraciones de la FCF entre las posiciones de decúbito lateral y sentada. Williams *et al* tampoco hallan diferencias en el porcentaje de anomalías de la FCF entre la posición vertical y horizontal, hecho también comunicado por Calvert *et al*. Friedman *et al*, en un estudio realizado observando la FCF anteparto en diferentes posiciones maternas, no hallan diferencias significativas en relación con los movimientos fetales, ni de aceleraciones transitorias, FCF basal, pero sí con respecto al área total de aceleración que fue mayor en la posición erecta. Todos los autores están de acuerdo en que patrones anormales de la frecuencia cardíaca fetal pueden desaparecer cuando se cambia a la paciente de la posición dorsal a cualquiera de las posiciones de decúbito lateral o mejor aún a la vertical.

BIBLIOGRAFÍA SELECCIONADA

1. Gallo, M. Posición Materna y Parto. Resultados Perinatales. Public. Cient. Nº 862. (Montevideo: C.L.A.P.), 1979.
2. Gallo M, Solano F. Llamas C, Arbués J. Estudio comparativo entre la posición vertical y horizontal materna durante el periodo de dilatación. Clin Invest Ginec Obstet 1981; (94): 141-146.
3. Gallo M, Llamas C, Solano F, Requera F, Arbués J. Estudio del pulso y de la tensión arterial materna en la posi-

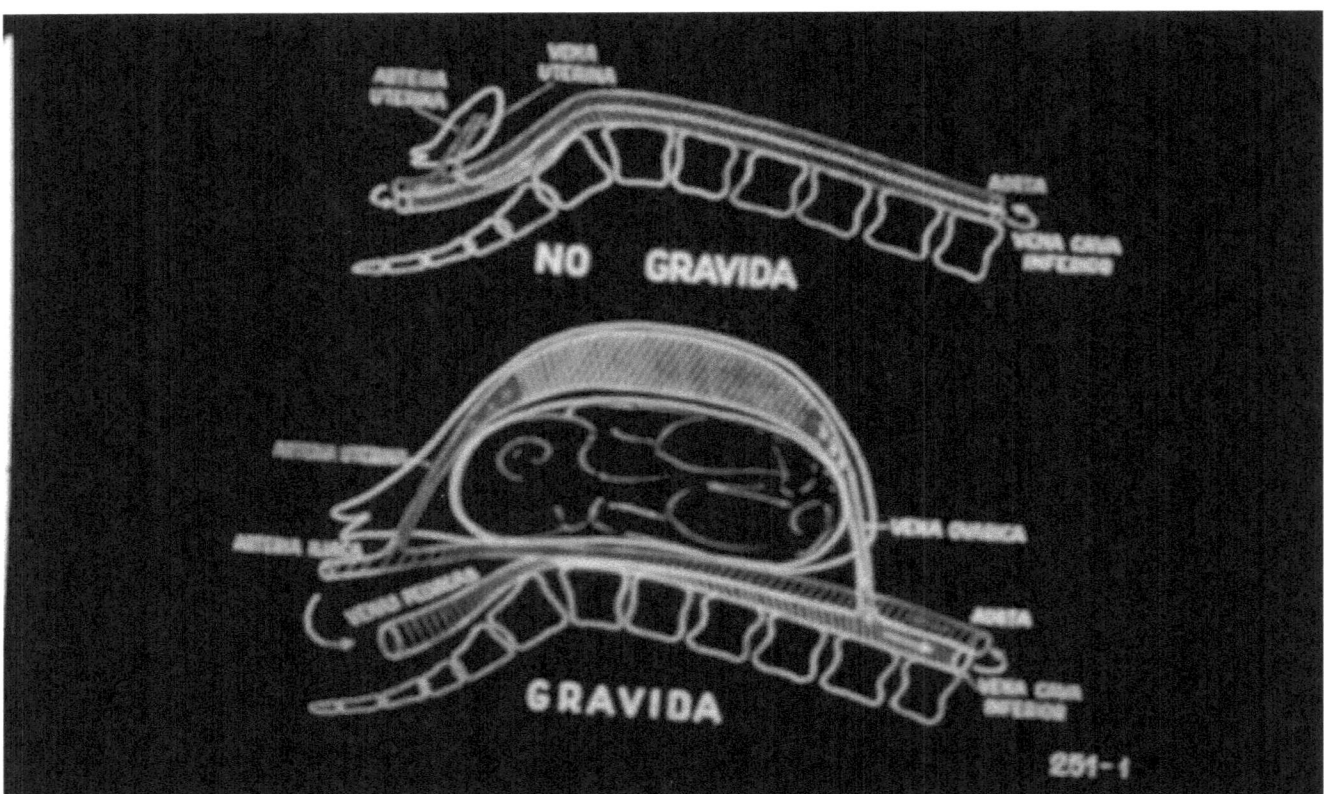

Fig. 1-52. El útero grávido comprime la arteria aorta y la vena cava inferior cuando la paciente esta en posición de decúbito dorsal.

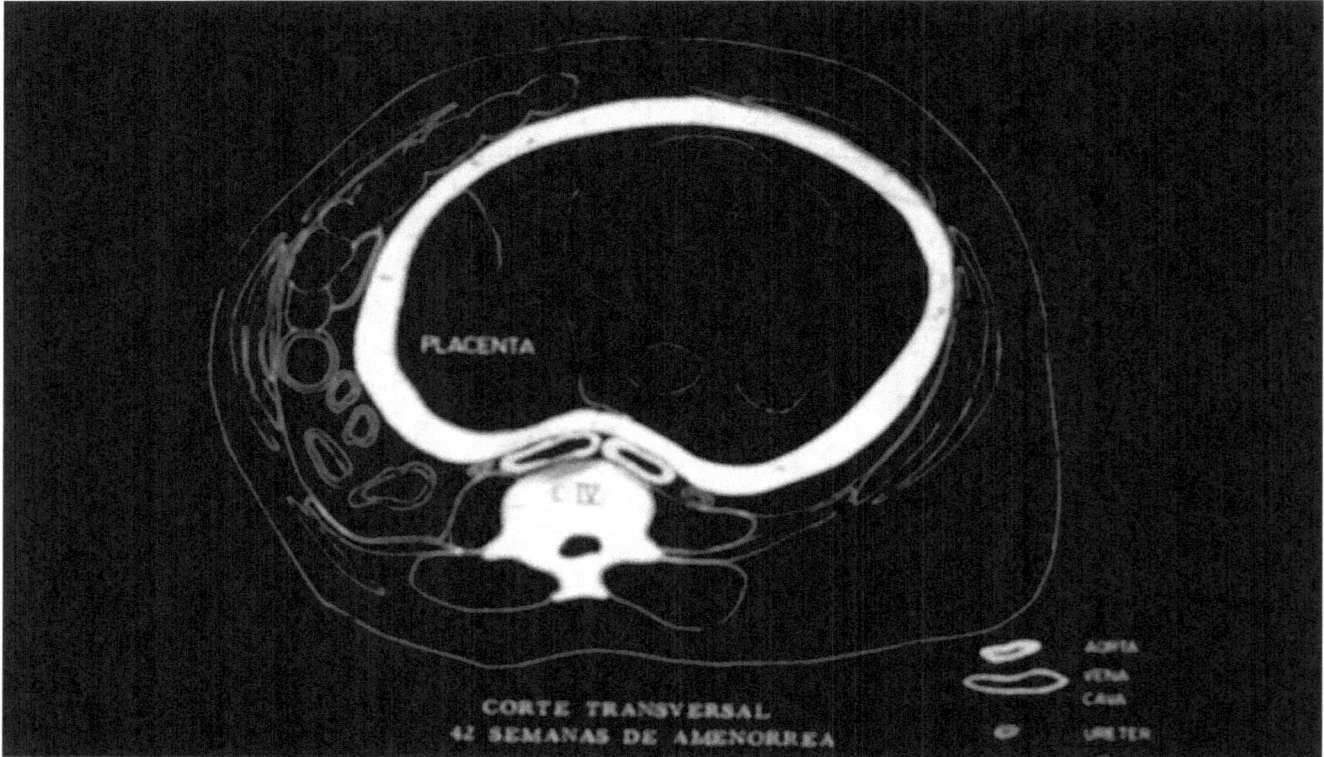

Fig. 1-53. Corte transversal del abdomen de una mujer embarazada. El útero grávido comprime la arteria aorta y la vena cava inferior cuando la paciente esta en posición de decúbito dorsal, pero no en posición vertical.

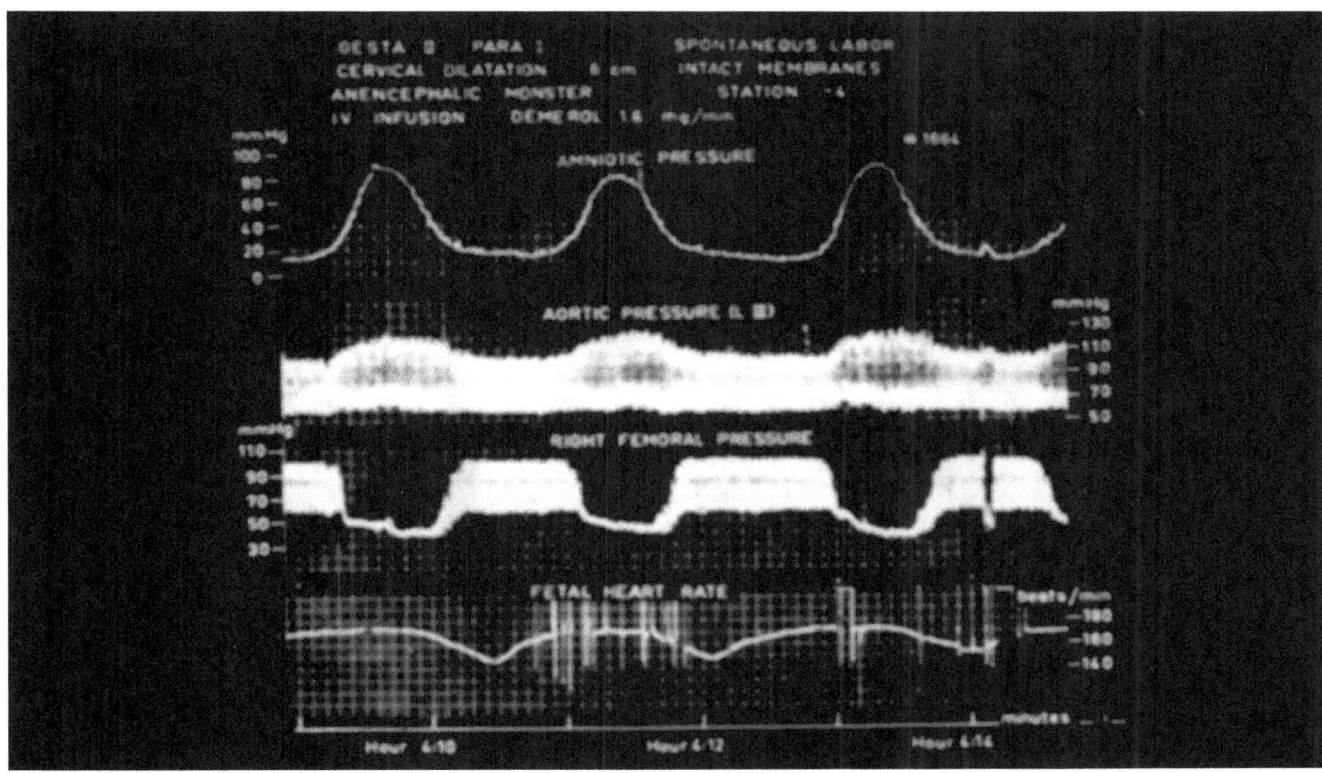

Fig. 1-54. El efecto Poseiro, se manifiesta por un descenso marcado de la presión de la arteria aorta y deceleraciones tipo II o tardías en el registro cardiotocográfico.

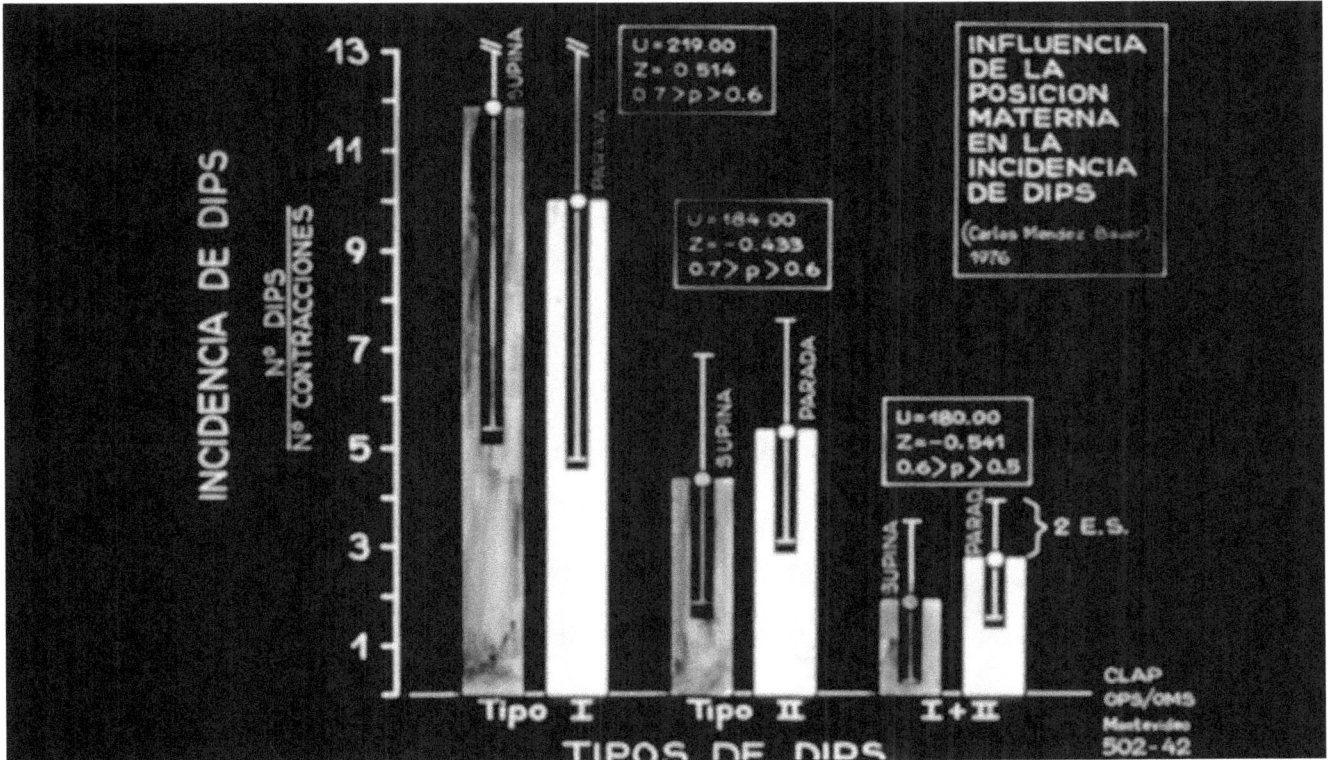

Fig. 1-55. No hay diferencias estadísticamente significativos entre la posición vertical y supina, en relación con la producción de Dips tipo I y II de la frecuencia cardíaca fetal.

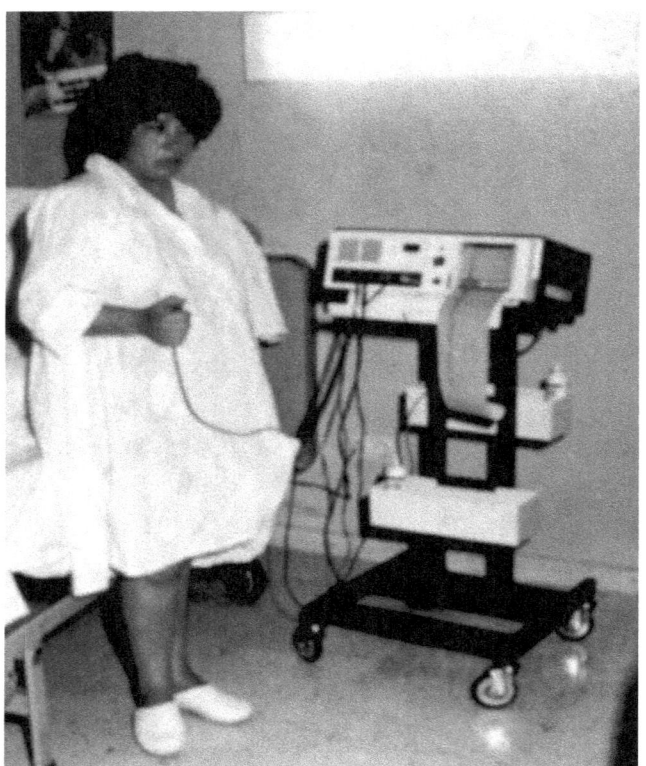

Fig. 1-56. Posición vertical materna (de pié) durante el periodo de dilatación del parto.

ción vertical durante el parto. Acta Obstet Gin Hisp-Lus 1982; 30 (6): 395-402.
4. Gallo M. Posición materna y parto: I. Introducción, clasificación y evolución histórica. Clin Invest Ginec Obstet 1983; 10 (5): 211-221.
5. Gallo M. Posición materna y parto: II. Efectos sobre el parto. Clin Invest Ginec Obstet 1983; 10 (6): 261-273.
6. Gallo M. Posición materna y parto: III. Efectos sobre el Binomio Madre-Hijo. Clin Invest Ginec Obstet 1984, 11 (1): 27-43.
7. Gallo M., Llamas C, Solano F, Requena F y Arbúes J. Resultados de la posición vertical materna durante el parto. Progr. Obstet. Ginec. 1985, 28 (1) 7-19.
8. Reche A, Gallo M, Moreno F, Abehsera M, Del Sol JR. Influence of the maternal position during pregnacy on fetal heart rate (F.H.R.) and fetal movements (F. M.) Archiv Gynecology 1985; 237: 302.
9. Reche A, M. Gallo. Posición materna y Embarazo. II. Frecuencia Cardíaca fetal. Progres Obstet. Ginec 1990; 33: 412-19.
10. Flynn A, Kelly J, Holling G et al. Ambulation in labour. British Medical Journal 1978; 2:591.
11. Diaz AG, Schwarzc R, Fescina R, et al. Vertical position during the first stage of the course of labor and neonatal outcome. Europ. J Obstet Gynec Reprod. Biol. 1980; 11:1.

Datos para recordar

* Decúbito lateral: mayor intensidad de las CU.
* Decúbito lateral: menor frecuencia de las CU.
* Decúbito lateral: efecto inmediato sobre la CU.
* Posición vertical: aumenta la CU.
* Decúbito lateral: no efecto sobre la FCF normal.
* Decúbito lateral: efecto favorable sobre la FCF anormal.
* Decúbito supino: facilita Efecto Poseiro y síndrome hipotensivo supino.
* Posición vertical: no efectos negativos sobre la FCF.

Mis apuntes

CONTRACTILIDAD UTERINA

Introducción

Las diferentes posiciones maternas adoptadas durante el parto, modifican la contractilidad uterina y por ello, se utiliza el cambio de posición materna durante el parto, para conducir la correcta contractilidad uterina[1].

Posición de Decúbito Lateral

Las contracciones uterinas son más intensas y menos frecuentes en decúbito lateral que en decúbito dorsal.

Caldeyro-Barcia[2] teniendo en cuenta la contractilidad uterina según la posición de la paciente en decúbito lateral y dorsal, nos dice que en decúbito lateral las contracciones uterinas son más intensas y menos frecuentes, el tono uterino es menor, existe mayor coordinación y la actividad uterina no varía significativamente, en relación con la posición en decúbito dorsal (Fig. 1-57).

Estos efectos son inmediatos al cambio de postura y similares en los períodos de preparto y de dilatación; son independientes de la paridad, posición fetal y estado de las membranas, y el mecanismo por el cual se producen es desconocido. Estos hechos llevaron a los autores a enunciar la Ley de la Posición: «En decúbito lateral las contracciones uterinas son de mayor intensidad y menor frecuencia que en decúbito dorsal».

Esta ley se aplica en el tratamiento de la taquisistolia, ya que la terapéutica más eficaz es la de colocar a la gestante en decúbito lateral.

Bronzino López[2] en su tesis doctoral sobre un estudio de la contractilidad uterina en relación con las diversas posturas durante la fase de dilatación cervical, encuentra que las pacientes en posición vertical (sentada y de pie) aumentan la intensidad, actividad y tono uterino, si se comparan con las que adoptan una posición de decúbito supino.

En la posición sentada observó una disminución de la frecuencia y al ponerse de pie ésta fue prácticamente igual que la observada en la posición horizontal. El estar sentada mejoró la coordinación uterina y de pie no hubo diferencias respecto de la horizontal.

Al comparar la posición horizontal con la de decúbito lateral, encontró en ésta una mayor intensidad, menor frecuencia, igual tono y actividad uterinas y también observó que a veces mejoraba la coordinación uterina (Fig. 1-58).

Posición Vertical

En general, en la posición vertical se ha demostrado que las contracciones uterinas son más intensas con similar frecuencia, y mayor actividad uterina y eficiencia para dilatar el cérvix, que en la posición de decúbito dorsal aunque existen opiniones en sentido contrario. Con respecto al tono uterino las opiniones no coinciden tanto ya que para unos aumenta en la posición vertical y para otros es similar. La coordinación uterina parece ser más regular en la posición vertical que en la horizontal.

Flyn et al. en un excelente trabajo en el que comparan los efectos de la posición horizontal en decúbito lateral y la vertical durante la fase de dilatación, con todas las embarazadas monitorizadas por métodos internos y mediante un sistema de telemetría en las que estuvieron deambulando, comunican que en la posición vertical hubo una intensidad significativa mayor de las contracciones uterinas, acompañada de una menor frecuencia de las mismas. El tono basal uterino fue similar en ambos grupos. Destacan que la mayoría de las embarazadas que estuvieron horizontales necesitaron estimulación de las contracciones uterinas.

Arroyo y Méndez Bauer et al.[3-5] en un grupo de partos espontáneos en nulíparas, al comparar la posición de decúbito dorsal y la posición de pie encontraron que la intensidad es significativamente mayor en la de pie; la frecuencia igual o menor; la actividad uterina mayor en el 50% de los casos; y la coordinación de las contracciones fue mejor en la posición de pie y también la eficiencia uterina aumentó casi el doble en esta posición.

Sin embargo, en partos inducidos con oxitocina, la intensidad, frecuencia y actividad uterina no mostraron diferencias entre ambas posturas, aunque sí fue mejor la eficiencia uterina en la posición de pie. Hay que destacar que en un trabajo posterior hallaron mayor intensidad, actividad y eficiencia uterinas con diferencias significativas, en la posición de pie, respecto a la dorsal (Fig. 1-59 y Fig. 1-60).

En relación con las posiciones de sentada y decúbito dorsal, Arroyo y Méndez Bauer[3-5] et al. encuentran mayor intensidad, igual frecuencia, mayor actividad y eficiencia uterinas en la posición de sentada (Fig. 1-61 a Fig. 1-64), pero sin ser significativas las diferencias. El mismo grupo de investigación de Madrid al comparar dos posiciones verticales, sentada y de pie, hallan que en la segunda la intensidad es mayor, la frecuencia menor y que la actividad y la eficiencia uterinas también son mayores que en la posición de sentada, demostrando con esto que dentro de la posición vertical es preferible la posición de pie.

Steiner et al. comparando los efectos entre las posiciones de decúbito lateral y vertical, exponen que las contracciones en posición vertical fueron más efectivas que en la lateral. Sin embargo, Méndez Bauer et al. encontraron mayor intensidad y eficiencia uterinas, de forma significativa, en la posición lateral respecto a la sentada. La frecuencia fue mayor en la posición sentada y no hubo diferencias respecto a la actividad uterina.

Read ha comunicado que con el fin de estimular el parto, la posición vertical de la mujer deambulando durante la dilatación es tan efectiva como la oxitocina, en base a una mayor actividad uterina en posición vertical.

En general, en la posición vertical se ha demostrado que las contracciones uterinas son más intensas con similar frecuencia, y mayor actividad uterina y eficiencia para dilatar el cérvix, que en la posición de decúbito dorsal aunque existen opiniones en sentido contrario[4-8].

Con respecto al tono uterino las opiniones no coinciden tanto ya que para unos aumenta en la posición vertical y para otros es similar. La coordinación uterina parece ser más regular en la posición vertical que en la horizontal.

Bibliografía Seleccionada

1. Gallo M. Monitorización Biofísica Fetal. Colección de Medicina Fetal y Perinatal. Volumen 6. AMOLCA, Actualidades Médicas, C. A. 2011.
2. Gallo, M. Posición Materna y Parto. Resultados Perinatales. Public. Cient. nº 862. (Montevideo: C.L.A.P.), 1979.
3. Mendez Bauer C, Arroyo J, Garcia Ramos C et al. Effects of standing position on spontaneous uterine contractility and other aspects of labor. J. Perinat. Med. 1975;3:89.
4. Gallo, M. Posición materna y parto. 1. Introducción, classificación y evolución histórica. Clin. Invest. Ginecol. Obstet 1983; 10, 211 21.
5. Gallo, M. Posición materna y parto. II. Efectos sobre el parto. Clin. Invest. Ginecol. Obstet 1983; 10, 261-73.
6. Gallo, M. Posición materna y parto. III. Efectos sobre el binomio madre-hijo. Clin. Invest. Ginecol. Obstet 1983; 11, 27-43.
7. Gallo M, Solano F. Llamas C, Arbués J. Estudio comparativo entre la posición vertical y horizontal materna durante el periodo de dilatación. Clin Invest Ginec Obstet 1981; (94): 141-146.
8. Reche A, Gallo M. Cobalea C y prini F. Contractilidad uterina en la fase prodrómica del parto. Efecto de la posición materna. Progres. Obstet. Ginec. 1987; 30: 777-81.

Datos para recordar

* Decúbito lateral: mayor intensidad de las CU.
* Decúbito lateral: menor frecuencia de las CU.
* Decúbito lateral: efecto inmediato sobre la CU.
* Posición vertical: aumenta la CU.

Mis apuntes

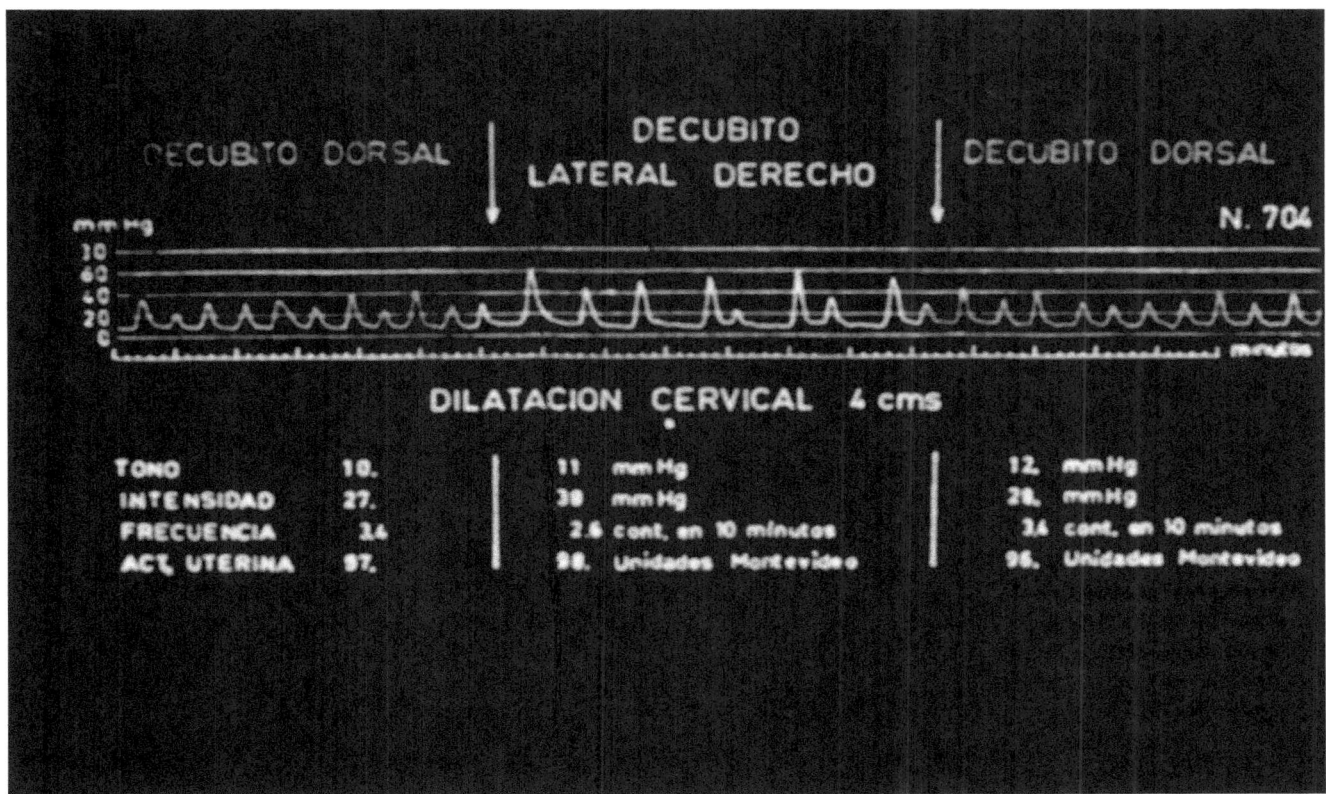

Fig. 1-57. Aumento de la contractilidad uterina en decúbito lateral y disminución de la frecuencia. (tomado de Álvarez y Caldeyro).

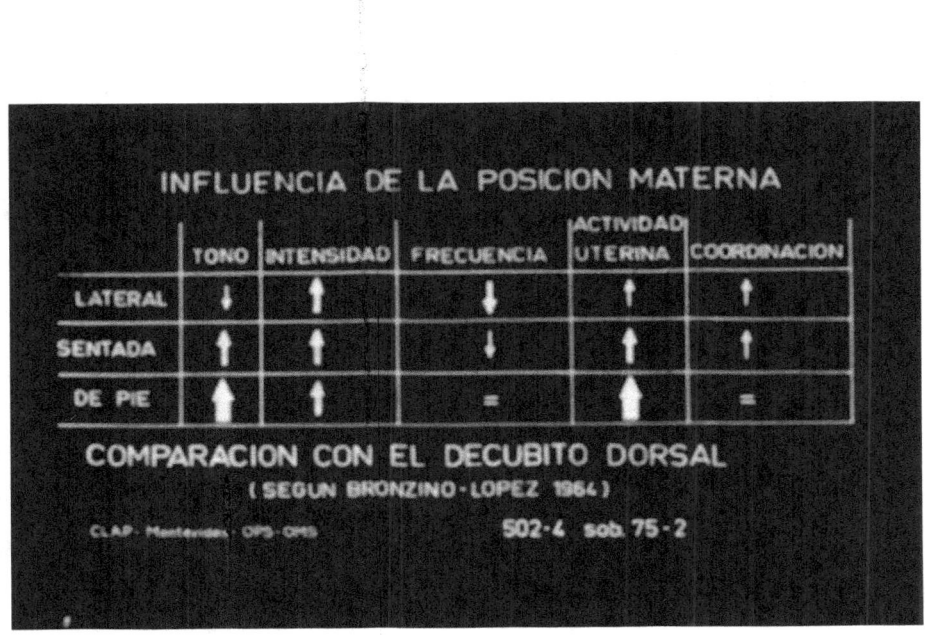

Fig. 1-58. Efectos de las diferentes posiciones maternas sobre los parámetros de la contractilidad uterina, según la tesis doctoral Bronzino-López.

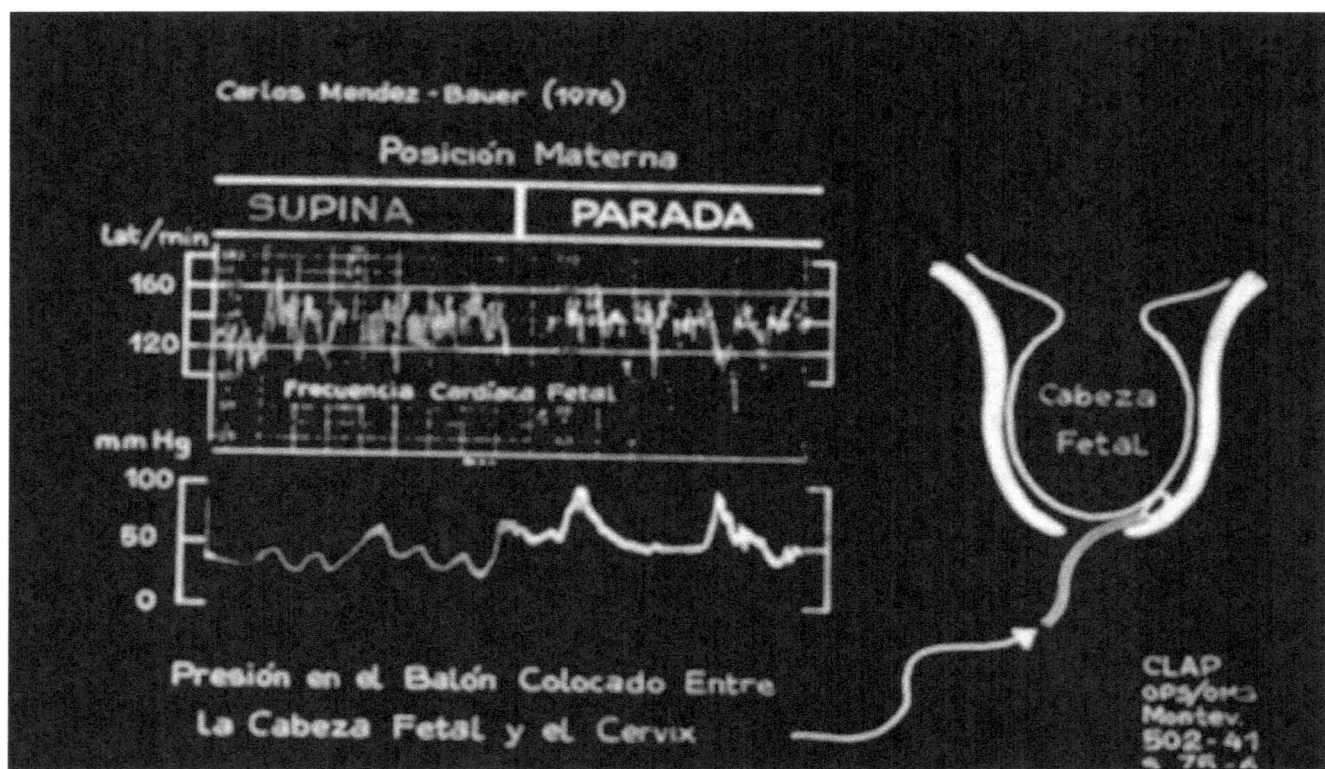

Fig. 1-59. La posición vertical produce una contractilidad uterina mas intensa y coordinada que la posición de decúbito supino, como se puede ver al colocar un balón entre la cabeza fetal y el cérvix uterino.

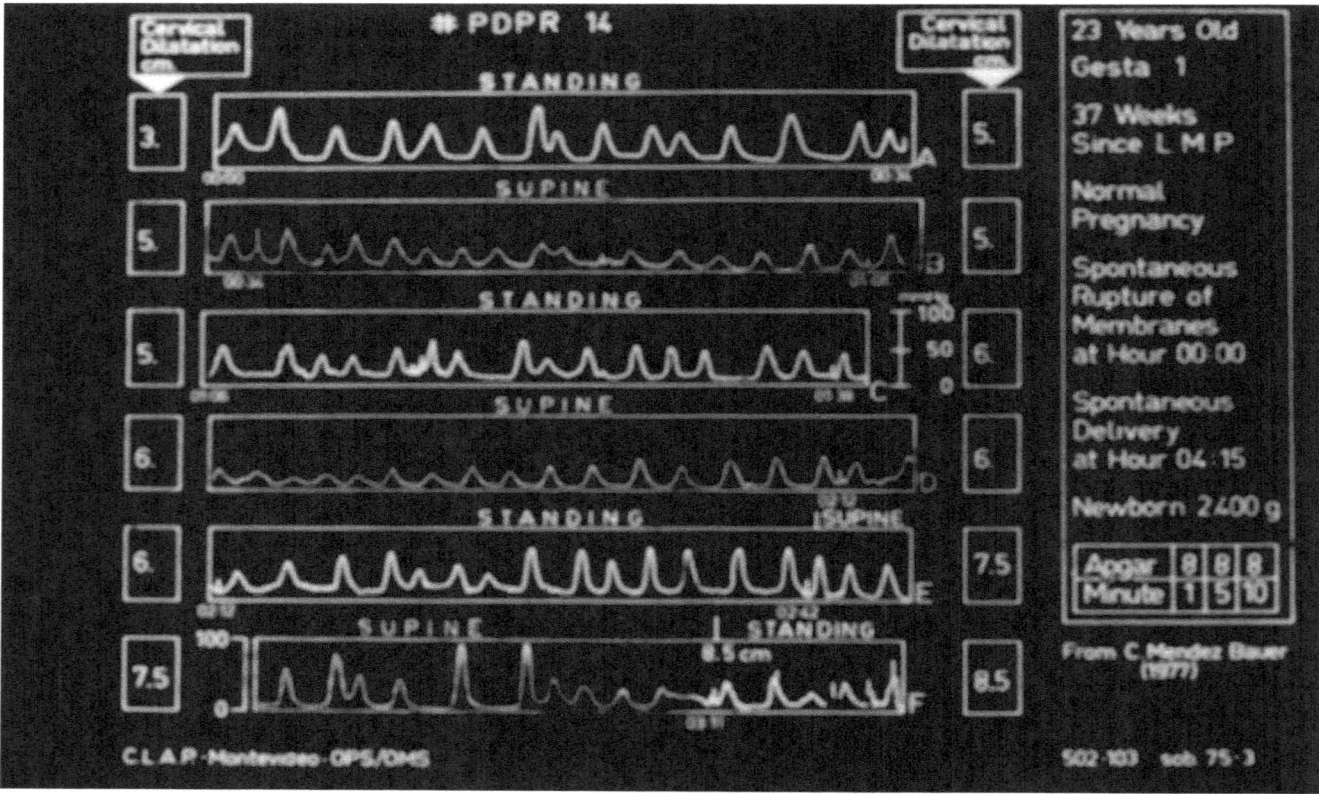

Fig. 1-60. La posición vertical produce una contractilidad uterina mas intensa y coordinada que la posición de decúbito supino.

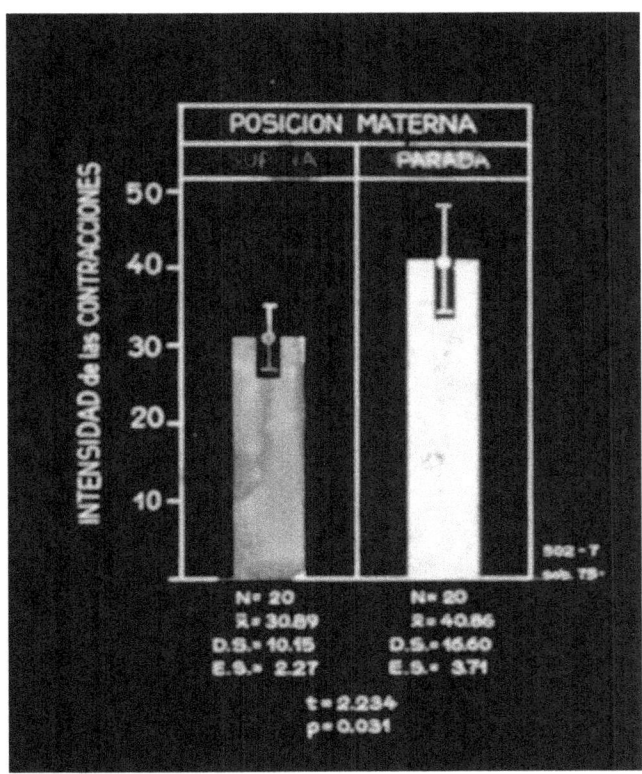

Fig. 1-61. **Intensidad de las Contracciones.** Es mayor en posición vertical que en horizontal.

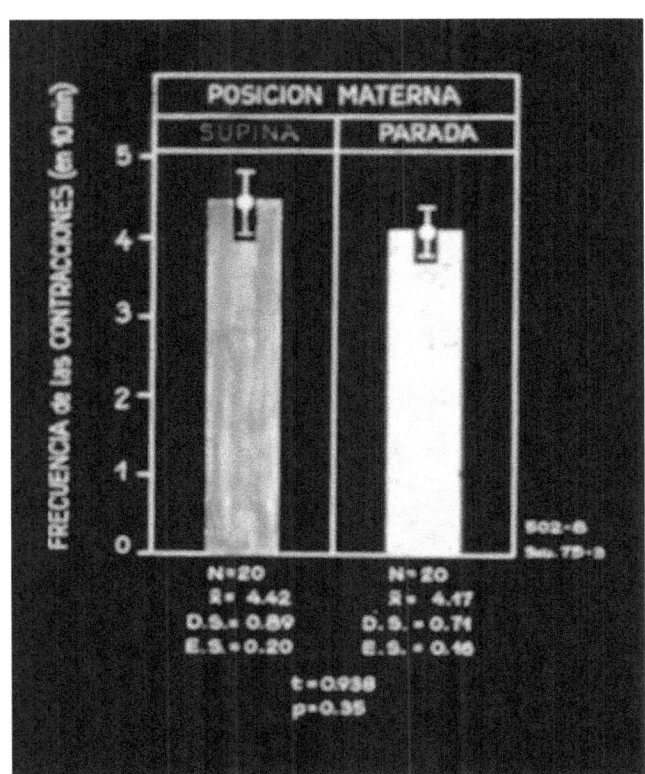

Fig. 1-62. **Frecuencia de las Contracciones.** Es menor en posición vertical que en horizontal.

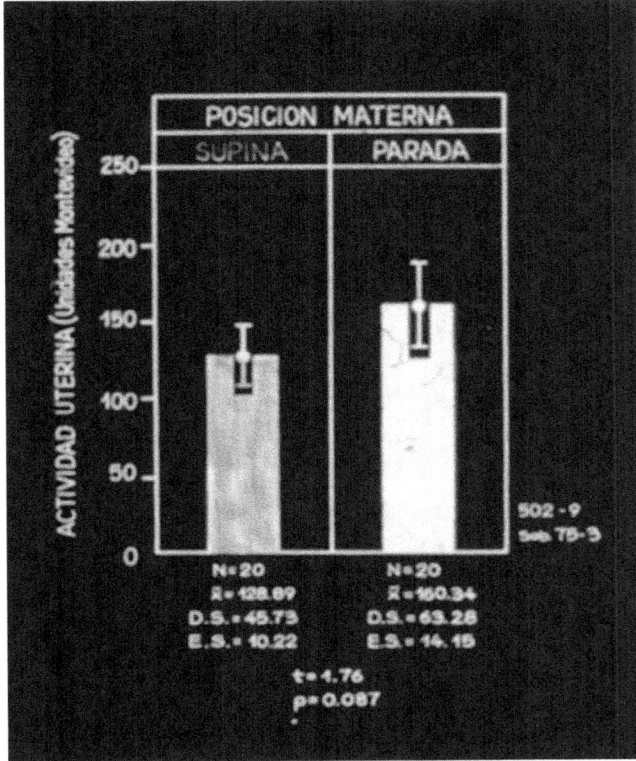

Fig. 1-63. **Actividad Uterina de las Contracciones.** Es mayor en posición vertical que en horizontal.

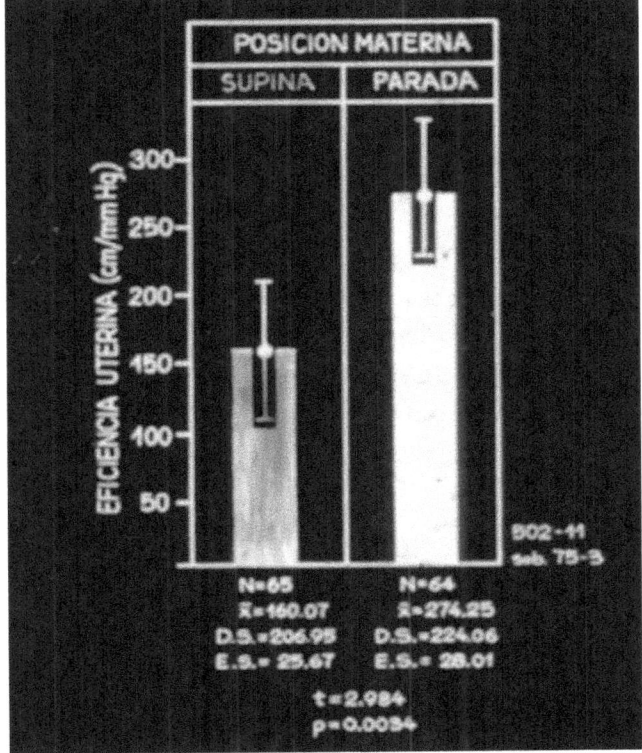

Fig. 1-64. **Eficiencia Uterina de las Contracciones.** Es mayor en posición vertical que en horizontal.

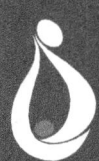

Proyecto Docente "Ágora Médica" (www.agoramedica.com)
Campus online de Medicina Materno-Fetal «Caldeyro Barcia»
Diplomado en «Fundamentos, Indicaciones y Técnicas de Monitorización Biofísica Fetal en Embarazo y Parto»
Modulo VIII. Factores que influyen en la Monitorización Fetal
Unidad 1.5. Efectos de la Amniotomía sobre la FCF

1.5.

Efectos de la Amniotomía sobre la FCF

Manuel Gallo
Andreina Hernández

ÍNDICE

* Concepto
* Bibliografía seleccionada

* Efectos de la Amniotomía sobre la FCF

CONCEPTO DE AMNIOTOMÍA

Es la rotura artificial de las membranas ovulares durante el parto[1-4]. Generalmente se realiza para acelerar el parto, pero tiene una serie de efectos colaterales que vamos a ver en este capitulo.

Las membranas ovulares tienen un efecto protector sobre la cabeza fetal (Fig. 1-65) y para la infección del liquido amniótico.

La rotura espontanea de las membranas ovulares, se produce en más de un 30% de los partos de forma espontánea al final del parto (Fig. 1-66). Por lo tanto la Amniotomía, si no tiene una indicación obstétrica, es una conducta que altera la normal fisiología del parto.

EFECTOS DE LA AMNIOTOMÍA SOBRE LA FCF

El grupo de Caldeyro-Barcia[1-2], en partos monitorizados, fue el primero en observar la FCF en relación con la contractilidad uterina y el estado de las membranas ovulares. Estos investigadores, cuando las membranas estaban íntegras, no encontraron modificaciones de la FCF atribuibles a la contractilidad uterina y, sin embargo, cuando las membranas se rompían, observaron modificaciones inmediatas de la FCF en relación con la contractilidad uterina, de manera que la FCF sufría una caída que coincidía con el pico de la contracción uterina.

Hoy día, existe prácticamente acuerdo general en relación con la incidencia significativamente mayor de Dips I en los partos con membranas rotas, en relación con aquellos partos que conservaron las membranas hasta el final de la dilatación (Fig. 1-67 a Fig. 1-69).

Igualmente esta demostrado que los Dip Variables, aumentan tras las amniotomía (Fig. 1-70).

Schwarcz y cols. y Caldeyro-Barcia y cols.[3-4], encuentran que la rotura de membranas facilita la compresión de la cabeza fetal en la contracción uterina, encontrando que la amniotomía facilita aún más la compresión cefálica cuando la cabeza está encajada en la pelvis (Fig. 1-71).

Otro dato que corrobora el efecto protector de las membranas ovulares sobre la cabeza fetal nos lo muestran Caldeyro-Barcia y cols. y Schwarcz y cols.[3-4]. comunicando que, cuando el parto evoluciona con membranas íntegras hasta el final, no hay diferencias significativas en cuanto a la producción de Dips I, al ir progresando la cabeza fetal, antes y después del encajamiento en la pelvis. Este resultado es opuesto al obtenido por los mismos autores en aquellos partos que evolucionan con rotura de membranas, en los cuales el encajamiento de la cabeza fetal facilita significativamente la producción de Dips I (Fig. 1-72)

Según Schwarcz y cols.[2], cuando las membranas ovulares se encuentran intactas y la cabeza fetal se encuentra totalmente rodeada de líquido amniótico, la presión que recibe la cabeza es la misma en todas sus partes. En esta situación, durante una contracción uterina, no debería haber deformación cefálica, el flujo sanguíneo cerebral no se encontraría interrumpido porque el aumento de la presión cefálica es similar al que ocurre al mismo tiempo en otros fluidos del feto, incluyendo la presión arterial y, en estas condiciones, los Dips I no se producen.

Cuando la zona del ecuador de la cabeza se pone en contacto con la pared uterina, recibe una presión superior a la de las restantes partes del polo cefálico. Ya no hay una libre comunicación entre la cavidad amniótica y las aguas anteriores. La cabeza fetal comienza a deformarse (modelaje cefálico), alargándose en el sentido del eje mento-occipital y acortándose en todas las demás direcciones. Como resultado, los parietales hacen protusión, desalineándose del frontal y occipital. El aumento de presión intracefálica durante las contracciones puede ser mayor que el que ocurre en la cavidad amniótica y en los líquidos fetales, ocasionando una reducción del flujo cerebral. En estas condiciones, la incidencia de Dips I es baja y su amplitud es pequeña.

Después de la rotura de la bolsa de las aguas anteriores, la contrapresión ejercida por dichas aguas anteriores desaparece y la presión sobre el ecuador cefálico durante las contracciones aumenta. La rotura de la bolsa facilita, así, la deformación del polo cefálico, aumentando la desalineación de los parietales.

En estas circunstancias, el aumento de la presión intracraneal durante las contracciones uterinas es mucho mayor que el que ocurre en la cavidad amniótica y en los líquidos fetales y puede causar una significativa reducción del flujo sanguíneo cerebral. La isquemia, la hipoxemia y la hipercapnia resultantes son causa conocida de estimulación directa del centro vagal explicándose, de esta manera, las caídas transitorias de la FCF que aparecen simultáneas con las contracciones uterinas (Dips I).

Otro mecanismo por el que se puede estimular el vago en estas circunstancias es una estimulación de los mecanorreceptores de la cara y cabeza fetal, a causa de la deformación de la cabeza fetal y posterior estimulación en forma refleja del vago, contribuyendo a la producción de Dips I.

Debemos recordar que la mayor incidencia de Dips I en el grupo de membranas rotas, no puede ser explicada por un aumento de la contractilidad uterina, hecho que se ha visto no sucede tras la amniotomía (o por lo menos, en la mayor parte de los casos), como han demostrado diversos investigadores. El hecho de la mayor incidencia de Dips I en los partos con membranas rotas debe ser explicado por otro mecanismo, tal como la desaparición del efecto protector sobre la compresión de la cabeza fetal que ejercen las membranas ovulares intactas con el líquido amniótico en su interior.

Tras la amniotomía, es más probable que la contracción uterina ocluya los vasos umbilicales por compresión contra el feto, según afirman Caldeyro-Barcia y cols.[1]. Esta oclusión umbilical podría ocurrir, particularmente, cuando hay circulares de cordón alrededor del cuello, cuerpo o miembros fetales. En alguno de los casos se registra frecuentemente que, tras la amniotomía, se producen inmediatamente Dips I de gran amplitud (Fig. 1-73). Estos Dips aparecían incluso cuando la cabeza fetal no estaba aún encajada en la pelvis, por lo cual, la posibilidad de que su mecanismo de producción fuese la compresión cefálica con deformación causada por la contracción uterina, es pequeña.

El mecanismo de oclusión de los vasos umbilicales tras la amniotomía es explicado por Caldeyro-Barcia y cols. La rotura de las membranas produce pérdida de líquido amniótico contenido en la parte inferior del saco amniótico (alrededor de la cabeza y cuello fetal). Estas pérdidas se detienen cuando el cérvix y el segmento uterino inferior se ajustan estrechamente alrededor de la cabeza fetal y, a veces, también sobre el cuello y hombros fetales.

Si una parte del cordón está alrededor del cuello, puede ser comprimida entre la pared uterina y el cuerpo fetal cada vez que el miometrio se contrae. Cuando la longitud total del cordón umbilical está rodeada por líquido amniótico, los vasos umbilicales no se ocluirán durante la contracción uterina. En esta situación hidrostática, el aumento de presión del líquido amniótico (que tendería a ocluir los vasos umbilicales) será compensada por un aumento similar en la presión sanguínea fetal en el interior de los vasos umbilicales. Cuando el cordón umbilical es aprisionado directamente entre el útero contraído y el feto, o entre dos partes fetales, la presión sobre el cordón durante la contracción uterina puede ser más grande que el aumento de la presión intravascular y los vasos umbilicales pueden ser ocluidos.

Gabbe y cols.[1], en experimentos realizados en monos rhesus, señalan una estrecha relación entre la compresión del cordón umbilical por presión externa y el descenso del volumen de líquido amniótico, manifestada por la presencia de desaceleraciones variables de la FCF, alteración que desaparecería cuando se restauraba el volumen normal de líquido amniótico por infusión de solución salina normal.

La total oclusión de los vasos umbilicales realizada experimentalmente en cabras produce una rápida caída de la PO_2 fetal, que es detectable 15 segundos después de la oclusión y a los 60 segundos alcanza valores muy bajos, produciendo hipoxia fetal y acidosis metabólica. El aumento de la PCO_2 comienza más tardíamente, es más lento y menos marcado que la caída de pO_2.

En el parto humano, la oclusión umbilical causada por cada contracción uterina es, generalmente, transitoria, y es seguida por una recuperación de la circulación umbilical hasta la próxima contracción. Si la duración de la oclusión es menor de 30 segundos, en el intervalo entre las dos contracciones, la PO_2 y la PCO_2 recuperan los valores iniciales y la acidosis metabólica no se desarrolla. No hay peligro de acidosis fetal e hipoxia. Si la duración de la oclusión es mayor de 60 segundos, se produce hipoxia fetal y se desarrolla acidosis.

El posible peligro de causar hipoxia fetal y acidosis por oclusión del cordón umbilical debe ser tenido en cuenta antes de decidirse a realizar la amniotomía.

Tras la rotura de las membranas también se han detectado otras alteraciones de la FCF, tales como taquicardia, desaceleraciones tardías, cambios en la línea basal y pérdida de la variabilidad latido a latido.

BIBLIOGRAFÍA SELECCIONADA

1. Caldeyro-Barcia R y cols. Adverse perinatal effects on early amniotomy during labor. En: Modern Perinatal Medicine, 1974.
2. Schwarcz R y cols. La rotura precoz y tardía de las membranas ovulares y sus efectos sobre el parto y el neonato. CLAP, Publicación Científica nº 595, 1975.
3. Gallo M. Rotura Intraparto de las Membranas Ovulares. Resultados Perinatales. CLAP, Publicación Científica nº 841, 1979.
4. Gallo M. Efectos Perinatales de la Amniotomía Precoz Intraparto. Clin Invest Ginec Obstet 1980; 7:193-207.

Datos para recordar

* Las membranas ovulares protegen la cabeza fetal en el parto.
* Mayor incidencia de Dips tipo I de la FCF (compresión de cabeza fetal).
* Mayor incidencia de Dips tipo Variables de la FCF (compresión del cordón umbilical).
* Conducta: Tranquilidad (si no se repiten).
* Estado Fetal: Bienestar fetal asegurado.

Mis apuntes

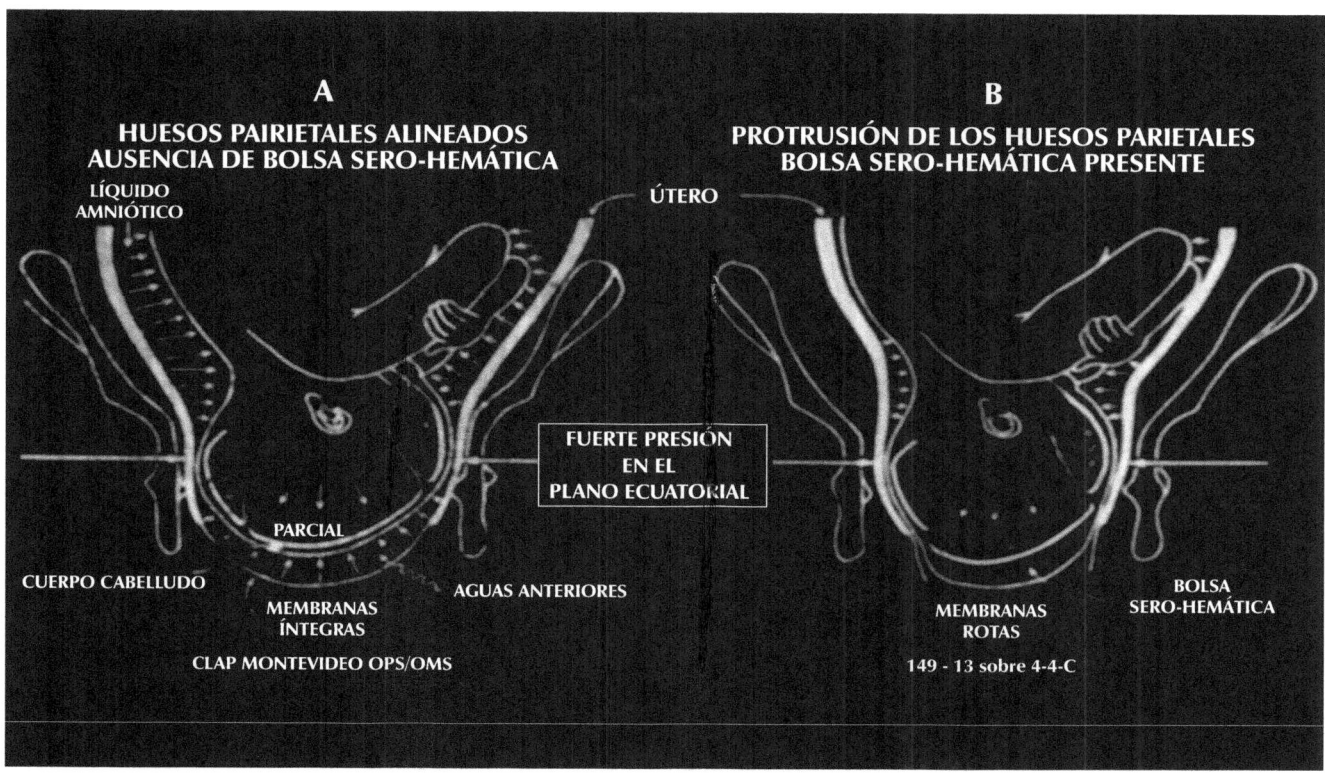

Fig. 1-65. Diferencia entre las membranas rotas e integras sobre la cabeza fetal en el parto. La cabeza fetal esta protegida por las membranas ovulares (Schwarcz y cols.).

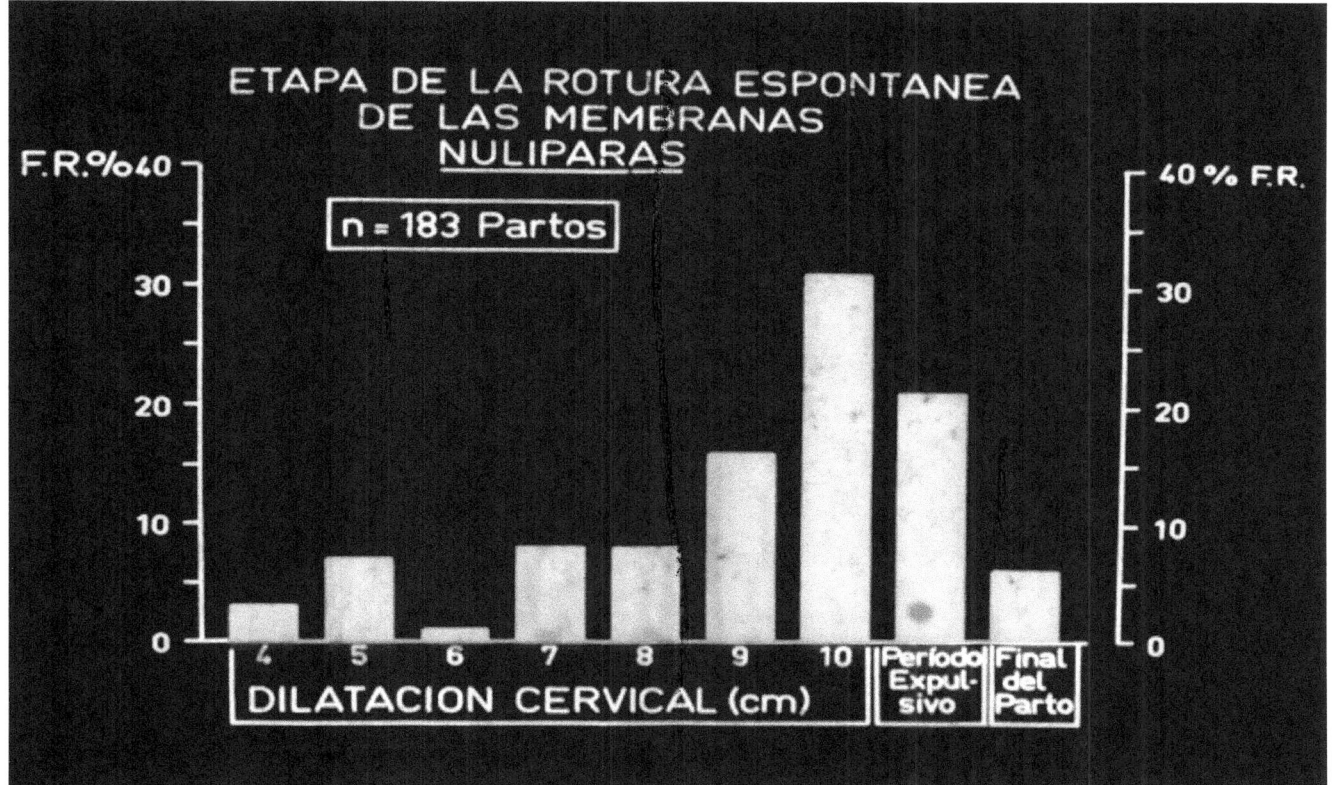

Fig. 1-66. Etapa del parto cuando ocurre la rotura espontánea de las membranas ovulares (Schwarcz y cols.).

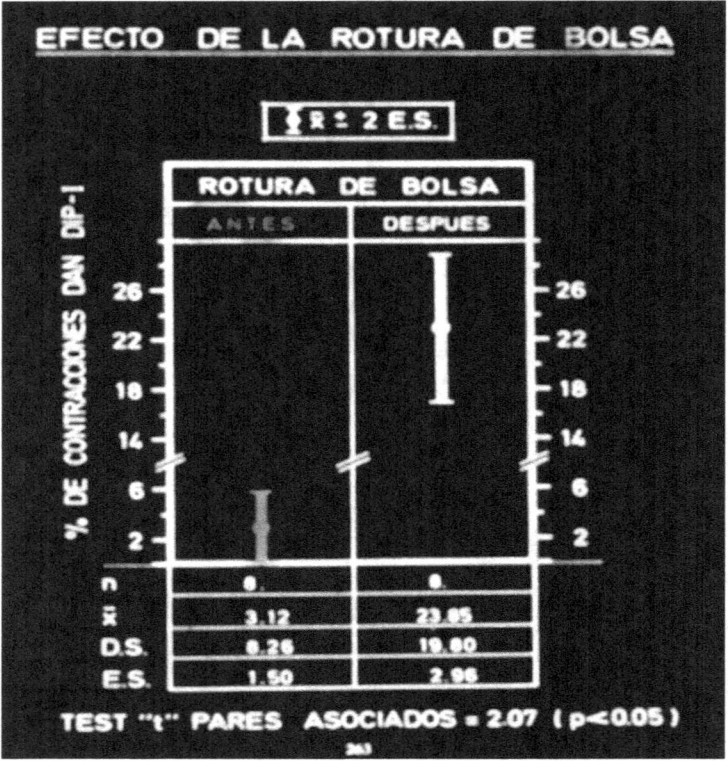

Fig. 1-67. Los Dips I aumentan significativamente cuando las membranas están rotas (21%) en relación al grupo con membranas íntegras (3%). (Schwarcz y cols).

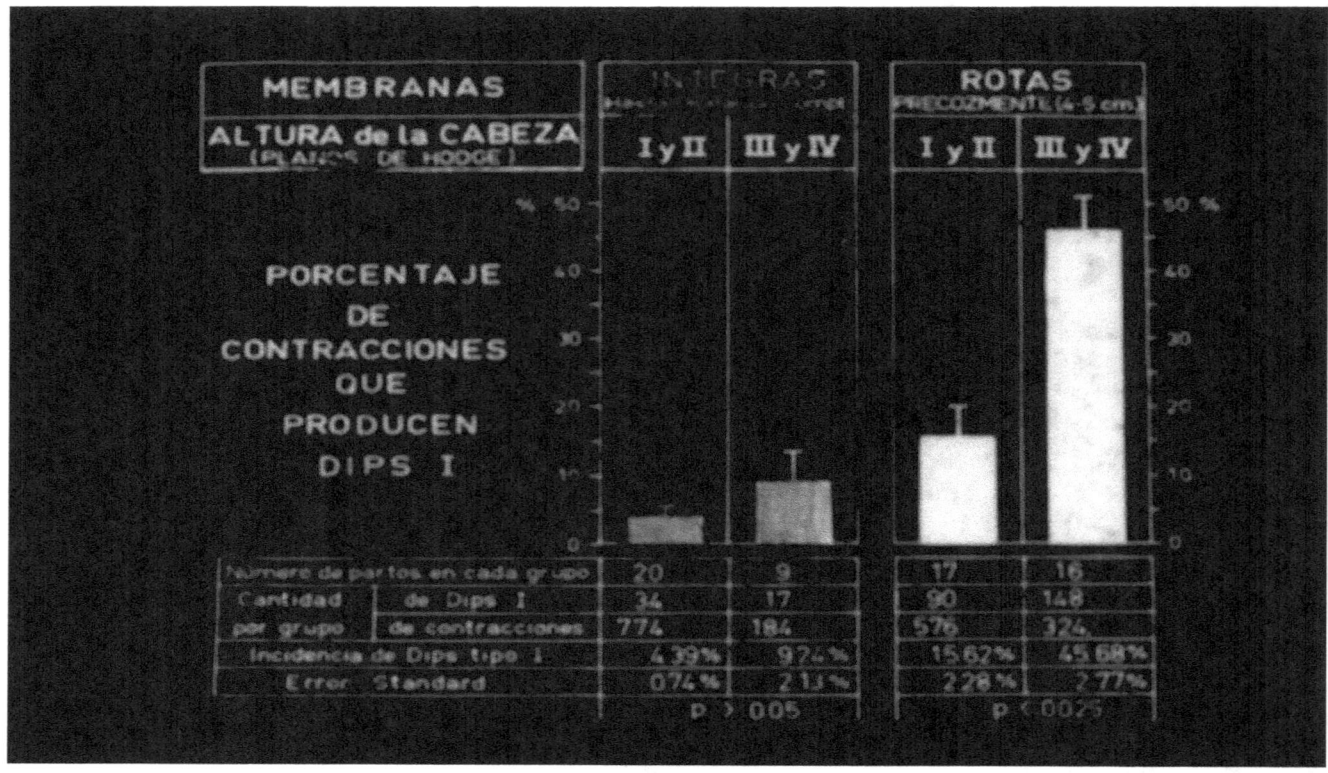

Fig. 1-68. Los Dips I aumentan significativamente cuando las membranas están rotas en relación al grupo con membranas íntegras, independientemente de la altura de la cabeza fetal (Schwarcz y cols).

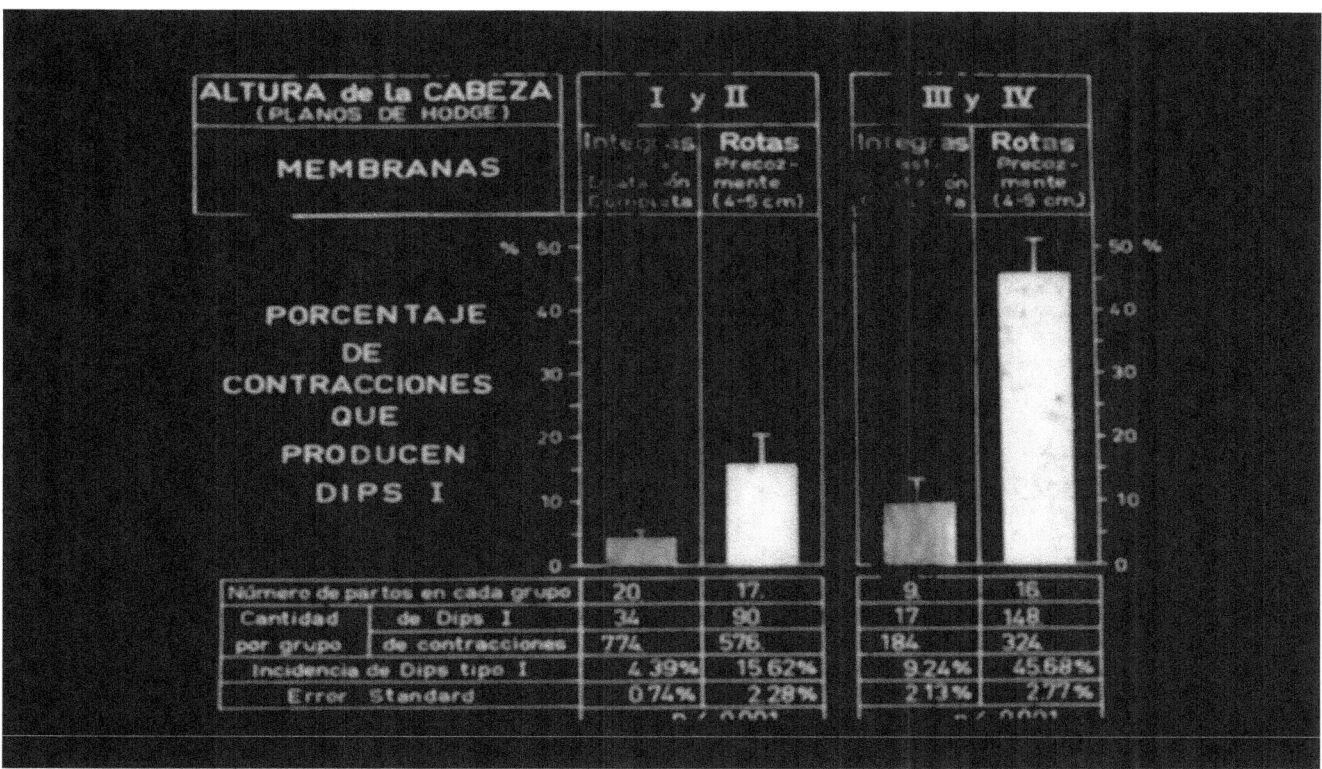

Fig. 1-69. Los Dips I aumentan significativamente cuando las membranas están rotas en relación al grupo con membranas íntegras, independientemente en relación con la altura de la cabeza fetal (Schwarcz y cols).

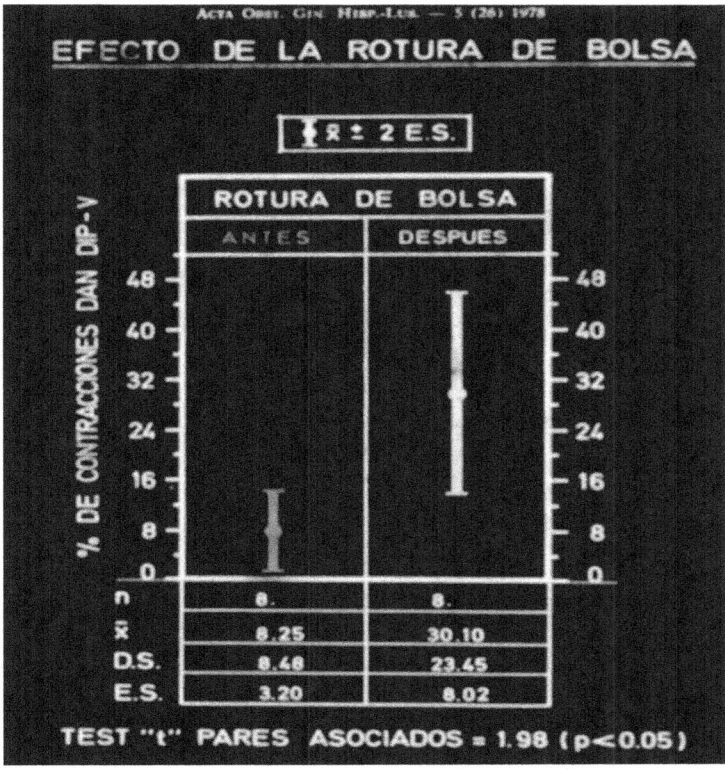

Fig. 1-70. Los Dips Variables aumentan significativamente cuando las membranas están rotas (31%) en relación al grupo con membranas íntegras (8%). (Schwarcz y cols).

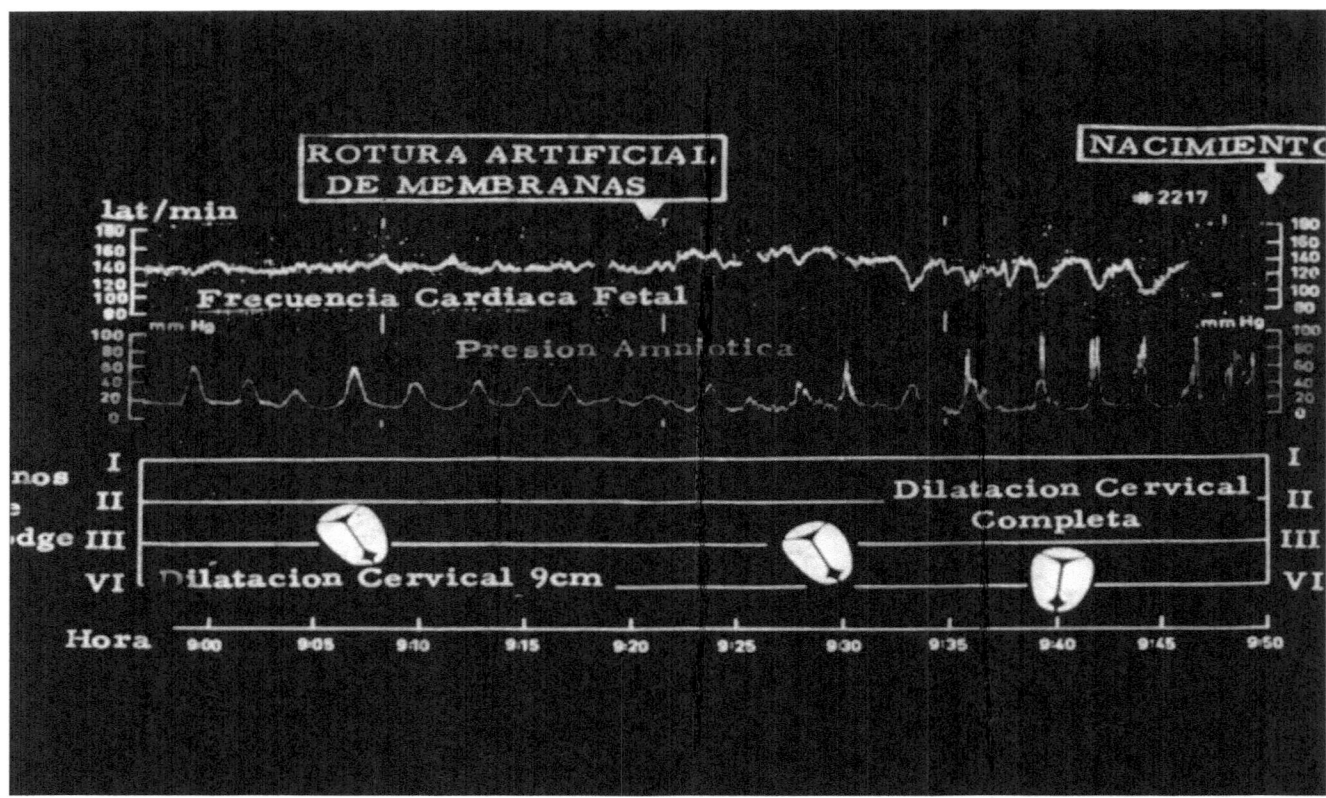

Fig. 1-71. Tras la RAM, cada contracción uterina produce un Dip I umbilical de la frecuencia cardíaca fetal (Caldeyro-Barcia y cols).

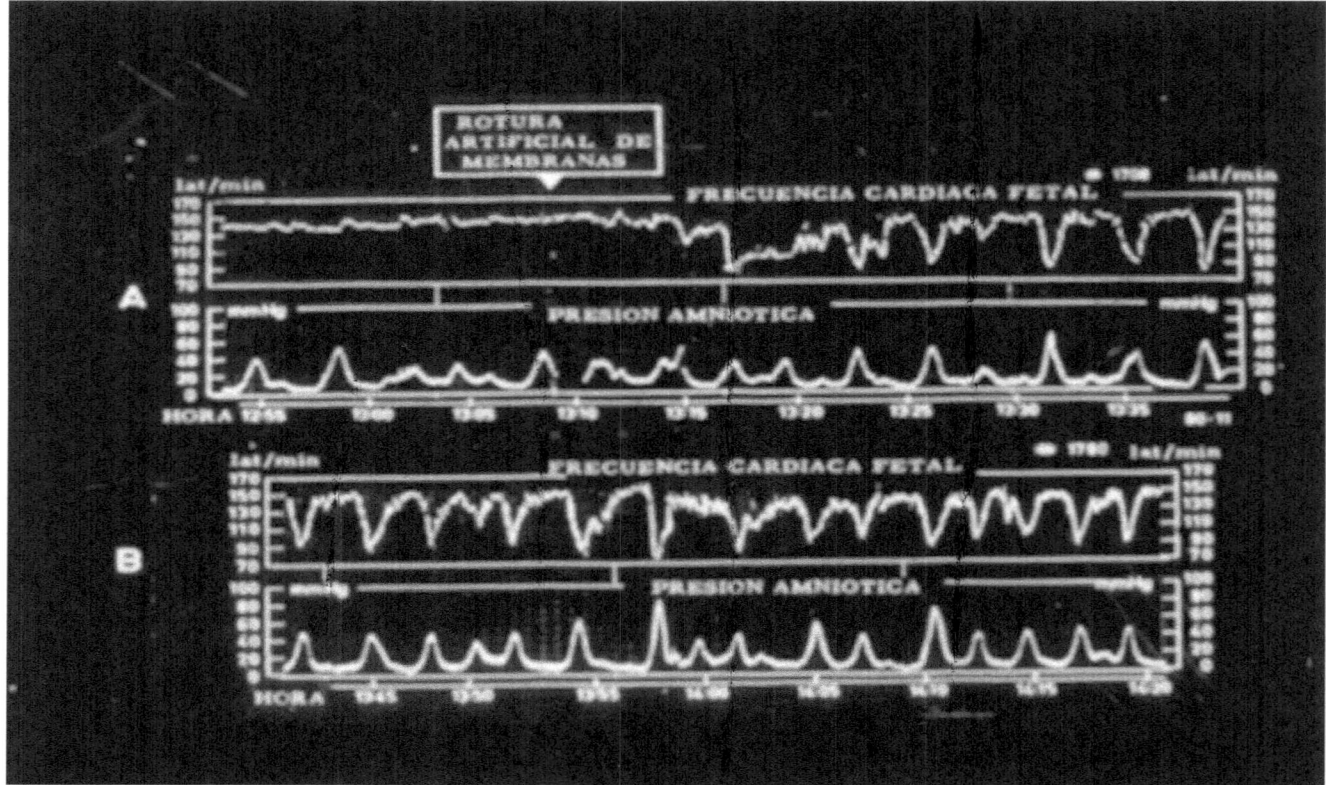

Fig. 1-72. Tras la rotura artificial de las membranas ovulares, se produce una deceleración variable con cada contracción uterina.

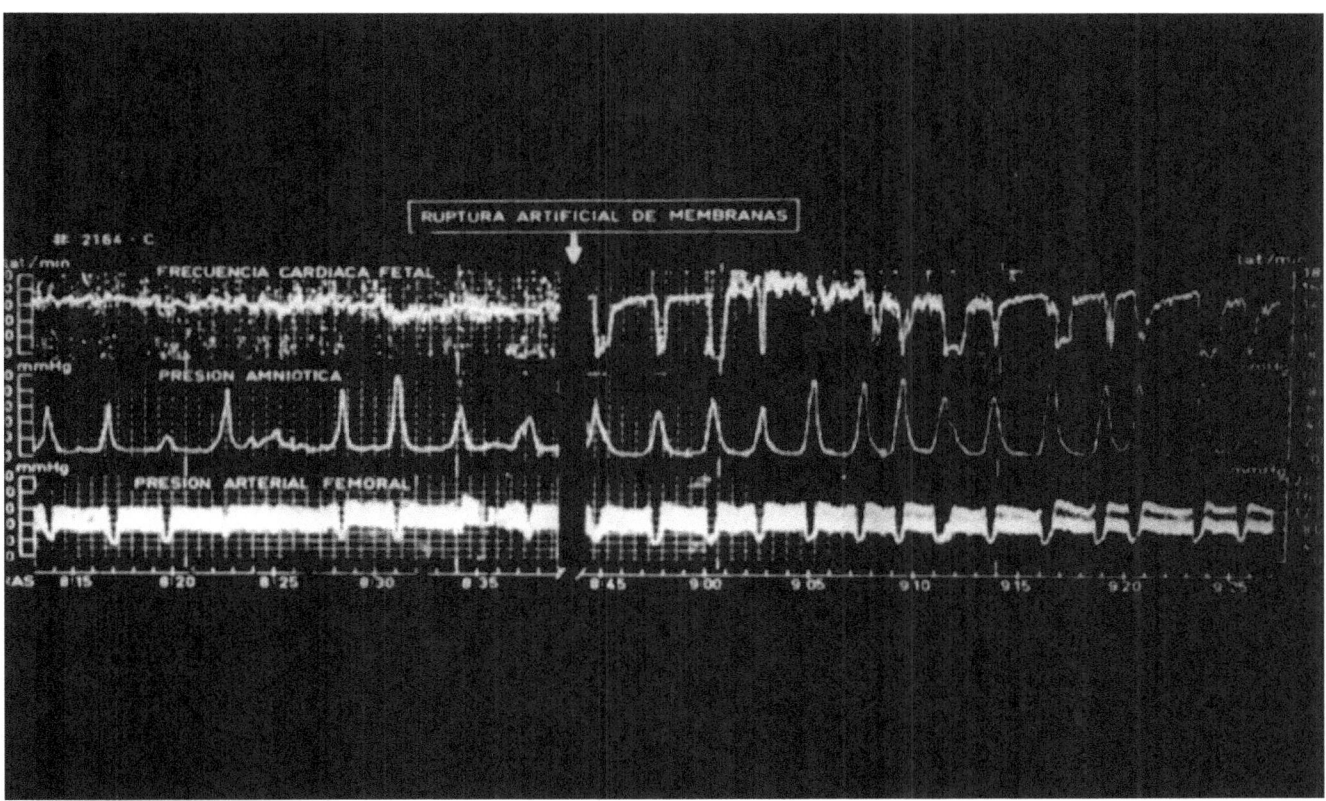

Fig. 1-73. Tras la rotura artificial de las membranas ovulares, se produce una deceleración variable con cada contracción uterina.

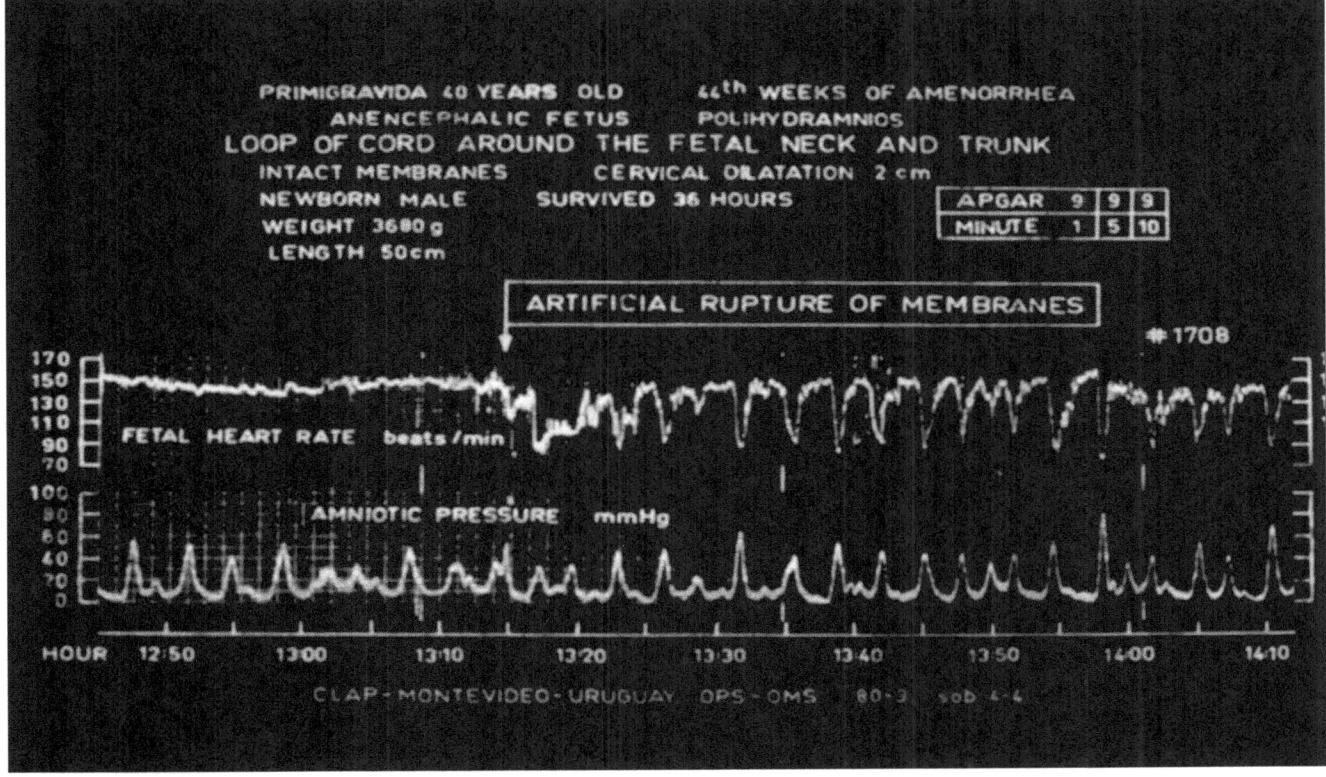

Fig. 1-74. Tras la rotura artificial de las membranas ovulares, se produce una deceleración variable con cada contracción uterina.

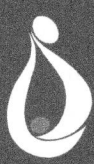

Proyecto Docente "Ágora Médica" (www.agoramedica.com)
Campus online de Medicina Materno-Fetal «Caldeyro Barcia»
Diplomado en «Fundamentos, Indicaciones y Técnicas de Monitorización Biofísica Fetal en Embarazo y Parto»
Modulo VIII. Factores que influyen en la Monitorización Fetal
Unidad 1.6. Movimientos Fetales

1.6.

Movimientos Fetales

Pedro Beltrán
José Luis Gallo
Manuel Gallo

ÍNDICE

* Introducción
* MF disminuidos
* Fuentes de estímulo de MF
* Embarazo con MF disminuidos
* Sociedades científicas
* Bibliografía recomendada

* MF normales
* Factores que afectan a los MF
* Monitorización de los MF
* Inconvenientes del recuento de MF
* Conclusiones

INTRODUCCIÓN

Los movimientos fetales percibidos por la gestante han sido considerados como un indicador de bienestar fetal[1-3]. Aunque algunos autores han reportado que la confiabilidad del registro hecho por la madre es baja[4,5], otros investigadores usando dispositivos electromecánicos, ultrasonido, tococardiografía y monitoreo no estresante de la frecuencia cardiaca fetal (NST), hallaron una correlación que varió de 82 a 95% comparados con la percepción materna durante el tercer trimestre del embarazo[6-9].

La primera publicación sobre movimientos fetales fue hecha por Erbkam en 1837, pero no fue sino hasta principios de la década de 1970 que fue posible observar al feto en el ambiente intrauterino con la introducción de la sonografía bidimensional. Hace más de cien años ya se indicaba inducir el parto si disminuía la actividad fetal. Sin embargo, los intentos de sistematizar los MF se inician hace sólo 15-20 años.

La percepción de los movimientos fetales suele iniciarse en el segundo trimestre del embarazo, el momento adecuado para comenzar con el recuento es entre las 26 y 32 semanas y ocurre antes en las mujeres multíparas que en las nulíparas. El período de mayor motilidad fetal es entre las 28 y 34 semanas de embarazo, para posteriormente disminuir hacia el término[10,11].

Se sabe que uno de los mecanismos compensadores que pone en marcha el feto en situación de hipoxia es la disminución de la actividad corporal, lo que permitirá realizar un ahorro de energía. Este hecho ha llegado a considerar la utilidad del recuento de los MF para el despistaje de asfixia fetal[12,13].

La disminución o cese de movimientos fetales se ha relacionado a un aumento del riesgo de morbilidad y mortalidad perinatal y a malos resultados neonatales, específicamente se ha relacionado a insuficiencia placentaria, nacimiento pretérmino, peso bajo al nacer, problemas respiratorios e hipoglicemia neonatal. Sin embargo no se ha demostrado que la disminución de movimientos fetales se relacione con sufrimiento fetal, calificación Apgar baja ni con óbito.

Existe controversia acerca de los métodos de valoración y manejo de embarazos que presentan disminución de movimientos fetales, sin embargo, es el único método de vigilancia antenatal recomendado para toda mujer embarazada, con o sin factores de riesgo.

MOVIMIENTOS FETALES NORMALES

La percepción de los movimientos fetales se inicia alrededor de las 18 semanas de gestación, aumentando semana a semana hasta llegar a su máximo en la semana 29. Entre las 20 y 30 semanas de gestación los fetos empiezan a tener períodos de sueño y vigilia y sus movimientos se vuelven organizados. La actividad somática fetal se mantiene a lo largo del parto y su presencia resulta un buen indicador de bienestar fetal. La disminución gradual de los movimientos fetales en el tercer trimestre puede deberse a la mejor coordinación de movimientos y a la disminución de líquido amniótico aunado al aumento del tamaño fetal.

La presencia de movimientos fetales es una señal indirecta de integridad y funcionamiento del sistema nervioso central[1], ya que la existencia de un movimiento exige

a) un sistema nervioso central, dotado de diversas estructuras funcionales, que elabora y envía una orden;
b) un sistema nervioso periférico que transmite la señal;
c) unos mediadores químicos, y
d) un órgano ejecutor, el músculo, capaz de realizar la acción.

El feto se encuentra activo entre el 9 y el 18% del tiempo hacia el final del embarazo. Asimismo se ha reportado la presencia de un patrón de ritmo circadiano de movimientos fetales, siendo estos más presentes durante la noche, entre las 21:00 y 01:00 horas.

Los movimientos fetales pueden observarse a través del ultrasonido desde las 7 u 8 semanas de gestación y puede seguirse su evolución a lo largo del embarazo. La cantidad de movimientos fetales normales varían en un amplio rango, desde 4 hasta 100 por hora, y aún no se ha consensuado la cantidad de movimientos fetales considerados como normales, ya que existe una considerable fluctuación intra e interfetal.

Los movimientos fetales pueden clasificarse como movimientos generales del cuerpo, movimientos aislados de las extremidades, movimientos respiratorios y movimientos de hipo. Se ha observado que conforme avanza el embarazo, la proporción de patadas disminuye, mientras que los movimientos pequeños de «retorcerse» aumentan. Los movimientos vigorosos y sostenidos son el resultado de movimientos combinados de las extremidades inferiores y movimientos del tronco.

Los movimientos respiratorios se observan en forma periódica en fetos sanos, por lo tanto se ha sugerido que los movimientos torácicos del feto son un signo de bienestar fetal. Los movimientos generales incluyen más frecuentemente al tronco, extremidades y cabeza del feto, y se presentan en una secuencia variable con una intensidad fluctuante durante todo el movimiento.

Podemos reconocer patrones específicos de movimientos a lo largo de la gestación que muestran claras tendencias relacionadas con el desarrollo neurológico. Los distintos patrones de actividad reflejan diferentes estadios de maduración del sistema nervioso central y permiten evaluar de forma indirecta su integridad[12-14].

En las últimas semanas de gestación, el feto va a desarrollar unos estados de conducta bien definidos[11], con las siguientes denominaciones y características:

- 1F: Ausencia de movimientos corporales y oculares (similar al sueño noREM).
- 2F: Movimientos corporales y oculares periódicos (similar al sueño REM).
- 3F: Movimientos oculares pero no corporales (similar a vigilancia tranquila).
- 4F: Movimientos oculares y actividad fetal continua (similar vigilancia activa).

Estos estados poseen su propio patrón de FCF denominados A, B, C y D respectivamente. El feto pasa el 80-90 % del tiempo en el estado 1F o 2F. Este último es una situación que podríamos catalogar como tranquilizadora, ya que presenta actividad fetal y un patrón B reactivo. En cambio, el estado 1F es a menudo motivo de confusión e intranquilidad, pues el feto no se mueve y puede presentar un patrón de frecuencia cardiaca A con variabilidad disminuida, y sin embargo, se trataría sólo de un estado fisiológico donde los movimientos corporales pueden estar ausentes durante largos periodos de tiempo (hasta una hora). Vemos pues, como la edad gestacional es una referencia fundamental a tener siempre presente en la valoración del movimiento fetal, ya que lo que es patológico y motivo de alarma en el segundo trimestre puede ser un hecho normal cerca del término[12].

En efecto, son muchos los autores que encuentran una buena asociación entre la reducción de los movimientos con la asfixia fetal y resultados perinatales adversos. Se ha comprobado en casos de muerte intrauterina la reducción y el cese de la actividad motriz del feto en las 12-24 horas previas. También se ha observado su relación con pruebas de oxitocina patológicas[13].

El recuento de movimientos se muestra pues como un procedimiento útil en la detección de la asfixia fetal, pero no parece serlo como detector precoz del compromiso fetal. La opinión de que un descenso cuantitativo de los movimientos fetales es un signo tardío de deterioro, y muy probablemente posterior a las alteraciones de la FCF (fundamentalmente disminución de la variabilidad), está muy extendida.

Es probable que en situaciones de hipoxia crónica se produzca en primer lugar una alteración cualitativa de los movimientos, previa a la reducción de su número. Se ha observado un incremento en el porcentaje de movimientos débiles junto a un descenso de los movimientos potentes y los de «revolcarse», a veces semanas antes de la reducción global de su número[14].

Todas estas modificaciones sí se consideran más precoces y en muchos casos anteriores a las alteraciones de la FCF. No obstante, es evidente que la detección materna de estos cambios de calidad requiere un grado de experiencia, conocimiento y concentración al alcance de muy pocas gestantes[15,16].

En cuanto a las características de este método, es reseñable su alta sensibilidad y el escaso porcentaje de falsos negativos. No ocurre lo mismo para los falsos positivos, que pueden alcanzar cifras intolerables. Es pues de gran importancia el informar de forma correcta a la madre, que conozca los estados conductuales y lo que se debe esperar que realice el feto en cada edad gestacional. Con ello evitaremos la interpretación errónea de largos periodos de inactividad fetal cerca del término, disminuyendo el número de falsos positivos, y además, recibiremos una valiosa información acerca de los cambios cualitativos y cuantitativos percibidos por la madre.

Es necesario saber que los índices de falsos positivos pueden ascender a un 70-80%. Sin embargo, el número de pacientes que refieren un registro de movimientos anormal es bajo, por lo que resulta clínicamente viable el utilizar en estos casos otros métodos diagnósticos para confirmar el estado fetal. La decisión obstétrica no debe basarse nunca únicamente en los patrones de actividad fetal[17,18].

MOVIMIENTOS FETALES DISMINUIDOS

Aunque no hay acuerdo consensuado en cuanto al número de movimientos percibidos, se podría aceptar que si se perciben menos de 3 movimientos fetales en 2 horas consecutivas, debería realizarse un Test No estresante o un Perfil Biofísico. No se ha demostrado que reduzca la mortalidad perinatal ni añade beneficio al programa de vigilancia fetal anteparto, al contrario aumenta la necesidad de otros recursos diagnósticos, ingresos hospitalarios y partos electivos.

La disminución de los movimientos fetales puede presentarse en fetos sanos. Se estima que entre el 4 y el 15% de las mujeres embarazadas reportarán a su médico hipomotilidad fetal durante el tercer trimestre. Algunas causas que no necesariamente significan compromiso fetal incluyen períodos fetales de relajación, efecto de medicamentos como corticoesteroides y sedantes, tabaquismo y ejercicio materno. Algunos reportes de disminución de movimientos fetales pueden explicarse simplemente por una percepción disminuida de dichos movimientos, más que una reducción real de ellos[19,20].

La disminución real de movimientos fetales puede indicar compromiso fetal y un mal resultado perinatal, alrededor del 50% de las mujeres embarazadas reportan hipomotilidad fetal previo a la muerte del feto. Puede ser que exista una ventana de tiempo suficiente entre el momento que la mujer detecta la disminución de movimientos fetales y la muerte fetal, ya que el feto responde a la hipoxia crónica mediante mecanismos de ahorro de energía, por lo que se cree que la disminución de los movimientos fetales es un mecanismo de adaptación para disminuir el consumo de oxígeno. Sin embargo, en las etapas más severas de insuficiencia placentaria, la disminución de los movimientos fetales es un signo inminente de daño fetal.

La dificultad para determinar lo que constituye una disminución importante de los movimientos fetales se debe en gran parte al amplio rango de variación de movimientos fetales considerados como normales. A la fecha no existe un acuerdo general de lo que constituye hipomotilidad fetal[21-23].

Por otro lado, el número de movimientos fetales por hora varía ampliamente entre las diferentes gestantes a través de cada semana de edad gestacional. La frecuencia más baja registrada es de 4 mov/h, la cual se observa en las semanas 28, 30 y 40; así mismo la frecuencia más alta registrada es de 98 mov/h en la semana 35. Sin embargo, en la mayor parte de las gestantes la actividad fetal exhibe un patrón individual que se mantiene más o menos constante a lo largo del tercer trimestre.

De los resultados antes mencionados se calcula la media semanal para el tercer trimestre encontrándose un valor de 39,5 ± 10,5 mov/h, el límite superior de la frecuencias P95, se incrementa de 58 mov/h en la semana 28 a 68 mov/h en la 35; la actividad luego decrece a 42 mov/h en la semana 41. El límite más bajo de la frecuencia de los movimientos fetales P5 muestra pequeñas variaciones entre 8 y 14 mov/h, entre la 28 y 41 semanas de gestación. (Tabla 1-6).

Se ha reportado que la frecuencia de los movimientos fetales varía con el avance de la gestación. Sadovsky y col., utilizando un dispositivo piezoelectrónico en 120 gestantes normales, encontraron que los movimientos fetales eran mejor percibidos por las pacientes a partir de la semana 23 a 24 de edad gestacional; así mismo, observaron un incremento en su frecuencia hasta alcanzar un máximo alrededor de las 36 a 37 semanas. Otros autores reportan esta máxima actividad entre las semanas 31 y 36[7].

Cada uno de los autores antes mencionados observan que después de darse este máximo de actividad fetal, se evidencia una disminución gradual de la frecuencia de los movimientos fetales hasta el término de la gestación.

El determinar un rango de normalidad de la frecuencia de los movimientos fetales ha sido objeto de muchas investigaciones; sin embargo, esto ha tenido dificultades debido a que se han utilizado diferentes técnicas de registro[10]. Apoyados en las observaciones de Birkenfeld y Col., quienes informaron la existencia de un ciclo horario de la actividad fetal, con una fase de reposo de 20 a 23 minutos y otra de actividad de aproximadamente de 40 minutos, Rayburn[30] y otros autores[12-14], concluyeron que resultan poco fiables los registros de menos de una hora de duración y redundantes aquellos de más de una. Posteriormente, estos mismos autores reportan que la frecuencia de movimientos fetales percibidos por la madre en el tercer trimestre del embarazo normal varia de 30 a 52 movimientos por hora, con grandes variaciones individuales[8].

El amplio rango de variación individual de la frecuencia de los movimientos fetales indica que no existe un número absoluto o rango aplicable a todo el tercer trimestre del embarazo[10]. Para propósitos clínicos, resulta conveniente la distribución en percentiles de los registros de los movimientos fetales según edad gestacional y buscar un límite inferior de la actividad fetal normal. Así como observar que el feto no altere su patrón de actividad (especialmente si los movimientos disminuyen drásticamente o cesan) a través de la gestación[9,10].

FACTORES QUE AFECTAN LA PERCEPCIÓN MATERNA DE LOS MOVIMIENTOS FETALES

Se ha demostrado que la mujer embarazada percibe menos movimientos que los detectados mediante

Tabla 1-6. Percentiles de frecuencia de movimientos fetales según edad gestacional en gestantes normales

Edad Gestacional (Semanas)	N.º de movimientos Fetales/Hora		
	Percentil 5"	Percentil 50"	Percentil 95"
28"	10	38	58
29"	12	41	61
30"	12	39	60
31"	14	42	62
32"	12	44	62
33"	13	45	64
34"	12	45	65
35"	14	46	68
36"	12	42	66
37"	12	40	60
38"	11	36	57
39"	10	34	53
40"	8	34	50
41"	8	27	42

ultrasonido. Hasta el 87% de los movimientos fetales son percibidos simultáneamente por la madre y el ultrasonido. La mayoría de las mujeres perciben los movimientos fetales al recostarse, un poco menos al estar sentadas y muy poco mientras están de pie, por lo tanto, parece lógico que el conteo de movimientos fetales se realice recostada durante la noche.

Paridad: La primigrávida los percibe por primera vez entre las 18 y las 20 semanas y la multípara entre las 16 y las 18 semanas[3], sin embargo no está claro si la paridad influye en la percepción materna de los movimientos fetales al avanzar el embarazo.

Edad Gestacional: Las mujeres son más conscientes de los movimientos fetales conforme avanza el embarazo. Se observa un incremento en frecuencia, de un valor medio de 38 movimientos por hora (mov/h) en la semana 28, a un valor medio máximo de 47 mov/h en la semana 35. La actividad luego decrece a un valor medio de 27 mov/h en la semana 41.

La introducción de los ultrasonidos ha supuesto una revolución en este campo, por ser el único método capaz de permitir la visión embrionaria y el estudio de su biocinética. Desde la 7ª semana de embarazo, pueden demostrarse movimientos en las extremidades fetales, simples y esporádicos, de tipo espástico. Goto[9] ha clasificado los movimientos fetales como de temblor a la 8ª semana, pequeños estremecimientos en la 9ª semana, estremecimientos intensos y saltos a partir de la 10ª. Al evolucionar la integración neurológica, los movimientos se hacen más complejos, regulares y sostenidos. Alrededor de la 12-16ª semanas se inician desplazamientos combinados de extremidades torso y cabeza. Antes de la 20ª semana, la conducta motora fetal incluye movimientos básicos similares a los de los lactantes pretérminos y a término. Posteriormente, los movimientos se vuelven más frecuentes, fuertes y fáciles de identificar. La madre puede percibir los MF a partir de la 16ª a 20ª semanas, percibe la máxima actividad fetal entre la 28ª y 34ª semanas, produciéndose posteriormente un descenso gradual hasta el término, que podría estar en relación con el aumento del volumen fetal, la disminución del líquido amniótico o con la maduración neurológica fetal, a la que se asocia una prolongación de las fases de sueño fisiológico.

Ritmo Horario: La función y actividad del sistema nervioso del feto es cíclica, incluyendo tanto a los movimientos corporales como a otras actividades biofísicas. Los momentos de máxima cinética se dan entre las 21 p.m. y la 1 a.m.

En relación con el estado conductual fetal, se sabe que durante los períodos de sueño tranquilo no hay, o disminuyen, los MF. En los períodos activos, de movimientos oculares rápidos, el feto presenta la máxima actividad. La actividad cinética del feto posee un ritmo breve, 30 a 40 minutos, además del ritmo diurno, más largo. Es poco probable que los períodos de inactividad que duren más de 90 minutos se puedan explicar porque el feto se encuentre en un período de sueño fisiológico. Los ciclos de sueño fetal y materno son independientes entre sí.

Sobrepeso y obesidad: Los reportes de hipomotilidad fetal son más frecuentes en mujeres que sobrepasan los 80 kg de peso. La relación entre obesidad e hipomotilidad fetal puede explicarse debido al aumento de riesgo de complicaciones del embarazo asociadas a la obesidad. Asimismo se ha observado que las pacientes obesas tienen una percepción disminuida de los movimientos fetales más que una disminución real de estos.

Localización placentaria: Fisher reportó en 1999 menor percepción de movimientos fetales en los embarazos con una placenta anterior que en aquellos en los que la localización de la placenta es posterior o cualquier otra localización, sin embargo existen otros trabajos donde no se ha demostrado que la percepción de movimientos fetales se vea afectada por la localización de la placenta. Se requiere mayor investigación en esta área.

Volumen de líquido amniótico: No se ha comparado la sensibilidad de la percepción materna de movimientos fetales mediante métodos objetivos de detección de movimientos correlacionado con el volumen de líquido amniótico. Se ha observado una mayor probabilidad de oligohidramnios en las pacientes que presentan disminución de los movimientos fetales.

Duración de los movimientos fetales: Los movimientos fetales que duran menos de 1 segundo son menos percibidos que aquellos que duran 1 a 3 segundos. Asimismo, los movimientos que más se perciben son los que tienen una duración mayor a 3 segundos.

Factores psicológicos: Se ha sugerido que mujeres que permanecen ocupadas pueden no percibir los movimientos fetales. Se ha establecido que los movimientos fetales son mejor percibidos cuando la paciente está concentrada en los movimientos fetales en un ambiente tranquilo.

Posición materna: Se perciben mayor cantidad de movimientos fetales en la posición de decúbito dorsal, comparada con la bipedestación. No está claro si la posición de decúbito dorsal aumenta la cantidad de movimientos fetales o solo mejora su percepción.

Medicamentos y drogas: Sustancias sedantes como el alcohol, barbitúricos, narcóticos y benzodiacepinas cruzan la placenta y pueden reducir la duración y cantidad de los movimientos fetales en forma temporal. La administración de corticoesteroides, ya sea betametasona o dexametasona, como inductores de madurez pulmonar fetal, se ha asociado con disminución de movimientos fetales y con disminución de la variabilidad de la frecuencia cardiaca fetal detectada por cardiotocografía hasta 2 días después de su administración. Sin embargo, a dosis terapéuticas, son muchos los fármacos que, actuando sobre el S.N.C., no tienen efecto sobre actividad fetal.

El tabaco: Disminuye la actividad fetal, que puede ser secundaria al incremento de los niveles de carboxihemoglobina materna, a un efecto directo de la nicotina sobre el S.N.C. del feto o a la acción vasoconstrictora de la nicotina sobre el sistema circulatorio fetal.

Glicemia Materna: Se ha señalado un aumento de los MF tras la ingesta de glucosa.

FUENTES DE ESTÍMULO DE LOS MOVIMIENTOS FETALES

- *Estimulación física*. La sacudida vigorosa del abdomen materno estimula la actividad somática fetal, principalmente ante la detección de un test basal no reactivo, aunque no siempre es efectivo.
- *Estimulación con ultrasonidos*. Los ultrasonidos recibidos por el feto durante la realización de una ecografía no provocan una intensificación de su actividad.
- *Estímulo luminoso*. La luz intensa aplicada sobre el abdomen de la madre puede estimular la actividad fetal.
- *Estímulo vibroacústico*. La estimulación vibroacústica fetal condiciona un incremento inmediato y prolongado de la actividad fetal.

MONITOREO DE MOVIMIENTOS FETALES

Hasta la fecha no se ha establecido la cantidad de movimientos ni el intervalo de tiempo óptimo de monitoreo. Algunos datos que apoyan el uso del conteo de movimientos fetales son los siguientes: en embarazos de alto riesgo que se presentan con hipomotilidad fetal se observó aumento de mortalidad fetal, aumento de casos con calificación Apgar <7 a los 5 minutos y mayor cantidad de nacimientos inmediatos por urgencia. También se ha observado una menor mortalidad fetal en embarazos de bajo riesgo en grupos de mujeres que cuentan los movimientos fetales al compararlas con grupos control. Por lo tanto, el conteo de movimientos fetales es útil en embarazos con o sin factores de riesgo perinatales[24].

En el Cuadro 1.6. se pueden observar distintas técnicas utilizadas para la vigilancia de los MF percibidos por la madre. Uno de los métodos más utilizados es el «conteo hasta diez»[16], en el que se le solicita a la gestante que cuente diez MF durante un tiempo específico cada día. Se le aconseja que informe si el feto tarda más de lo usual en lograr los 10 movimientos o si hay menos de 10 movimientos en 12 horas.

Con el fin de utilizar el recuento de los movimientos subjetivamente percibidos por la madre para el seguimiento del bienestar fetal, se han descrito múltiples protocolos de registro de la actividad somática fetal. Uno de los más utilizados en la mayoría de los protocolos es pedir a la gestante que repose y cuente los movimientos del feto en intervalos de 30 a 60 minutos.

En cualquier protocolo es necesario tener en cuenta que el límite establecido como alarmante debe ser lo suficientemente alto para detectar asfixias tempranas, pero lo bastante bajo como para que la tasa de resultados falsamente positivos no desborde las posibilidades asistenciales, al requerir estas pacientes otras pruebas de bienestar fetal complementarias.

Otros criterios comúnmente utilizados en la valoración de movimientos fetales para determinar bienestar fetal son: percepción de al menos 10 movimientos fetales en 12 horas de actividad materna normal, percepción de al menos 10 movimientos fetales en 2 horas cuando la madre está concentrada en los movimientos, y percepción de al menos 4 movimientos en 1 hora cuando la madre está en reposo y concentrada en los movimientos[17-19].

El obstetra debe orientar a la paciente en el sentido de que la percepción de movimientos fetales es un indicador de bienestar fetal y que deben informar si se percibe una disminución significativa y persistente de los movimientos fetales. Asimismo se debe informar a la paciente a no esperar más de 2 horas en caso de que los movimientos fetales estén ausentes por completo.

No existe evidencia que cualquier definición formal sea más efectiva que la percepción subjetiva de la madre de disminución de movimientos fetales, la cual se ha propuesto como la principal definición de hipomotilidad fetal.

Las muertes fetales que son susceptibles de ser disminuidas mediante el conteo formal de movimientos fetales son aquellos casos de compromiso fetal debido a disfunción placentaria crónica, restricción del crecimiento intrauterino y de enfermedades hipertensivas del embarazo, en los cuales se ha demostrado que los movimientos fetales se encuentran disminuidos.

La aplicación de métodos de conteo de movimientos fetales en embarazos de bajo riesgo es atractiva, ya que hasta la mitad de los óbitos ocurren sin una causa identificable, sin embargo hasta el día de hoy no se dispone de evidencia concluyen-

Tabla 1-7.

Investigador	Periodos de Observación	Criterio de Inactividad
Harper(12)	3 de 1 hora	Cese total
Leader(13)	30 min / 4 veces al día	1 día sin movimientos o 2 sucesivos / semana con menos de 10 movimientos / hora
Neldham(14)	1 de 2 horas / 3 veces a la semana	3 movimientos o menos / hora
O´Leary(15)	3 de 30 minutos cada día para cada uno de los tres periodos de 30 minutos	De 0-5 movimientos / 30 minutos
Moore	Durante 2 horas	Registrar el tiempo que requiere percibir 10 movimientos fetales, estando la paciente en reposo y concentrada en los movimientos. El punto de corte para determinar hipomotilidad fetal es de 10 movimientos en 2 horas
Sadovsky	Contar los movimientos fetales por 30 a 60 minutos 3 veces al día.	Si se detectan menos de 3 movimientos en una hora, se debe continuar el conteo por 6 a 12 horas.
Pearson(16)	Registrar 1 vez al día cuantos minutos le lleva sentir 10 movimientos fetales distintos y posteriormente marcar en una gráfica la letra A si le tomó de 0 a 15 minutos, B 16 a 30 minutos, C 31 a 45 minutos, D 46 a 60 minutos ó E si tomó más de 60 minutos.	Si tarda más de 60 minutos (letra E) en percibir los 10 movimientos. La paciente debe estar en decúbito lateral izquierdo y preferentemente realizar el conteo en la noche.

te que demuestre una disminución de óbitos debida a la implementación de métodos de conteo de movimientos fetales[20].

El objetivo del conteo de movimientos fetales es identificar 3 tipos distintos de fetos:

a) feto sano,
b) fetos estructuralmente normales en riesgo, que pueden beneficiarse de una monitorización extensa o de nacimiento inmediato,
c) fetos anómalos.

El feto sano se puede identificar por exclusión. Los fetos que presentan 6 movimientos en 2 horas son casi invariablemente sanos.

El feto estructuralmente normal en riesgo por causas maternas o fetales (ej. RCIU) debe ser evaluado mediante el conteo de movimientos fetales todos los días. Asimismo se deben vigilar a estos fetos mediante cardiotocografía, ultrasonido, perfil biofísico o estudios de flujo Doppler en forma rutinaria.

El 28% de los fetos anómalos presentan disminución de los movimientos fetales, mientras que en los fetos normales solo el 4% presentan hipomotilidad. Por lo tanto, un feto con hipomotilidad en el cual no se ha realizado un ultrasonido anatómico, requiere realizar un ultrasonido en busca de detectar malformaciones fetales antes de considerar otras formas de evaluación del bienestar fetal.

EVALUACIÓN DEL ESTADO FETAL EN EMBARAZOS CON HIPOMOTILIDAD FETAL

Los fetos con estado comprometido reducen sus requerimientos de oxigenación mediante la disminución de su actividad, por lo que la hipomotilidad fetal puede ser una expresión de disfunción placentaria y distress fetal. Las pacientes que reporten menos de 6 movimientos en un lapso de 2 horas deben ser sometidas a estudios de valoración del estado fetal, como son:

Cardiotocografía

La Prueba sin stress (PSS) ó Test basal[19]

Es el estudio de primera línea al reportarse hipomotilidad fetal. No existe un rango de tiempo en el cual deba ser realizado después de reportarse la hipomotilidad fetal, sin embargo, en los estudios donde se demostró una reducción de muertes fetales si la PSS se efectuó entre 1 y 12 h después de establecerse la hipomotilidad fetal. Las aceleraciones de la frecuencia cardiaca fetal (FCF) y los movimientos fetales son funciones sincronizadas y coordinadas. La ausencia de aceleraciones o la aparición de desaceleraciones aunadas a la hipomotilidad fetal pueden indicar el inicio de hipoxia fetal[23].

Desaceleraciones de la FCF que persisten por más de 1 minutos están asociadas con un incremento de riesgo de muerte fetal. La PSS no reactiva se asocia más comúnmente con ciclos de sueño fetal, pero puede ser resultado de depresión del sistema nervioso central de cualquier causa, incluyendo acidosis fetal. Cuando se obtiene una PSS reactiva (normal) y no existen factores de riesgo adicionales, la paciente puede continuar con su monitoreo de movimientos fetales diarios.

En caso de obtener una PSS anormal, se recomienda evaluación adicional mediante una prueba de tolerancia a la oxitocina o perfil biofísico. En caso de identificarse algún factor de riesgo se recomienda evaluación adicional en las siguientes 24 horas, por lo general se recomienda un perfil biofísico.

La prueba de Tolerancia a la Oxitocina (PTO) o Prueba de Pose[20]

Se basa en el registro simultáneo de la FCF y las contracciones uterinas inducidas por la administración de oxitocina. El fundamento de este estudio es el hecho de que la oxigenación fetal se encuentra disminuida durante la contracción y que, por lo tanto, el feto con oxigenación subóptima presentará desaceleraciones tardías por la disminución de la oxigenación durante las contracciones.

Estimulación Fetal Vibroacústica[21]

Los períodos de sueño fetal pueden propiciar falsamente PSS no reactivos, lo que incrementa el riesgo de intervenciones obstétricas innecesarias. La estimulación fetal vibroacústica puede reducir la cantidad de PSS no reactivas. Dicha estimulación ofrece la ventaja de disminuir el tiempo de evaluación en forma segura, reduciendo la cantidad de trazos no reactivos debidos a períodos de sueño fetal. Se ha reportado que hasta el 89% de los fetos incrementaron la cantidad de movimientos en respuesta a la estimulación vibroacústica, y en el 99% de los casos se asoció a trazos reactivos en cardiotocografía.

Perfil biofísico[11]

El perfil biofísico de Manning incluye la valoración de 5 variables como una forma más certera de valorar el estado fetal. Se realizan 4 observaciones mediante ultrasonido (movimientos respiratorios, movimientos fetales, tono fetal, índice de líquido amniótico) y se combina con una PSS. Por cada uno de las variables se asignan 0 ó 2 puntos. Calificaciones de 8 o mayores se consideran compatibles con un adecuado estado fetal.

Velocimetría Doppler

La velocimetría Doppler de la arteria umbilical no ha demostrado beneficio como estudio de tamizaje para detectar compromiso fetal en la población obstétrica general. El ultrasonido Doppler en embarazos de alto riesgo, en especial en casos de hipertensión o de restricción del crecimiento intrauterino, se ha asociado a una reducción en las muertes perinatales. La evaluación de la velocimetría Doppler de la Arteria Umbilical aunada a la cardiotocografía, podría ser de utilidad clínica en la evaluación de la hipomotilidad fetal, especialmente en aquellos casos de riesgo elevado.

INCONVENIENTES DEL RECUENTO MATERNO DE LOS MOVIMIENTOS FETALES

La gestante a la que se le pide que realice un recuento de MF que percibe subjetivamente se siente responsabilizada del control del bienestar de su hijo, y esto, en ocasiones, le puede provocar angustia y estrés. Wenderlein ha señalado que el nivel intelectual y la personalidad juegan un papel muy importante en la percepción materna de los movimientos del feto. Las futuras madres no tienen todas la misma sensibilidad y ésta está directamente relacionada con el psiquismo[24,27,28].

Si se quiere utilizar este procedimiento con éxito, el médico debe ser persuasivo y ayudar a la mujer a comprender como debe ser realizado y su utilidad. La gestante debe saber además que dispone de otros métodos de control de bienestar fetal. La eficacia diagnóstica de este tipo de control va a depender finalmente de la disciplina con que la gestante sigue el recuento[29-31].

Existen diferentes criterios para definir el recuento materno de movimientos fetales. Sin embargo a modo de simplificarlos, uno de los más estudiados consiste en contar los movimientos durante una hora, cuatro o más movimientos son normales, menos de esto requiere realizar un estudio complementario de bienestar fetal. Un segundo método consiste en contar los movimientos fetales hasta que registre 10 movimientos, y determinar el número de horas que le llevo contarlos, en promedio debe tomar 2 a 3 horas, si lleva más de esto debe seguir una evaluación complementaria[32-33].

RECOMENDACIONES DE LAS SOCIEDADES CIENTIFICAS

El esquema que propone la Sociedad de Obstetricia y Ginecologia de Canada (SOGC) en 2007[25] es el anterior (Fig. 1-75).

Muchas sociedades recomiendan el conteo rutinario de movimientos fetales, particularmente en pacientes de riesgo alto. Un método común es recomendar el

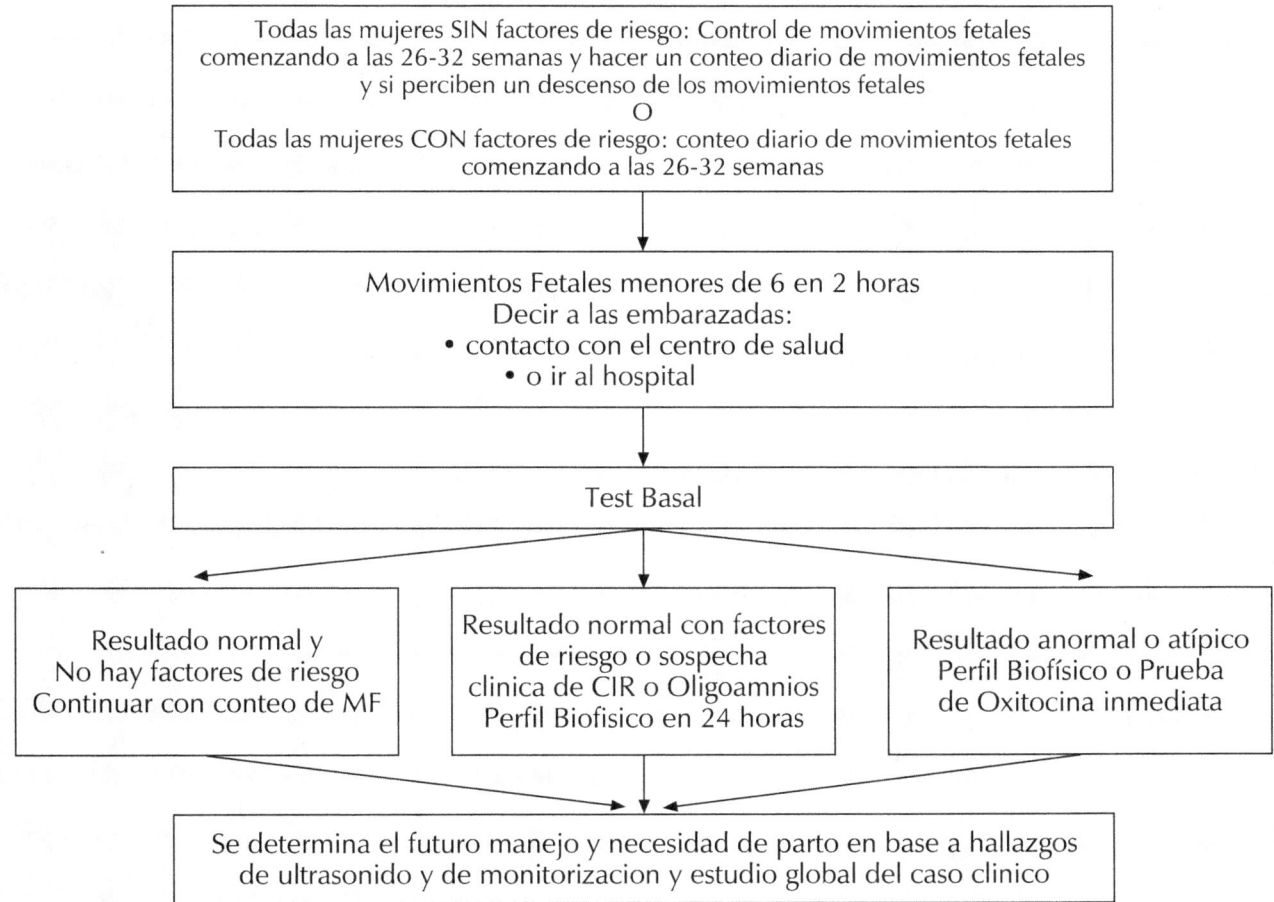

Fig. 1-75. Algoritmo de la SOGC-2007 en relación con los movimientos fetales.

conteo de movimientos durante una hora. Son considerados normales 10 movimientos en 1 hora. Si existe menos de 10, se prolonga el conteo por una hora más, si persiste menos de 10 movimientos en 2 horas la paciente debe ser alertada de acudir a evaluación. Otro protocolo consiste en contar los movimientos durante 30 minutos 2 ó 3 veces al día, si se cuentan menos de 4 movimientos groseros durante 30 minutos se requiere de evaluación complementaria[28].

Según la Sociedad Española de Ginecologia y Obstetricia (SEGO) en sus protocolos actualizados de 2009[26], el Real College of Obstetrician & Gynecologist (RCOG) en 2008[27] y la Medicina Basada en la Evidencia de la Cochrane Database en 2007[3], no hay en la actualidad pruebas suficientes de la utilidad clínica del recuento materno de los movimientos fetales, de tal forma que no se recomienda su uso de forma generalizada (*Grado de recomendación A*). Por el contrario, sí ha demostrado que genera una mayor necesidad de empleo de otros recursos diagnósticos (ecografía y cardiotocografía), un aumento de los ingresos hospitalarios y de la tasa de partos electivos. (*Nivel de evidencia I-A*).

CONCLUSIONES

La percepción de movimientos fetales disminuidos es reportada frecuentemente por las mujeres embarazadas y es causa de preocupación. Sin embargo, no existe un consenso general en la definición de hipomotilidad fetal. Puede ser que los métodos de conteo de movimientos fetales permitan identificar a los fetos que han dejado de tener movimientos complejos y fuertes, pero que aún se encuentran en un estado fetal razonablemente saludable, permitiendo realizar intervenciones adecuadas.

Los factores que afectan la percepción de los movimientos fetales no son bien comprendidos en este momento y existe evidencia conflictiva sobre algunos de los factores que pueden alterar la percepción de los movimientos fetales.

El Colegio Americano de Ginecología y Obstetricia (ACOG) recomienda que cualquier paciente que reporte movimientos fetales disminuidos, sea evaluada mediante una TNS y un perfil biofísico modificado (TNS y determinación del índice de líquido amniótico) para excluir una amenaza fetal inminente[34,35]. Estos exámenes deben realizarse en forma periódica en caso de que la paciente continúe reportando movimientos fetales disminuidos. Cabe aclarar que la vigilancia fetal anteparto no ha demostrado mejorar los resultados perinatales y que estas recomendaciones están basadas en evidencia limitada.

BIBLIOGRAFIA SELECCIONADA

1. De Vries, J. Normal Fetal Motility: an overview. Ultrasound Obstet Gynecol. 2006; 27: 701-711
2. Heazell, AE, Froen JF. Methods of fetal movement counting and the detection of fetal compromise. J Obstet Gynecol. 2008; 28:147.
3. Mangesi, L, Hofmeyr, G. Fetal movement counting for assessment of fetal wellbeing. Cochrane Database Syst Rev 2007; :CD004909
4. Pattison, N, McCowan, L. Cardiotocography for antepartum fetal assessment. Cochrane Database Syst Rev 2000; :CD001068
5. Fretts, R. Evaluation of decreased fetal movements. UpToDate V18.1. September 2009.
6. Olesen A., Svare J. Decreased fetal movement: background, assessment, and clinical management. Acta Obstet Gynecol Scan. 2004: 83: 818-826
7. Hijanzi Z., East C. Factors affecting maternal perception of fetal movement. Obstetrical and Gynecological survey. 2000; Volume 84, Number 7: 489-497
8. Reche A. Estudio de la cinética fetal en el embarazo y parto normales. Relación con la posición materna y frecuencia cardíaca fetal. Tesis Doctoral 1989. Universidad Complutense de Madrid.
9. Goto S, Kato TK. Early fetal movements are usuful for estimating the gestational weeks in the first trimester of pregnancy. Ultrasound Med Biol 1983; 2 (Suppl): 577.
10. Cronje HS, Grobler CJF, Visser AA. Obstetrics in Southern Africa. Pretoria: J.A. van Schaik Publishers,1996.
11. Manning FA, Platt ID, Sipos I. Fetal movements in human pregnancies in the third trimester. Obstet Gynecol 1979;6:699.
12. Harper RG, Greenberg M, Farahani G, et al. Fetal movement, biochemical and biophysical parameters and the outcome of pregnancy. Am J Obstet Gynecol 1983; 141:39.
13. Leader LR, Baillie P, Van Scholkwyk DJ. Fetal movements and fetal outcome: A prospective study. Obstet Gynecol 1981; 57:431.
14. Neldham S. Fetal movements as an indicator of fetal well-being. Lancet 1980; 7:1222.
15. O'Leary JA, Andrinopoulus GC. Correlation of daily fetal movements and the non-stress test as tools for assessment of fetal welfore. Am J Obstet Gynecol 1981; 139:107.
16. Pearson JF, Weaver JB. Fetal activity and fetal well-being: an evaluation. Br Med J 1976; 1:1305.
17. Bennet VR, Brown LK. Myles texbook for midwives. Edinburgh: Churchill Livinstone, 1999.
18. Nijhuis JG. Movilidad y conducta fetales. En Van Geijn HP y Copray FJ, eds. Procedimientos de control fetal. Barcelona: Masson SA, 1997:161
19. Gallo M. Test Basal. En: Manual de Asistencia al Embarazo Normal (2ª edición). Seccion de Medicina Perinatal de la SEGO. Capitulo 20. Editor: E. Fabre. INO Reproducciones S.A. Zaragoza 2001.
20. Gallo M, Navarrete L. Prueba de la oxitocina. Test Basal. En: Manual de Asistencia al Embarazo Normal (2ª edición). Seccion de Medicina Perinatal de la SEGO. Capitulo 22. Editor: E. Fabre. INO Reproducciones S.A. Zaragoza 2001.
21. Gonzalez Gonzalez NL, Trujillo JL. Recuento materno de los movimientos fetales. En: Fabre E, ed. Manual de asistencia al embarazo normal. Zaragoza: Ed Luis Vives, 1993: 345-60.
22. Arduini D, Rizzo G, Cafonio L, et al. Behavioral state transitions in healthy and growth retarded fetuses. Early Hum Dev 1989;19:153-65
23. Bekedan DJ, Visser GH. Effects of hipoxemic events on breathing, body movements and heart rate variation. A study in growth retarded fetuses. Am J Obstet Gynecol 1985;153:52-6.
24. Werdenlein JM. Experiencing fetal movements. A psychologic investigation of 386 pregnant and recently delivered women.Z Geburt Perinatol 1975;179:377.
25. Liston R, Sawchuck D, Young D. Fetal health surveillance: antepartum and intrapartum consensus guideline. Society of Obstetrics and Gynaecologists of Canada. SOGC Clinical Practice Guideline 197. J Obstet Gynaecol Can. 2007; 29(Suppl 4): S3-56.

26. SEGO. Protocolo de control del bienestar fetal anteparto. Actualizado en 2009. Sociedad Española de Obstetricia y Ginecologia (SEGO). Madrid.
27. RCOG. Antenatal care routine care for the healthy pregnant woman. National Collaborating Centre for Women's and Children's Health. National Institute for Health and Clinical Excellence. RCOG. 2008.
28. Valentin L, Marsal K et al. Recording of fetal movements: A comparisson of three methods. J. Med. Engl. Tecnol. Sep-Oct. 1986 10 (5): 239247.
29. Valentin, L and Marsal, K. Subjetive recording offetal movements. II. Screening of pregnant population: Methodological aspects. Acta. Obstet, gynecol. Scan d. 1986 65 (6): 639644.
30. Rayburn, WF. monitoring fetal body movements. review article. Clin. Obstet. Gynecol. Dec. 1987; 30 (4): 899911.
31. Davis, L Dayli fetal movement counting Avaluable assessment tool. Review article. J. Nurse. Midwifery. Jan-Feb. 1987; 32(l): 1119.
32. Swartjes, jm and Van Geijn, HP. Maternal perception of fetal movements; The optimal duration of a recording period; eur. J. Obstet. Gynecol. Reprod. Biol. Jun. 1987; 25 (2): 97103.
33. Lehman, AE and Estok, PJ. Screening tool for daily fetal movement. Nurse. Rac. Jan. 1937;12 (l): 4042, 44.
34. American Academy of Pediatrics, American College of Obstetricians and Gynecologists. Guidelines for perinatal care. Sixth ed. Washington, DC: AAP/ACOG; 2007.
35. Caroline Signore, MD, MPH, Roger K. Freeman, MD, and Catherine Y. Spong, MD Antenatal Testing—A Reevaluation Executive Summary of a Eunice Kennedy Shriver National Institute of Child Health and Human Development Workshop. Obstet Gynecol. 2009;113:687–701.

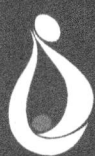

Proyecto Docente "Ágora Médica" (www.agoramedica.com)
Campus online de Medicina Materno-Fetal «Caldeyro Barcia»
Diplomado en «Fundamentos, Indicaciones y Técnicas de Monitorización
Biofísica Fetal en Embarazo y Parto»
Modulo VIII. Factores que influyen en la Monitorización Fetal
Unidad 1.7. Frecuencia Cardíaca Fetal (FCF) y Meconio

1.7.

Frecuencia Cardíaca Fetal (FCF) y Meconio

Manuel Gallo
Andreina Hernández

ÍNDICE

* Introducción
* Bibliografía Seleccionada

* Relación entre la FCF y el Meconio en el Embarazo y Parto

INTRODUCCIÓN

La relación entre los patrones de la FCF y la presencia o ausencia de meconio en el transcurso del parto, es uno de los temas más controvertidos de la medicina perinatal actual, que precisamos clarificarlos, ya que su importancia no es solo clínica, en el protocolo de asistencia al parto, sino legal, por las frecuentes implicaciones legales que tiene un parto con meconio y sus consecuencias sobre el estado del feto y recién nacido.

El establecimiento de la FCF es la consecuencia de la acción continua y simultánea de dos sistemas antagónicos en sus efectos: simpático y parasimpático. Mientras el primero tiende a acelerar el ritmo cardiaco, el segundo tiende a retrasarlo.

Normalmente ambos sistemas se encuentran en un estado de equilibrio dinámico, lo que hace que el registro de la FCF no aparezca en forma rectilínea sino sinuosa originando lo que más tarde conoceremos con el nombre de oscilaciones. Para que este equilibrio dinámico se mantenga es necesario un correcto aporte de oxígeno y materias nutricias, tanto a nivel del sistema nervioso, en el que se encuentran los centros reguladores del ritmo cardíaco, como a nivel del propio corazón, órgano que habrá de responder a dichos estímulos reguladores.

Cualquier alteración general o local que comprometa en mayor o menor grado, tanto la oxigenación como el aporte de sustancias nutricias a dichos centros, o bien que actúe sobre ellos de forma mecánica o funcional, determinará la rotura de este equilibrio dinámico, hará que predomine bien el simpático, bien el vago, y suscitará alteraciones en el trazado de la FCF.

La FCF es una variable biofísica de la condición fetal basal, capaz de responder a diferentes estímulos, por lo que su interpretación se debe hacer dentro del marco clínico integral de cada caso en particular, es necesario por lo tanto, para interpretar un trazo CTG y el estado de salud-enfermedad fetal, la comprensión de los diferentes mecanismos fisiológicos que regulan la frecuencia cardíaca, así como los factores que la afectan a lo largo de la vida intrauterina, como: los factores maternos que son: posición, estado físico y la administración de ciertos fármacos, factores fetales que son: edad fetal, estados de conducta, movimientos fetales, procesos patológicos como anomalías fetales, lesiones cerebrales e hipoxia/asfixia fetal. Además la FCF puede ser vista como un medio para evaluar de manera indirecta la función integral del SNC, ya que refleja la adecuación de los mecanismos que la controlan.

RELACIÓN ENTRE LA FCF Y EL MECONIO EN EL EMBARAZO Y PARTO

Se ha informado que la frecuencia de patrones anormales de la FCF (dips II y desaceleraciones variables) es esencialmente la misma en los fetos con meconio y con líquido amniótico claro. Sin embargo, otros estudios indican que cuando existe tinción meconial hay una incidencia más alta de taquicardia y una disminución de la variabilidad de la línea de base, un aumento de dips II y de patrones anormales de la FCF en los primeros y últimos 30 minutos de la monitorización biofísica fetal, o a lo largo de todo el parto.

En un clásico estudio sobre 366 pacientes de alto riesgo consecutivas, Miller observa que: 1) Los fetos con meconio y patrones normales de la FCF toleran tan bien el parto como el grupo con líquido amniótico claro y sin anomalías de la FCF, 2) La aparición de dips II en el grupo con meconio se acompaña de un aumento muy significativo en la frecuencia de puntuaciones de Apgar bajas, 3) El valor promedio del pH a lo largo del parto en los nacidos con meconio es inferior en el grupo con meconio, pero la diferencia no es estadísticamente significativa, y 4) Cuando existen dips II y acidemia fetal (pH < 7,25) la incidencia de depresión neonatal era alta, pero similar en los casos con líquido claro y teñido. Estos datos sugieren que sin anomalías de la FCF, el meconio en el líquido amniótico no pone en peligro el pronóstico, pero que cuando aparecen patrones anormales de la FCF en presencia de meconio, la probabilidad de depresión neonatal es mayor que cuando no existe meconio.

Un estudio prospectivo para evaluar la validez del meconio como indicación para realizar una determinación del equilibrio ácido-base fetal, observa como las pacientes en que la única indicación para obtener la muestra de sangre fetal fue la existencia de meconio tuvieron un equilibrio ácido-base fetal significativamente mejor que aquellas con meconio y anomalías de la FCF (% de pH < 7,20: 2,6% vs 10,3%), y que aquellas sin meconio pero con anomalías de la FCF (% de pH < 7,20: 7,6%). Estos resultados no apoyan el criterio de realizar una determinación del equilibrio ácido-base fetal en todas las pacientes con meconio durante el parto. Pero es necesario considerar que cuando el registro de la FCF es anormal, el meconio es un hecho importante, recomendando que cuando existe tinción meconial del líquido amniótico se debe realizar una monitorización biofísica en todos los casos y que la determinación del equilibrio ácido-base fetal sólo está indicada cuando aparece una FCF anormal.

El meconio con un registro normal de la FCF puede indicar que el estímulo que causa la emisión de meconio ha sido ocasional y transitorio, o ha ocurrido antes del parto y el feto ya se ha recuperado, ya que hay un alta probabilidad de que el pH fetal sea normal. En contraste, el meconio en presencia de un registro anormal de la FCF puede indicar un estímulo persistente, con una mayor incidencia de acidosis fetal.

No se ha encontrado una relación consistente entre tinción de meconio y FCF anormal (Fig. 1-75 a Fig. 1-80). Sin embargo, cuando estas dos circunstancias están presentes en el parto, sí se ha demostrado un aumento importante de la mortalidad perinatal. Desde el punto de vista clínico, se han hecho múltiples estudios comparando ambas variables. En algunos de ellos, las deceleraciones tardías no se encontraron relacionadas con el meconio. Otros autores han asociado patrones anormales de FCF con el paso de meconio al líquido amniótico, incluyendo deceleraciones precoces, variables y tardías, disminución de la variabilidad de la línea de base y escasos ascensos.

Aunque la frecuencia de patrones anormales de frecuencia cardíaca fetal es esencialmente la misma para los fetos con meconio que sin él, la aparición de tardías, en el grupo de meconio se acompaña de incremento manifiesto y muy significativo en la incidencia de puntuaciones bajas de Apgar.

Se ha observado que aquellos fetos con LATM y con un patrón normal de FCF van a tolerar el parto tan bien como un grupo sin meconio con patrones normales de FCF. Si se observaba acidosis fetal con deceleraciones tardías, la puntuación de Apgar era probablemente baja tanto en el grupo de meconio como sin él. Además, cuando se compara la incidencia de patrones anormales cardiotocográficos de la FCF entre casos de LATM y líquido claro, se observa que las deceleraciones tardías se asocian claramente con LATM; por el contrario, no parece haber diferencias en la incidencia de deceleraciones variables. Por tanto, podríamos concluir diciendo que sin signos de pérdida del bienestar fetal (deceleraciones tardías), el LATM no empeora el pronóstico fetal.

Sin embargo, cuando ocurre pérdida de bienestar fetal (antiguo sufrimiento fetal) en presencia de meconio, la probabilidad de que exista una depresión neonatal es mayor que cuando no aparece meconio. Por otra parte, también se ha observado que tanto en los casos con L.A. claro inicialmente, y paso de meconio durante el parto, y en aquellos con meconio espeso en cualquier momento antes del expulsivo, hay una mayor frecuencia de Apgar bajo y de depresión neonatal.

Algunos investigadores han realizado estudios sobre recién nacidos en quienes se sospechaba una infección perinatal. Analizando los RCTG intraparto, se aprecia que la taquicardia fetal durante el parto ocurría más a menudo entre los fetos infectados. Cuando la taquicardia fetal se asocia a un LATM, el riesgo relativo de infección fetal es 51 veces más grande que en fetos sin meconio.

Se han hecho estudios de fetos postérmino con paso de meconio a líquido amniótico relacionando pH de calota con patrones de FCF. Se ha observado que la ausencia de deceleraciones tardías no era tan seguro como la presencia de aceleraciones, en la predicción de bienestar fetal. La aparición de acidemia con variabilidad normal sólo fue encontrada en conjunción con unas severas deceleraciones variables y, puede representar una acidosis respiratoria. Por tanto, en este grupo de fetos de alto riesgo, la ausencia de aceleraciones espontáneas de la FCF debería ser vigilada en un intento de inducir dichos ascensos, mediciones de pH de calota e incluso sugerir indicación de cesárea.

Según algunos estudios, la sensibilidad de un cardiotocograma anormal con acidosis en algún momento del parto, (más de 1 desviación stándar por debajo de la media; pH < 7,17) fue del 80%, y para acidosis severa (más de 2 desviaciones stándar por debajo de la media; Ph < 7,085), 83%. Sin embargo, el valor predictivo suele ser bajo, y, aproximadamente un 32% suelen tener un cardiotocograma anormal pero no presentan acidosis. Si sólo se consideraran las anormalidades cardiotocográficas en la primera fase del parto, la sensibilidad sería de un 47% para la acidosis, y de un 67% para la acidosis severa, reduciéndose la tasa de falsos positivos a un 14%.

En 1976, Huddleston realizó amniocentesis a pacientes con embarazos prolongados así como una prueba de oxitocina. Este autor observó que no existía una mayor frecuencia de pruebas positivas a la estimulación con oxitocina en aquellos casos en que se había confirmado la existencia de meconio por amniocentesis, respecto a la misma población de pacientes sin paso de meconio. Igualmente observó cómo no existía una mayor frecuencia de sufrimiento fetal intraparto en aquellas pacientes que presentaron un líquido teñido. De todo esto puede deducirse el escaso valor de la amniocentesis para comprobar el valor pronóstico de la tinción del líquido por meconio.

En otros trabajos, la presencia de meconio no parece estar relacionada con el ritmo sinusoidal, pero sí con la ausencia de aceleraciones de la FCF.

En definitiva, la idea principal que se extrae de estos trabajos es que en los partos con meconio, pero con FCF normal, tanto en los test anteparto como durante el parto, la conducta obstétrica puede ser la misma que en los partos sin meconio.

En relación con el equilibrio ácido base fetal, los resultados son contradictorios. Algunos autores encontraron que los fetos con meconio tenían una menor saturación de oxigeno en vena umbilical que los fetos sin meconio. pero, por otra parte, el meconio sólo, no es un buen indicador para la realización de una toma de sangre fetal. Para unos autores, la presencia de meconio está relacionada con la acidosis neonatal y ambos eventos se correlacionan con un deterioro neonatal más rápido y para otros el meconio no se correlaciona con el equilibrio ácido base del neonato.

BIBLIOGRAFÍA SELECCIONADA

1. Gallo M y cols. Monitorización Biofísica fetal. Editorial Amolca, 2012.
2. Gallo M y cols. Frecuencia Cardíaca Fetal. En: Monitorización Biofísica fetal. Editorial Amolca, Capítulo 3.1. 2012.
3. Gallo M, Fabre E y De Lorenzo R. Como evitar las Demandas Judiciales en Obstetricia y Ginecología. Editorial Amolca, 2013.
4. Gallo M y cols. Significado actual del meconio en el parto. En: Manual de Asistencia al Parto y Puerperio Normal. Ed. E Fabre. Grupo de trabajo de la SEMEPE (SEGO). Capítulo 11, 269-304. Madrid 1997.
5. Gallo M y cols. Meconio. Importancia legal. En: Como evitar las demandas Judiciales en Obstetricia y Ginecología. Gallo M, Fabre E y De Lorenzo editores. Capítulo 9, 97-106. Amolca 2013.

Datos para recordar

* FCF anormal y meconio: resultado anormal.
* FCF normal y meconio: resultado normal.
* Conducta: Intranquilidad (por el meconio).
* Evitar el Sindrome de aspiración meconial.
* Estado Fetal: Bienestar fetal no asegurable.

Mis apuntes

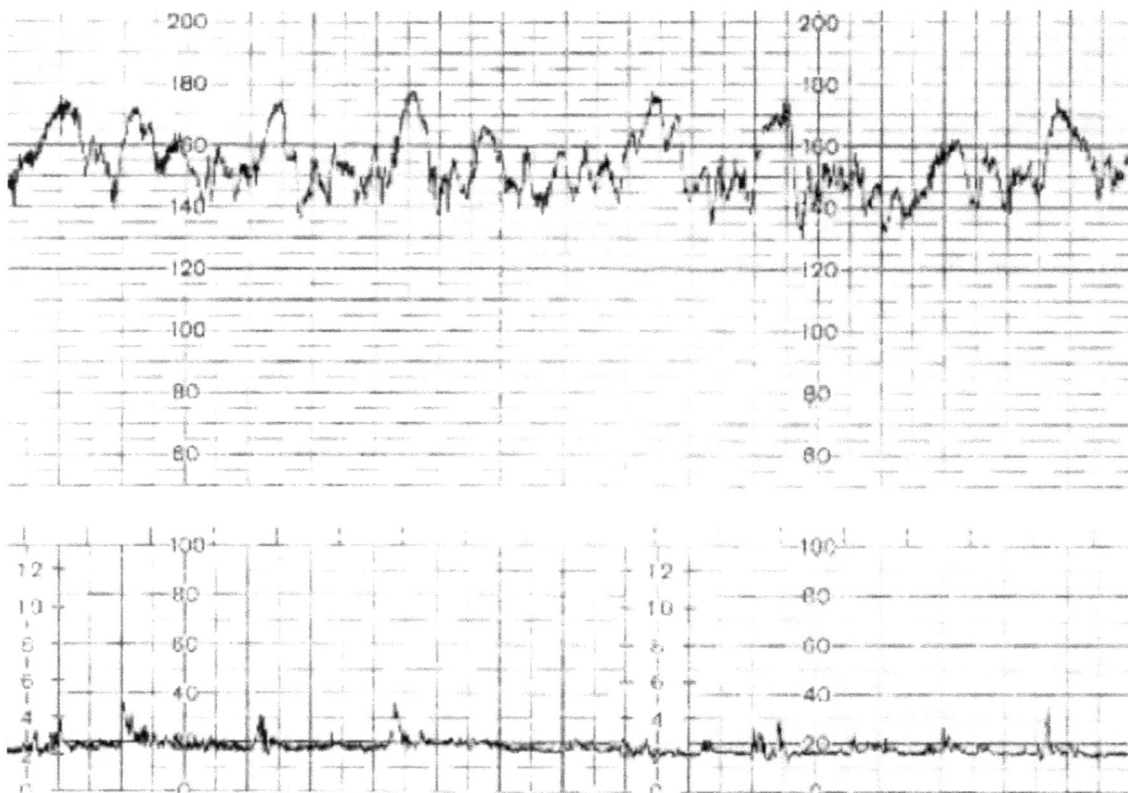

Fig. 1-75. Frecuencia Cardíaca Fetal con variabilidad normal.

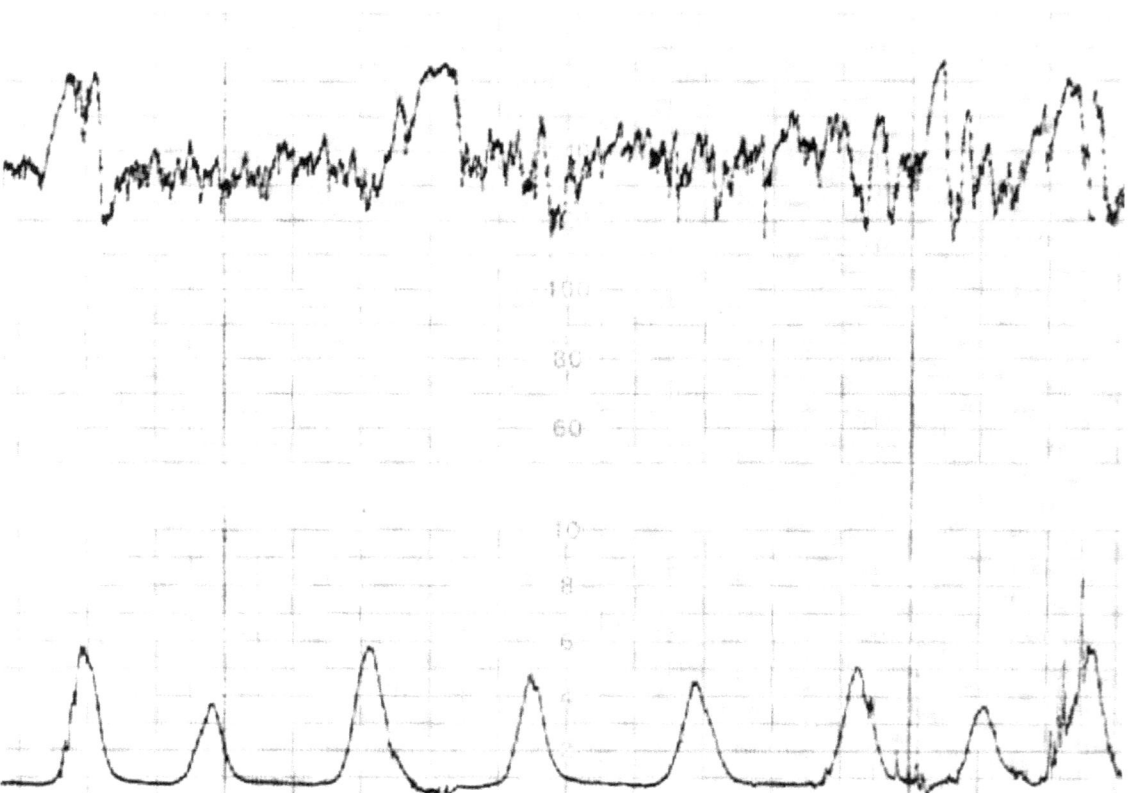

Fig. 1-76. Frecuencia Cardíaca Fetal con ascensos transitorios tipo omega.

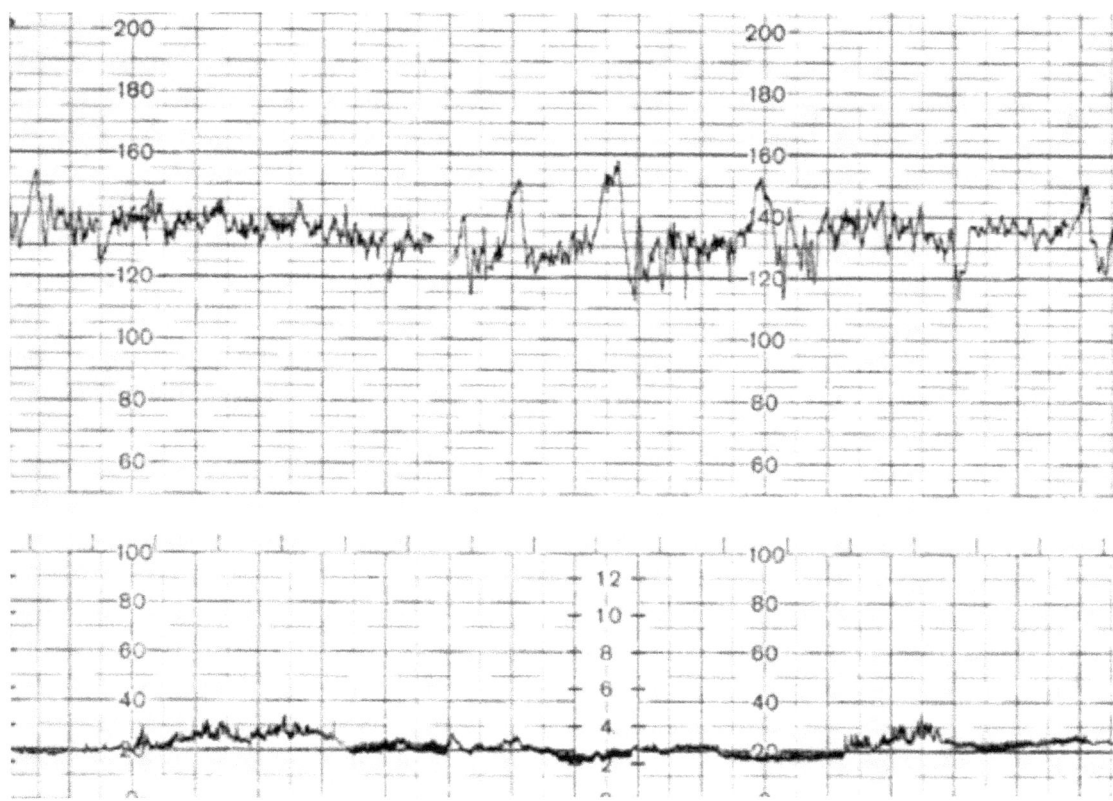
Fig. 1-77. Frecuencia Cardíaca Fetal con ascensos transitorios tipo lambda.

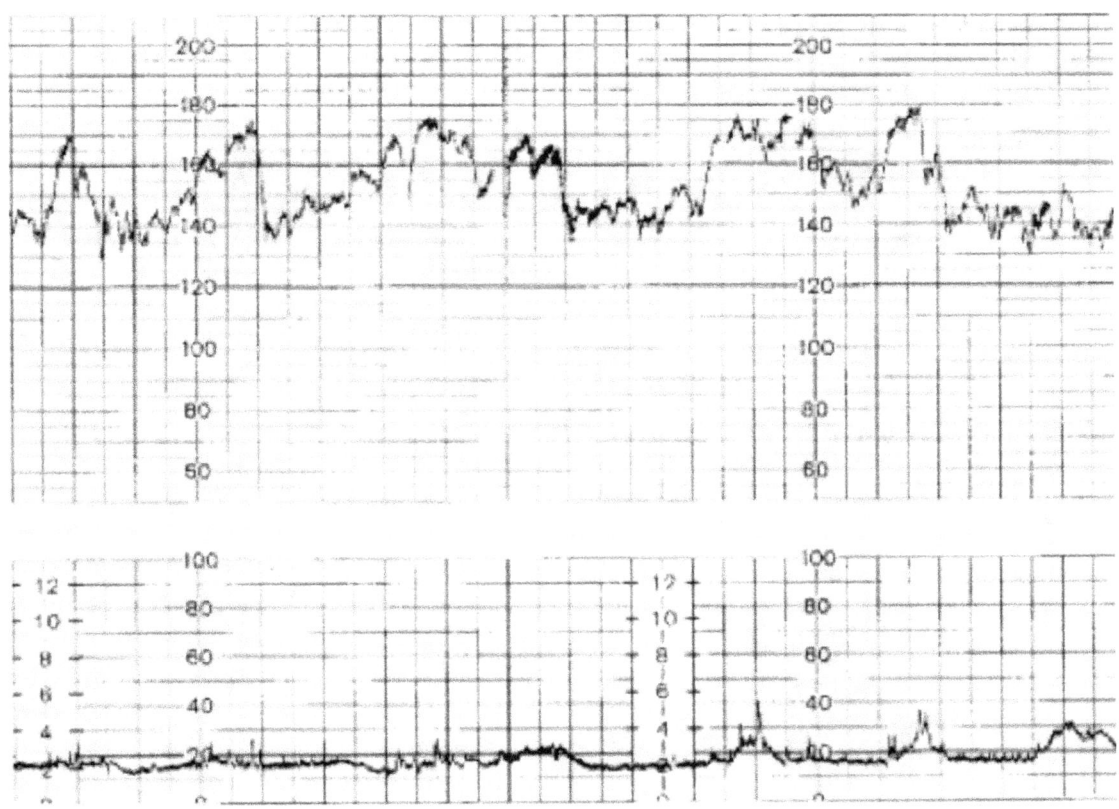
Fig. 1-78. Frecuencia Cardíaca Fetal con ascensos transitorios tipo elípticos.

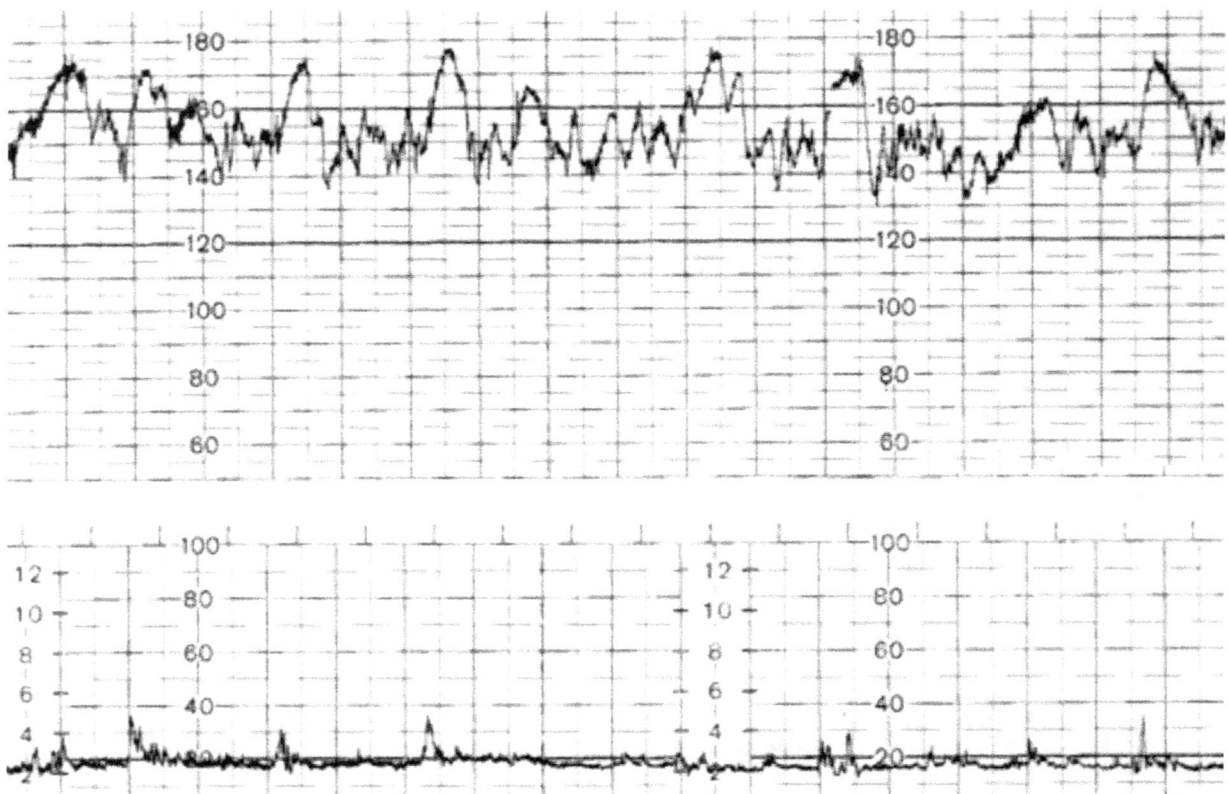

Fig. 1-79. Frecuencia Cardíaca Fetal con ascensos transitorios tipo periódicos.

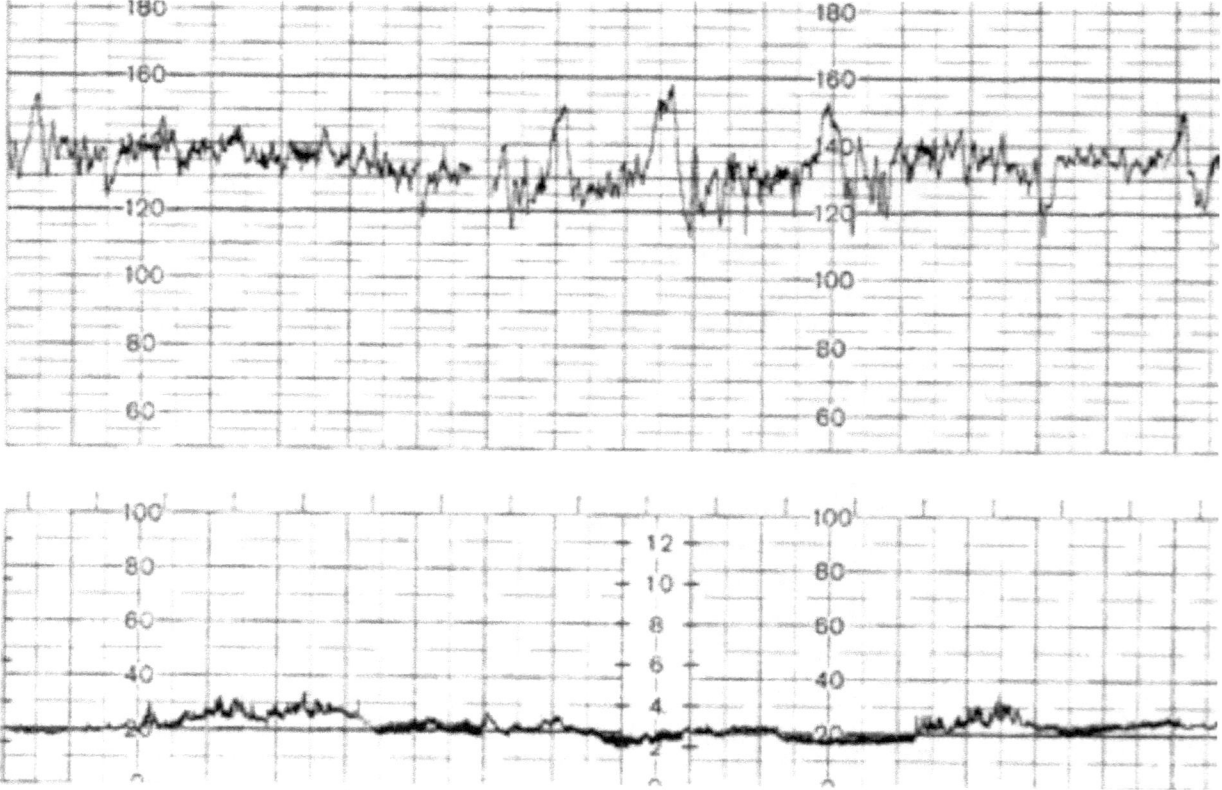

Fig. 1-80. Frecuencia Cardíaca Fetal normal con buena variabilidad.

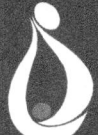

Proyecto Docente "Ágora Médica" (www.agoramedica.com)
Campus Online de Medicina Materno-Fetal «Caldeyro Barcia»
Diplomado en «Fundamentos, Indicaciones y Técnicas de Monitorización Biofísica Fetal en Embarazo y Parto»

Módulo IX.
Aspectos Legales de la Monitorización Fetal

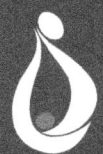
Proyecto Docente "Ágora Médica" (www.agoramedica.com)
Campus online de Medicina Materno-Fetal «Caldeyro Barcia»
Diplomado en «Fundamentos, Indicaciones y Técnicas de Monitorización Biofísica Fetal en Embarazo y Parto»
Módulo IX. Aspectos Legales de la Monitorización Fetal
Unidad 2. Aspectos Legales y Monitorización

2
Aspectos Legales y Monitorización

2-1. Parto Humanizado
2-2. La matrona
2.3. Errores y posibles malas interpretaciones de los métodos de monitorización de la frecuencia cardíaca fetal
2.4. ¿Existe relación entre el resultado de la monitorización biofísica fetal en el parto y la parálisis cerebral?
2.5. Aspectos Médico-Legales de la Monitorización Biofísica Fetal

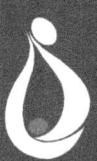

Proyecto Docente "Ágora Médica" (www.agoramedica.com)
Campus online de Medicina Materno-Fetal «Caldeyro Barcia»
Diplomado en «Fundamentos, Indicaciones y Técnicas de Monitorización Biofísica Fetal en Embarazo y Parto»
Módulo IX. Aspectos Legales de la Monitorización Fetal
Unidad 2.1. Parto Humanizado

2.1.

Parto Humanizado

Manuel Gallo
Andreina Hernández
Miguel Ruoti Cosp

ÍNDICE

* Introducción
* Objetivos del parto humanizado
* Apoyo Psicológico a la madre en Periodo de Dilatación
* ¿Cómo sería entonces un parto humanizado ideal?
* ¿Cuáles serían las ventajas para el Recién Nacido?
* ¿Qué debo tomar en cuenta a la hora de un parto humanizado?

* ¿Qué es entonces Parto Humanizado?
* Apoyo Psicológico a la Madre
* ¿Qué tan importante es la presencia del Padre?
* Relación precoz Madre-Hijo-Padre
* Alojamiento Conjunto
* Conclusión
* Referencias bibliográficas

INTRODUCCIÓN

El tema del Parto Humanizado no es nada nuevo. Hace ya más de 30 años, en 1985, publicamos un libro con el título de "Parto Humanizado" (Fig. 6-1), con la valiosa colaboración de las Matronas, con motivo de un Simposio de nuestro hospital Materno-Infantil "Carlos Haya" en Málaga.

En muchas partes del mundo, se tiene una visión del parto *Patológica, Intervencionista y Jerárquica*, en la cual las mujeres dudan o se olvidan de su capacidad de parir, y ya sea por miedo o comodidad, delegan en otro la responsabilidad de su parto, permitiendo que su derecho a opinar, a solicitar, a cumplir sus necesidades sea abolido. El avance de la ciencia y la tecnología ha dado lugar a una excesiva *Medicalización del Parto*. La modernidad y el avance científico, en su afán de reducir peligros no necesariamente existentes en todos los casos, han llenado al evento del parto de rutinas innecesarias, tecnologías y uso de sustancias que pueden llegar a ser más peligrosas que el parto mismo. Por lógica, el empleo de estas rutinas, tecnologías, aparatos y medicamentos es del dominio de los médicos, lo que justificaría así su presencia (casi imprescindible) en los partos.

Muchas personas, incluso las mismas embarazadas, sus familiares y los médicos, consideran que el embarazo y el parto son condiciones peligrosas que ponen en gran riesgo la vida de la mujer y de su hijo aún nonato. La realidad es que ambas son situaciones fisiológicas, o sea normales en la mujer, y solo imponen ciertas necesidades y ameritan algunos cuidados especiales, sin embargo, no significan que la mujer esté enferma o que pueda ser fácilmente afectada en su salud y en su vida. Por supuesto que implican riesgos, pero solo son eso, riesgos, como aquellos que corremos todos por el simple hecho de salir y caminar en la calle, al cruzar una avenida o al manejar un automóvil. Dar a luz es un acto íntimo de amor que proviene de otro acto igual.

¿QUÉ ES ENTONCES PARTO HUMANIZADO?

Entendemos por parto humanizado, el parto en el que se intenta preservar al máximo, la naturalidad del entorno de la madre y del hijo, y al mismo tiempo, asegurar el bienestar de ambos utilizando la tecnología moderna disponible para ello, sin deshumanizar el acto en sí.

En nuestros hospitales, un parto puede ser iniciado, retrasado, acelerado y terminado artificialmente debido a los avances de la obstetricia.

El riesgo de que algo salga mal es mínimo y madre e hijo pueden estar seguros de que físicamente están bien atendidos. Pero el parto no es solo un acontecimiento físico sino también una experiencia psíquica muy importante y esto nos lleva a preguntarnos si la tecnificación a pesar de todos sus beneficios no tiene también sus inconvenientes.

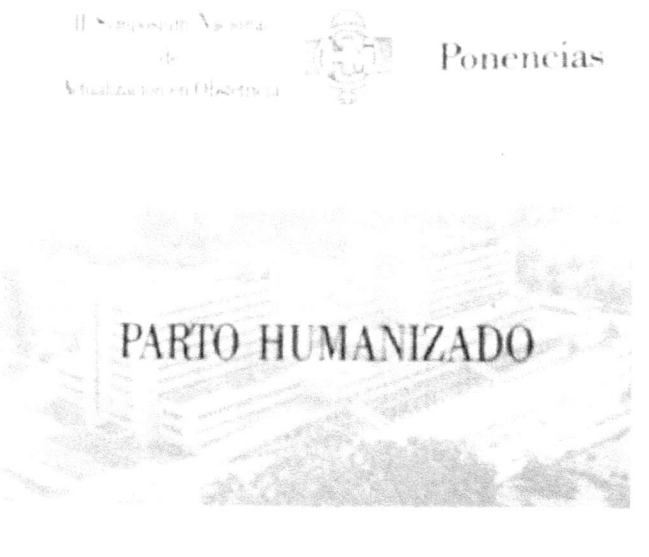

Fig. 3-1 Portada del libro publicado en 1985 en Málaga, por Gallo M y cols.

OBJETIVOS DEL PARTO HUMANIZADO

Todo parto humanizado debe cumplir los siguientes objetivos:

- Seguridad para el feto.
- Seguridad para la madre.
- Acto familiar íntimo.
- Educación sanitaria.
- Humanizar la asistencia obstétrica.

La perfecta simbiosis entre tecnología y humanización es nuestro objetivo final. De nada sirve un parto con toda la humanización posible si no estamos controlando adecuadamente el estado del feto.

Un parto humanizado, es aquel en que se toman en consideración como prioridad los deseos de la mujer y no los del médico. Se atienden hasta en lo más mínimo sus necesidades y se respetan sus derechos. Se le estimula a confiar en ella misma y en su intuición. No se le trata como a un simple objeto de trabajo ni como a una persona ignorante que no sabrá qué hacer, si no que se le está orientando. Se le apoya en sus decisiones y se le brinda consuelo y apoyo permanente. Se le permite la compañía de quien ella decida, su pareja, sus familiares o la persona de confianza que ella decida. Se le brindan las facilidades para que se encuentre en un ambiente de respetada intimidad, que no recuerde el ambiente de un hospital, que sea como lo dice Sheila Kitzinger: *"dar a luz es un íntimo acto de amor, y el lugar adecuado para hacerlo es un lugar donde uno podría hacer el amor"*.

APOYO PSICOLÓGICO A LA MADRE

La embarazada al llegar al hospital, pasa en primer lugar por la consulta de urgencias. La auxiliar de enfermería, la matrona o el obstetra debe recibirla con naturalidad, con educación, con seguridad en su trabajo, debiendo recordarle como es el proceso del parto, pretendiendo a través del dialogo, conocer mejor a la mujer que ha depositado su confianza en nuestro hospital y aprovechando para eliminar la ansiedad, el temor o el miedo que pueda presentar durante su primer contacto con el hospital.

Tanto desde el punto de vista biológico como psicológico, el parto constituye un proceso de separación de dos organismos que hasta ese momento han convivido uno dentro del otro, en una situación de total dependencia.

La gestante, que gradualmente se había ido adaptando a la situación del embarazo un medio de ansiedad y temores relacionados con el niño y el parto y que había incorporado el feto a su esquema corporal, deberá atravesar un nuevo proceso de adaptación a la inversa.

La angustia entre la captación de la inminencia del parto tiene un carácter invasor e irruptivo, es decir, aparece súbitamente, imprevisiblemente, sin posibilidad de reacción ni adaptación.

Quién no comprenda la intensidad e importancia de esta angustia, no podrá ayudar de forma eficaz a la parturienta. La ansiedad que genera una situación desconocida y temida al mismo tiempo activa en la parturienta un doble proceso:

- Miedo a la pérdida.
- Miedo a lo desconocido.

En otras palabras, miedo a perder una situación conocida de embarazo a la que ya se había adaptado y miedo a lo desconocido "el parto", y un niño fuera de su útero con el que tendrá que comunicarse de un modo nuevo y que irrumpirá en su vida, produciendo cambios importantes en la estructura familiar.

Detectar el inicio del parto, produce de entrada a la parturienta una cierta inquietud y angustia. Si el acceso de ansiedad normal se contrarresta y elabora adecuadamente, la parturienta se encuentra en situación de interacción con el medio familiar con normalidad, activándose mecanismos de autocontrol. En cambio, si las primeras contracciones de parto son percibidas en ese momento como algo que ella no puede controlar, serán vividas como ataques que provienen del propio cuerpo y que intentará contrarrestar infructuosamente, contracturando sus músculos, lo cual dará lugar a un aumento de la sensación de malestar y dolor, estableciéndose así un círculo vicioso.

Si el detectar las primeras contracciones de parto produce un pico de ansiedad y stress considerables, el ingreso hospitalario produce una nueva crisis de ansiedad. El alejarse de su hogar, de los miembros de su familia y entrar en un ambiente nuevo y desconocido le provoca un nuevo acceso de ansiedad.

Para contrarrestar esta situación plena de incertidumbre, la parturienta activará todos sus mecanismos habituales de reacción aprendidos. Si estos mecanismos son realistas y adecuados, la ansiedad se elabora sin grandes inconvenientes. La parturienta entonces hace su entrada en urgencias como una mujer razonable con lo que se puede trabajar y razonar. En cambio, si los mecanismos que usa para enfrentarse con el stress son patológicos e inadecuados, la parturienta empezará a percibir las contracciones como dolores incontrolables, lo que provocará un aumento abrupto de la angustia normal de este periodo, transformándose en una situación de descontrol y caos. Cuando esto ocurre veremos entrar en el hospital a una parturienta descontrolada, acompañada de un grupo de familiares desbordados y angustiados que comienzan a vivir la situación de parto como un acontecimiento traumático.

El cambio hacia un parto más humanizado, tendría que apoyarse en una serie de puntos que enumeramos a continuación:

- Acoger a la mujer que acude a admisión con afecto e interés.
- Permitirle una adecuada "despedida" del familiar que la acompaña.
- Informar eficazmente a la familia sobre el desarrollo del parto.
- Informar adecuadamente a la gestante sobre el estado en que se encuentra al ingresar en el hospital, explicándole las razones técnicas y forma de actuación.
- Responder cordialmente a todas las preguntas que formula la embarazada.
- Infundir seguridad y tranquilidad.

- Evitar en lo posible las largas esperas de las pacientes aunque las razones se puedan explicar.

Ahora bien, para que un parto fluya son necesarios ciertos aspectos como:

Libertad de movimiento

Cientos y cientos de estudios demuestran que la posición vertical favorece el parto y la horizontal la entorpece, ya que, en posición vertical se aprovecha la fuerza de gravedad, la vagina se amplía y acorta, además la cabeza del bebé ejerce una presión sobre el cuello del útero que estimula la dilatación. Es importante que la mujer pueda moverse con libertad buscando las posiciones y los movimientos que su cuerpo le sugieran, buscando las posiciones que la alivien como las cuclillas, sentada en un banquito, en cuatro patas, colgada de alguien, de pie etc. La posición más cómoda es también la más fisiológica y, por eso es sumamente relevante estimular a la mujer la capacidad de confiar en ella misma y en su capacidad corporal para parir.

La episiotomía y el fórceps son procedimientos técnicos que sustituyen la capacidad natural de la mujer.

Intimidad, seguridad afectiva, confianza, apoyo emocional

La única forma de humanizar el parto es reconectarnos con el hecho que somos una especie mamífera. Todas las hembras mamíferas necesitan una atmósfera de intimidad donde sentirse calmas seguras y protegidas. En la sangre de la madre deben liberarse una serie de hormonas que regulan y dirigen el parto. Estás solo se liberan en situación de seguridad afectiva.

Entorno apropiado y deseado

Hay que evitar todo aquello que active el pensamiento racional en la mujer que esta de parto:

hablarle sin necesidad, hacerle preguntas, darle órdenes, todo esto interrumpe su "conexión" con el momento que está viviendo, tan único y especial. También interfieren las luces, los ruidos, el frío, la indicación de no comer, la incomodidad de tener que mantener una postura determinada o de estar en un lugar poco agradable. Las condiciones apropiadas para un parto se asemejan a las que se requieren para dormir: intimidad, penumbra, silencio, clima cálido, todo aquello a lo que la mujer está acostumbrada para que nada altere sus sensaciones.

Libertad de expresión

Se refiere a que la mujer, cuando experimenta dolor, lo mejor que puede hacer es darle lugar. Sumergirse y aceptar el dolor es condición necesaria para la producción de endorfinas, que son las encargadas de amortiguar y modificar la percepción del dolor. Por el contrario, el miedo y la represión de las sensaciones frenan el proceso natural transformando un dolor "transitable" en un sufrimiento difícil de soportar. Hay maneras para calmar el dolor como: aprender a controlar la respiración, el agua caliente, los masajes, sentarse sobre una pelota de goma, escuchar música relajante, apretar la mano de alguien, etc.

Asistencia profesional con respeto

La elección del profesional es fundamental, hay quienes trabajan a favor de la humanización del parto y otros que entienden el parto como un acto médico, realizando una serie de rutinas a todas las mujeres y sus bebes, que no solo son innecesarias, sino que son contraproducentes. Los especialistas que asisten un parto respetado van entablando a lo largo del embarazo un vínculo de mucha confianza con la mujer y en el momento en que llegó el parto, saben acompañar en un discreto segundo plano, sin interferir, confiando en los recursos de la mujer para dar a luz, estando atentos a ofrecer asistencia solo cuando sea conveniente y requerida.

Promover el vínculo e intimidad para recibir al bebe

El primer encuentro entre la mamá y el bebé es un momento tan importante que se sabe que posee consecuencias duraderas sobre la relación, sobre la confianza de la mujer para amamantar y criar a su bebe y sobre el desarrollo emocional del niño. Madres e hijos tienen que permanecer juntos tras el nacimiento, es lo mejor para ambos. Si él bebe está sano, todo lo que necesita es permanecer con su madre, sólo hay que separarlo en caso de una verdadera urgencia o necesidad, pero no " porque si". No hay que apurarse a cortar el cordón umbilical mientras siga latiendo y suministrando sangre oxigenada al bebe. Esos minutos son los que él bebe necesita para comenzar a utilizar sus pulmones sin riesgo de privación de oxígeno.

APOYO PSICOLÓGICO A LA MADRE EN PERIODO DE DILATACIÓN

Debe existir un contacto personal, humano con la embarazada, se le hablará con corrección exquisita, citándole por su nombre, hecho este que salvo excepciones, es siempre un factor positivo en la relación paciente-matrona, paciente-auxiliar, paciente-médico, evitando dentro de lo posible el trato rutinario, colaborando con ella para que ponga en práctica los métodos de relajación y respiración que ha aprendido con anterioridad, y si no los sabe, se le explicará detenidamente, con paciencia y el cariño que seamos capaces de dar, el proceso del parto y sobre todo cual debe ser su papel en él, dejando perfectamente claro que este debe ser activo y nunca pasivo.

Una vez ya en la sala de parto, se procurará que exista un clima de silencio e intimidad que todo lo que se diga y haga sea relacionado y enfocado a colaborar en su parto, evitando conversaciones triviales que puedan romper el ambiente de confianza y tranquilidad. Un punto importante para destacar frecuente y lamentable es que se olvide que el papel activo durante el parto corresponde a la embarazada y no al obstetra o matrona, reservando este papel activo para nosotros siempre y cuando sea necesario intervenir en el proceso del parto.

¿QUÉ TAN IMPORTANTE ES LA PRESENCIA DEL PADRE?

Hasta hace poco tiempo el hombre debido a la educación recibida era indiferente al embarazo y sobre todo al parto de su esposa o pareja. Actualmente se piensa que debe ser un elemento activo, participando y viviendo en el desarrollo y nacimiento de su hijo, siendo muy positiva su presencia durante el parto y no permaneciendo en la sala de espera como sucede en los grandes hospitales.

El padre del niño, hoy día, es instruido y motivado para prestar apoyo a la madre durante el parto. Este apoyo afectivo levanta la moral materna y aumenta su tranquilidad y confianza. Además, el padre colabora en tareas simples como alimentar e hidratar a la madre, ayudarla a colocarse en la posición más confortable, controlar las contracciones, ayudando a los ejercicios de relajación y respiración, etc. Se ha demostrado que las caricias que prodiga a la madre durante la dilatación estimulan la secreción de oxitocina, facilitando el parto. La participación del padre aumenta los lazos afectivos con la madre y el hijo.

Para JM Dexeus existen cinco tipos de maridos ante el parto:

1. *El Egoísta*, que adopta una actitud hostil y desinteresada ante el embarazo y el parto, considerando ambas situaciones como un problema de la mujer.
2. *El Angustioso*, autentica tortura y pesadilla para la mujer y el obstetra. Lee todo lo referente al embarazo y al parto y atosiga y agobia a su mujer diciéndole en todo momento lo que tiene que hacer, convirtiendo cada visita al tocólogo en un verdadero examen para este último. En el parto son francamente incordiantes y molestos.
3. *El Optimista*, que considera el embarazo y el parto como lo más natural, exento de complicaciones. En el parto se portan bien hasta que surgen problemas, momento en que pierden el control.
4. *El Padre-Madre, El Superprotector*, que trata a su mujer como a una niña. En el parto colabora activamente, incluso anulando a su mujer, llegando a ser contraproducente.
5. *El Marido Normal*, afortunadamente el más frecuente, que comprende la responsabilidad que el embarazo y parto conllevan, y lo asume completamente. En el parto se comporta satisfactoriamente.

"Cuando millones de hombres hayan participado en un parto y hayan visto nacer a su hijo y lo hayan tocado, estaremos en una sociedad diferente" (Odent)

¿CÓMO SERÍA ENTONCES UN PARTO HUMANIZADO IDEAL?

Debe ocurrir en un lugar acogedor, el cual deberá tener luz tenue y estar aislado de ruidos y presiones externas. La presencia del médico será solo para dar seguridad y tranquilidad por si algo se complica. Su intervención en el parto es mínima, y eso significa que solo se realizarán los tactos vaginales que sean estrictamente necesarios, no se realizarán procedimientos médicos o de enfermería de manera rutinaria (como la aplicación de enemas o rasurar los genitales), y menos con el simple afán de acelerar el parto (como la ruptura artificial de las membranas, o el uso de oxitocina endovenosa).

La mujer debe tener libertad para moverse como ella lo desee en todo momento durante su parto, para hacer ejercicio, para bailar, para hacer las expresiones orales y corporales que ella desee o requiera, puede reír, llorar o gritar sin que nadie la juzgue o limite. No se le aplicarán soluciones intravenosas ya que estas limitan su movilidad. Ella puede comer y tomar todos los líquidos que quiera para mantenerse hidratada y con energía suficiente.

La monitorización fetal, que es de suma importancia para vigilar el bienestar fetal, se llevará a cabo de manera intermitente, y no está justificado el uso de monitorización electrónica continua, que también condena a la mujer a permanecer acostada durante todo el parto y es fuente de miedos, en médicos y pacientes o sus familiares por inadecuadas (erróneas o exageradas) interpretaciones de los registros, lo que lleva a la realización de cesáreas en realidad no requeridas.

Se le permitirá el uso de medidas alternativas para el manejo del dolor y de las incomodidades que el parto causa, como son la aromaterapia, musicoterapia, yoga, masajes o el uso del agua en forma de duchas calientes, o la inmersión de manera intermitente en una tina con agua caliente. La mujer debe tener la seguridad y tranquilidad de que sus deseos siempre serán prioritarios y que siempre se hará lo que ella desee, incluso en relación con su solicitud de usar analgesia epidural o en cuanto a la manera de terminar su parto, que no debe temer al "que dirán" o que alguien la critique por las decisiones que tome, pues solo ella sabe lo que está viviendo y sintiendo. *Un parto requiere tiempo, paciencia y paz.*

Cuando el momento del nacimiento ha llegado, ella puede elegir donde quiere que se lleve a cabo este evento y puede adoptar la posición que más le agrade para parir (hincada, en cuclillas, de pie, de lado, en cuatro puntos, etc.). Puede ser en la cama, en el piso, en la silla, en el baño, donde ella lo decida y se sienta cómoda y confiada, incluso dentro del agua de la tina. Las posiciones que prefieren la mayoría son las verticales. La posición tumbada boca arriba es poco elegida por la mujer que está pariendo. La mencionan como incómoda y dolorosa. Es considerada como anti-fisiológica, ya que disminuye el espacio por donde deberá pasar el feto al nacer. No existe un solo mamífero en el mundo que adopte esta posición de manera espontánea para parir a menos que sea obligado como lo es la mujer cuando los médicos le dicen que así debe parir porque es más cómodo.

Nadie tiene que estarla apurando para que puje a determinado ritmo o de determinada forma. Se le debe respetar su propio "reflejo de eyección materno fetal", el cual se presentará en el momento que debe ser. Al respetar el ritmo de pujo de la madre y evitar la salida brusca de la cabeza fetal permitimos que la vagina, vulva y periné se distiendan de manera gradual, con lo que evitamos de gran manera los desgarros perineales importantes. No se deben realizar episiotomías de manera rutinaria.

Todo esto con la finalidad de tener un parto lo más natural posible, realmente humanizado.

RELACIÓN PRECOZ MADRE-HIJO-PADRE

Esta relación precoz debe comenzar ya durante el embarazo y posiblemente antes aún, y para ello se educa a la madre y al padre sobre el embarazo, el parto y el cuidado del recién nacido, motivándose a ambos para participar activamente durante el parto, considerándolo un evento natural y motivo de felicidad para la familia.

Hoy en día se recomienda que el recién nacido sea puesto inmediatamente tras el parto en contacto con el vientre materno, para así recibir el primer contacto con piel entre madre e hijo, para que la madre pueda abrazarlo, así como también el padre, fundiéndose los tres en un abrazo cuyo significado alcanza día tras día mayor transcendencia en el mundo de la Psicología Perinatal, para que el recién nacido siga oyendo los latidos cardiacos de su madre, note sus calor y contacto con el pecho materno.

Parece ser, que la interrelación precoz madre-hijo facilita el apego afectivo entre ambos y esta interacción constituye la mejor estimulación natural de inicio precoz que debe hacerse con todo neonato sano.

¿CUÁLES SERÍAN LAS VENTAJAS PARA EL RECIÉN NACIDO?

Hemos visto que la humanización tiene beneficios no solo para la madre, sino también para el recién nacido, ya que un parto humanizado, es un parto suave y respetado en el que se consideran también las necesidades de amor y respeto del recién nacido. El bebé nace en un ambiente cálido y húmedo, muy similar a aquel en el que estuvo por nueve meses. Evitamos que sienta frío y se le consuela cariñosamente. Una vez que se ha dado el nacimiento, no corre ninguna prisa por cortar el cordón umbilical. A través de él, la madre sigue proporcionando oxigenación a su hijo. La transición a respiración pulmonar se va dando de manera lenta y gradual, y el mito de que el bebé debe llorar y gritar al nacer no tiene fundamento. Las luces son tenues y bajas, lo mismo que los ruidos, para no espantarlo y para que sus ojos y oídos se acostumbren también de manera lenta y gradual a los nuevos estímulos que recibe. El bebé escucha a su madre que le prodiga amor, besos y caricias, se huelen y reconocen mutuamente, el pequeño observa a sus padres y siente el calor y la seguridad que le proporciona estar en el pecho de su madre, sintiendo su abrazo y su piel. Una vez que el cordón umbilical ha dejado de latir, y el recién nacido estableció su respiración pulmonar, el cordón puede ser cortado, el vínculo físico con la madre termina, dándole paso a un vínculo emocional más fuerte, el amor entre madre, padre e hijo.

Finalmente, no olvidemos que cuando el padre y la madre cogen a su hijo entre los brazos, tras el parto, y lo sienten físicamente, se ven aislados en una relación tripartita que será de gran trascendencia e importancia durante toda la vida, al igual que una experiencia inolvidable de una gran ternura.

ALOJAMIENTO CONJUNTO

Un recién nacido sano solo requiere sentir el amor que su madre le prodigue al nacer. El calor que necesita lo adquiere de su cuerpo durante ese contacto piel con piel que además lo tranquiliza, le da seguridad y confort. Promovemos y facilitamos que el bebé permanezca con su madre desde el momento mismo del nacimiento, evitando al máximo momentos angustiosos de separación. Las valoraciones médicas que pudieran ser requeridas pueden ser realizadas en la misma habitación de la madre.

Es muy importante vigilar de manera estricta el estado de salud del feto durante el trabajo de parto. Esto se hace mediante la auscultación a intervalos regulares de la frecuencia cardiaca fetal. La monitorización fetal electrónica continua obliga necesariamente a la mujer a permanecer en cama, lo cual es muy incómodo y no ha demostrado su efectividad, además de ser un factor importante en la realización de cesáreas sin una plena justificación.

¿QUÉ DEBO TOMAR EN CUENTA A LA HORA DE UN PARTO HUMANIZADO?

En un parto humanizado, se toman en cuenta como prioridad absoluta, el respeto a los derechos y deseos de la parturienta, otorgándosele el sitio de protagonista principal de este evento. Se evita a toda costa realizar acciones que se consideran completamente inútiles y que la colocan en una situación vulnerable en sentido físico y emocional. Evitamos hasta donde es posible:

- Hospitalizar a la paciente desde el inicio del trabajo de parto
- Suspenderle la vía oral (la mujer puede comer y beber todo lo que desee).
- Aplicación de soluciones y medicamentos a través de una vena (líquidos parenterales).
- Impedir que la mujer tenga libertad de movimiento durante todo su trabajo de parto obligándola a permanecer acostada.
- Afeitar sus genitales (tricotomía).
- Aplicación de enemas.
- Ruptura artificial de las membranas para acelerar el parto.
- Uso de oxitocina para acelerar el parto.
- Monitorización fetal electrónica contínua.
- Aislarla de su pareja, su familia o quien ella desee que le acompañe.

En conclusión, respetar o humanizar el parto quiere decir que hay que estimular las condiciones necesarias para que el parto fluya en forma natural. El parto humanizado valora el protagonismo de la madre, el padre y el hijo, atendiendo a sus deseos, necesidades y requerimientos, siempre respetando su libertad para decidir cómo, dónde y con quién transitar este momento tan especial de sus vidas.

Algunos piensan que se trata de dar a luz sin anestesia, sin monitoreo, control y seguridad, como en tiempos pasados muy lejanos, en donde los riesgos tanto para el bebé como para con la madre eran muchos y, creyendo esto, es que opinan que estando en el siglo XXI y con la tecnología actual, es "ridículo" pasar por un parto así. El tema radica en que se nos ha estado convenciendo que el parto es una situación de riesgo y que necesitamos de un montón de procedimientos médicos para evitar los "probables peligros e inconvenientes". Al tomar esta idea, en la actualidad los partos son atendidos como si fuese enfermedades o como "trámites", en el mejor de los casos. Como resultado, tenemos numerosas cesáreas que han sido innecesarias y que sólo se han llevado a cabo para "no perder tiempo" o porque el médico ya las hace en forma de rutina y no desea "esperar".

Hay que dejar bien en claro que, el parto respetado NO significa renunciar y descartar la tecnología, sino valerse de ella y utilizarla solo cuando sea realmente necesario. La evidencia científica demuestra que el parto humanizado no solo es más digno para la mujer sino que es también más seguro. Por ese motivo la Organización Mundial de la Salud recomienda una calidad de atención basada en el protagonismo de la mujer y en su fisiología y el mínimo grado de medicación posible.

CONCLUSIÓN

Si, siempre, al parto Humanizado. Es mas digno para la mujer y mas seguro.

REFERENCIAS BIBLIOGRÁFICAS

1. Gallo M. Parto Humanizado. En: Tendencias actuales de Asistencia al Parto. II Simposio Hospital Materno-Infantil de Málaga. Ed. Universidad de Málaga. Pag: 303-313, 1985.
2. Gallo M. Parto Humanizado. I Simposio Hospital Materno-Infantil de Málaga. Libro de Ponencias. Monografia, 1987.
3. Caldeyro Barcia y cols. Tecnologia apropiada para la asistencia al parto. Publicaciones Científicas del CLAP nº 863, Montevideo (Uruguay) 1980.
4. Gallo, M., Solano, F., Llamas, C. and Arbués, J. Estudio comparative de la posicibn vertical y horizontal materna durante el periodo de dilataci6n. *Clin. Invest. Ginecol. Obstet 1981. 8; 141-6.*
5. Gallo, M., Llamas, C., Solano, F., Requena, F. and Arbues, J. Resultados perinatales de la posición vertical materna durante el parto. *Prog. Obstet. Ginecol.1986, 7-19.*
6. Schwarzc R., Diaz A.G., Fescina R.,y cols. Conducción del trabajo de parto. Ventaja de las membranes ovulares Integras y de la posición vertical materna. Clin. Invest. Ginec. Obstet. 1980; 7:135.
7. Leboyer F. Por un nacimiento sin violencia. Daimon, Barcelona 1974.
8. Carrera JM. El parto Ecologico. Ed. Dexeus. Barcelona 1982.
9. Klaus M, Kennell J. La relación Madre-Hijo. Ed. Panamericana, Barcelona 1978.
10. Gallo M. Conceptos Básicos de Monitorización Fetal en Embarazo y Parto. 2018. Amazon ISBN: 9781790849352.

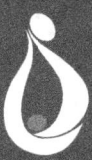

Proyecto Docente "Ágora Médica" (www.agoramedica.com)
Campus online de Medicina Materno-Fetal «Caldeyro Barcia»
Diplomado en «Fundamentos, Indicaciones y Técnicas de Monitorización Biofísica Fetal en Embarazo y Parto»
Módulo IX. Aspectos Legales de la Monitorización Fetal
Unidad 2.2. La Matrona

2.2.

La Matrona

Manuel Gallo

ÍNDICE

* Ginecólogo-Matrona, un Binomio indisoluble
* Libros en colaboración con Matronas
* Papel de la Matrona
* Papel de la matrona en el embarazo
* Funciones de la matrona durante el parto
* La Matrona y el Puerperio
* Diferencias entre las matronas y las doulas
* Charo Ros y Lola Acién
* Matronas y sus diferentes nombres
* Funciones de la matrona en el embarazo, parto y puerperio
* Atención al recién nacido
* La segunda revisión posparto con la matrona

Cuando he ido conociendo la asistencia obstétrica en los diferentes países de Latinoamérica me he quedado sorprendido que, en muchos de ellos, la figura de la matrona, partera, obstétrica, obstetra u obstetriz, no existe y siempre muestro mi sorpresa por no incluir esa fundamental parte humana en la asistencia obstétrica. Algunas veces he dado conferencias hablando del binomio matrona-ginecólogo y la experiencia española, sobre todo en los países en que no existe la figura de la matrona-partera.

GINECÓLOGO-MATRONA, UN BINOMIO INDISOLUBLE

El ginecólogo y la matrona forman para mí un binomio indisoluble y yo diría que imprescindible, en la asistencia obstétrica a la embarazada, tanto en el embarazo como en el parto. Así me formé en mi época de la residencia en el Hospital Clínico de Granada y así lo he vivido en el Hospital Materno-Infantil de Málaga y durante los años de práctica privada en Málaga. Cuando tenía un parto privado, lo primero que hacía antes de llegar al hospital era preguntar por la matrona de guardia.

La Matrona, fue, es y será esa media naranja en el equipo indivisible formado por ella y el ginecólogo y aparte mi agradecimiento eterno por lo mucho que aprendí de ellas, siendo residente y también después, también he tenido la enorme fortuna de encontrarme a lo largo de mi vida profesional con matronas que aparte de ser unas excelentes profesionales, fueron y son unas auténticas señoras.

CHARO ROS Y LOLA ACIÉN

Yo como obstetra reconozco y además con mucho orgullo, que, en mi época de médico residente de la especialidad en el Hospital Clínico de Granada, dos de mis maravillosas "maestras" fueron las matronas Charo Ros y Lola Acién, de las cuales aprendí mucho y bien. Durante los 4 años de residencia tuve la inmensa suerte de tener a las matronas asistenciales Charo y a Lola, de profesoras "en la práctica" de la especialidad de la Obstetricia y además supieron hacerlo con una gran delicadeza e inteligencia para que la embarazada no se diese nunca cuenta que la matrona estaba enseñando al médico. En aquellos años el machismo estaba muy presente en nuestra sociedad y en nuestra profesión, empezando por la propia embarazada que siempre prefería, en su asistencia, al ginecólogo varón.

Cuando llegó la hora del nacimiento de mi primera hija, Nadia, en el Hospital Clínico de Granada, siendo yo un residente de tercer año, a las primeras personas que llamé para que me acompañasen en el parto y así me sentía yo con total seguridad, fue a las matronas Charo Ros y a Lola Acién. Charo pudo venir, pero Lola no estaba en Granada. Yo como un residente joven y atrevido, asistí el parto, a diferencia de mi segundo hijo en el Hospital Ma-

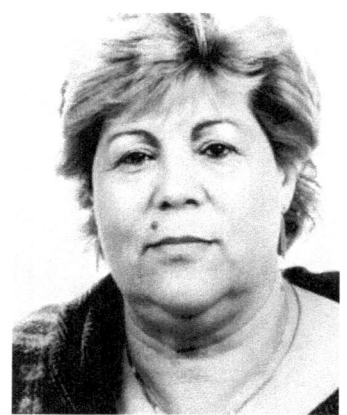 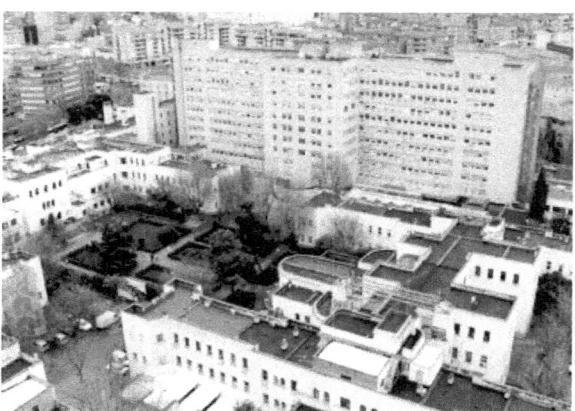 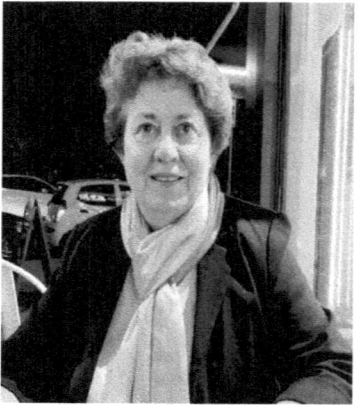

Charo Ros (q.e.p.d) y Lola Acien, mis maestras y amigas durante mi residencia en el Hospital Clínico San Cecilio de Granada

terno-Infantil de Málaga, ya como adjunto clínico, que opté por conducirlo, pero a la hora del periodo expulsivo le dije a una matrona de mi confianza que ella asistiese el parto, con lo cual tengo la doble experiencia: Ginecólogo en el primer parto y padre en el segundo y creo que es mucho mejor para la mujer la segunda que la primera.

Charo Ros que era además una experta en el parto domiciliario y cobraba más que un ginecólogo, nos dejó lamentablemente ya hace algunos años, pero Lola vive en Málaga y estamos en contacto diario a través de un grupo de WhastApp "Amigos de Manolo" en el que incluí a Lola que, por cierto, envía unos videos y archivos de Andalucía y Málaga, realmente espectaculares. Tanto a Charo como a Lola, les he hecho reconocimiento de su magisterio cuando he tenido ocasión de hacerlo entre amigos comunes y sobre todo en público con motivo de alguna conferencia mía, con ellas presentes en el auditorio lleno. También uno de mis libros "El Parto de Alto Riesgo" se lo dediqué a Charo y a Lola, con lo cual creo que soy de los poquísimos ginecólogos que le han dedicado uno de sus libros a sus matronas maestras queridas. Por lo tanto, siempre mi eterno agradecimiento a ellas.

Uno de los problemas que tenemos actualmente en la profesión de obstetricia, es decir todo lo relacionado con embarazadas y partos, son ciertas "interferencias" que hacen las matronas jóvenes (las ya expertas no caen en ese error), para tener mayor representatividad y mando sanitario y que hacen peligrar el para mi indisoluble equipo formado por obstetra y matrona, en la asistencia sanitaria.

Pues bien, estas "interferencias" entre obstetra y matrona, en los hospitales estoy seguro de que van a ser o están siendo solucionadas de una forma absoluta y tajante por las nuevas generaciones de médicos obstetras mujeres que hoy dominan en nuestros hospitales en razón de 4 mujeres por 1 hombre en las promociones de residentes. No hay nada como una mujer para solucionar el problema de otra mujer. Otra ventaja más sobre los hombres.

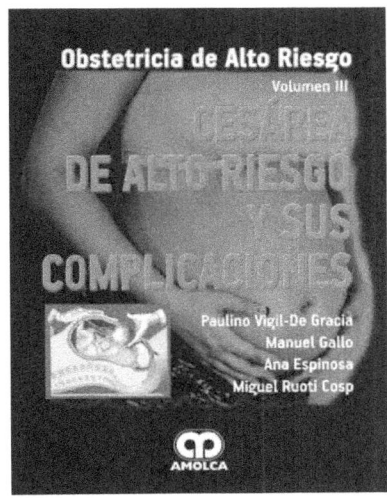

A las señoras Charo Ros y Lola Acién, Matronas de Obstetricia, en mis inolvidables años de Residencia en el Hospital Clínico de Granada. De allí aprendí, y lo digo con mucho orgullo, muchas cosas de la Obstetricia que sé, sobre todo en el fácil (para ellas) arte de partear, de conducir correctamente un parto y evitar algunas cesáreas.
Con todo cariño, agradecimiento, reconocimiento y eterna amistad a mis queridas Maestras Charo y Lola.

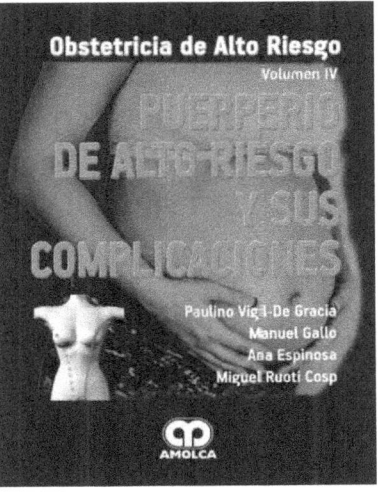

A todas las matronas (pateras u obstétricas) con las que tuve el placer de trabajar en equipo en los cuatro hospitales en los que he desarrollado mi trabajo profesional a lo largo de mi vida: Hospital Clínico Universitario de San Cecilio (Granada), Hospital de Clínicas (Montivideo), Hospital Materno.Infantil Universitario (Badajoz) y Hospital Materno-Infantil Universitario «Carlos Haya» (Málaga).

Dedicatoria de uno de mis libros a las matronas Charo Ros y Lola Acién y dedicatoria de uno de mis libros a todas las matronas con las que he trabajado en ms distintos hospitales

En España un médico especialista, en Obstetricia y Ginecología tiene por detrás 10 años de estudios (6 de medicina y 4 de especialidad) y una matrona, tiene por detrás 5 años de estudios (3 de ATS-Enfermería y 2 de especialidad de matrona). La diferencia es clara y meridiana y quien quiera tener la misma responsabilidad profesional que un ginecólogo, como es el fin de estas jóvenes matronas o matronos, la solución está bien clara y definida: estudiar medicina y hacer la especialidad. Realmente son ganas de complicarse la vida, ya que el ginecólogo o la ginecóloga y la matrona o el matrono, tienen trabajos muy definidos perfectamente en el sistema sanitario y así lo entendemos la mayoría de los profesionales, menos ciertas de ellas y muchos de ellos.

En definitiva, el ginecólogo que trabaja, en la medicina publica y en la privada (sobre todo ésta) con una buena matrona, tiene un tesoro.

LIBROS EN COLABORACIÓN CON MATRONAS

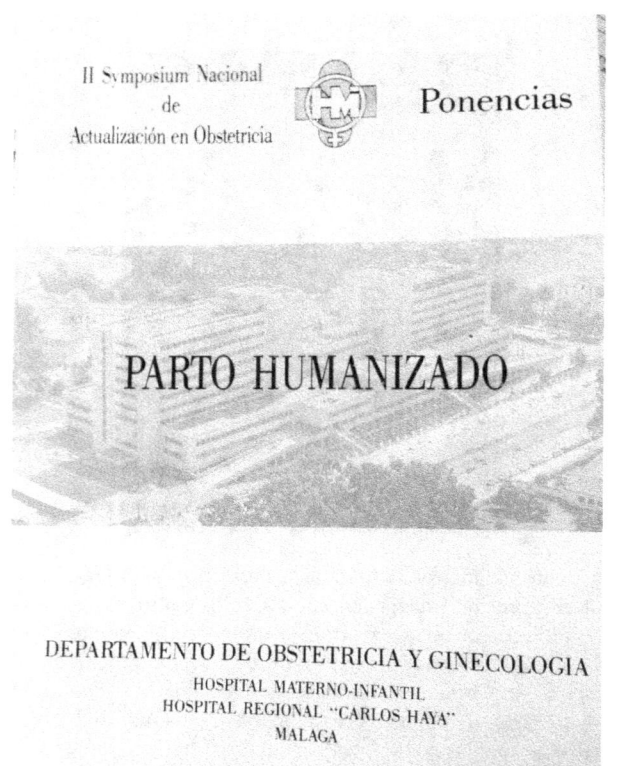

Publicación de mi hospital en 1987 sobre el parto Humanizado, en colaboración con las matronas

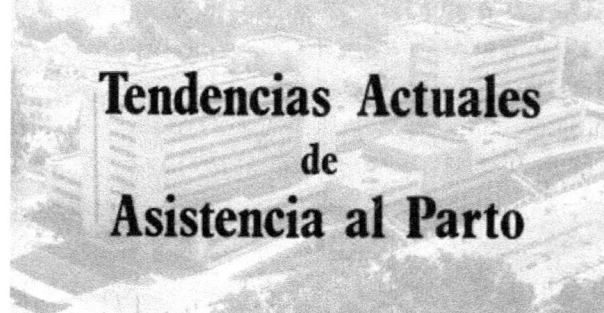

Publicación de mi hospital en el año 1985, en colaboración con las matronas

MATRONAS Y SUS DIFERENTES NOMBRES

A las matronas también se las conoce como **comadronas** o **parteras**. Según la Real Academia de la Lengua no existe ninguna diferencia entre matrona y comadrona. Ambos términos hacen referencia a una enfermera cualificada y especializada en salud sexual y reproductiva. La base académica y profesional que aporta la enfermería es imprescindible para ejercer correctamente la profesión de matrona. Las matronas son enfermeras diplomadas especialistas en obstetricia y ginecología; en cambio, la partera es una persona con experiencia en la atención de partos, que carece de cualificación académica.

Como enfermeras, las matronas educan, cuidan, enseñan, guían y acompañan a la familia durante todo el proceso maternal y, sobre todo, vigilan el estado de salud de la madre y su bebé durante todo el embarazo.

En otros países de Latinoamérica se conocen con el nombre de parteras, comadronas, enfermeras obstetras, obstetrices, obstetras, etc.

PAPEL DE LA MATRONA

En el seguimiento del embarazo, las **matronas** son observadoras y consejeras. Ellas se encargan de realizar distintas revisiones a las embarazadas, solicitando analíticas y ecografías, pruebas para descartar problemas de salud y confirmar que todo va bien. No obstante, la estrella del seguimiento del embarazo por parte de la matrona es, sin duda, "el curso de educación maternal", también conocido antiguamente como curso de preparación al parto, que actualmente es muy amplio, está dirigido no sólo a la mujer sino también a su pareja, y contempla ejercicios para el bienestar en el embarazo, y toda la información que los padres necesitan en el momento del parto y para los cuidados del recién nacido.

¿Por qué es tan beneficioso contar con una **matrona**? El apoyo de esta profesional del parto aporta a los futuros padres conocimientos y seguridad para vivir relajadamente esta etapa y así poder disfrutar de la maravillosa experiencia de la maternidad.

El 5 de mayo de cada año se conmemora el Día Internacional de la Partera o matrona, precisamente para reconocer su trabajo y la evidencia que respalda esta profesión, así como la necesidad de convertir esta evidencia en una mejora del respeto, la autonomía y las condiciones de trabajo de las matronas y los matrones de todo el mundo. Este 2024 han querido reconocer a las matronas y matrones como una solución vital para adaptar los sistemas sanitarios al cambio climático y reducir las emisiones de carbono de el sector salud.

FUNCIONES DE LA MATRONA EN EL EMBARAZO, PARTO Y PUERPERIO

Según la Federación de Asociaciones de Matronas de España (FAME), para entender bien las **funciones de las matronas**, hay que tener en cuenta que en la vida de la mujer, la maternidad, el embarazo, el parto, el puerperio o la menopausia no son problemas de salud, sino procesos que forman parte de la fisiología femenina. Las matronas están perfectamente cualificadas y preparadas para alertar de las situaciones de desviación de la normalidad en estos procesos y delegar en un ginecólogo –cuya función como médico es curar patologías o enfermedades– siempre que sea necesario. Los médicos deben intervenir cuando la normalidad cambia de rumbo y aparecen patologías.

Durante el parto, las matronas también se consideran observadoras, consejeras y acompañantes. Son las mujeres las que dan a luz desde el origen de la humanidad y las matronas las ayudan y guían. La matrona, además, ejerce un papel insustituible en el periodo del posparto, al dar un importante apoyo emocional a las madres, y ayudar a resolver los problemas que les surgen tanto a ellas como a la familia tras el parto.

Desde la Federación de Asociaciones de Matronas de España (FAME) se destaca que "la matrona es una profesional esencial en un ámbito tan importante como el de la maternidad y la atención integral durante el ciclo vital de la mujer en todas sus fases: salud reproductiva, climaterio y sexualidad. Las competencias específicas que tienen las matronas son la atención al parto normal, los

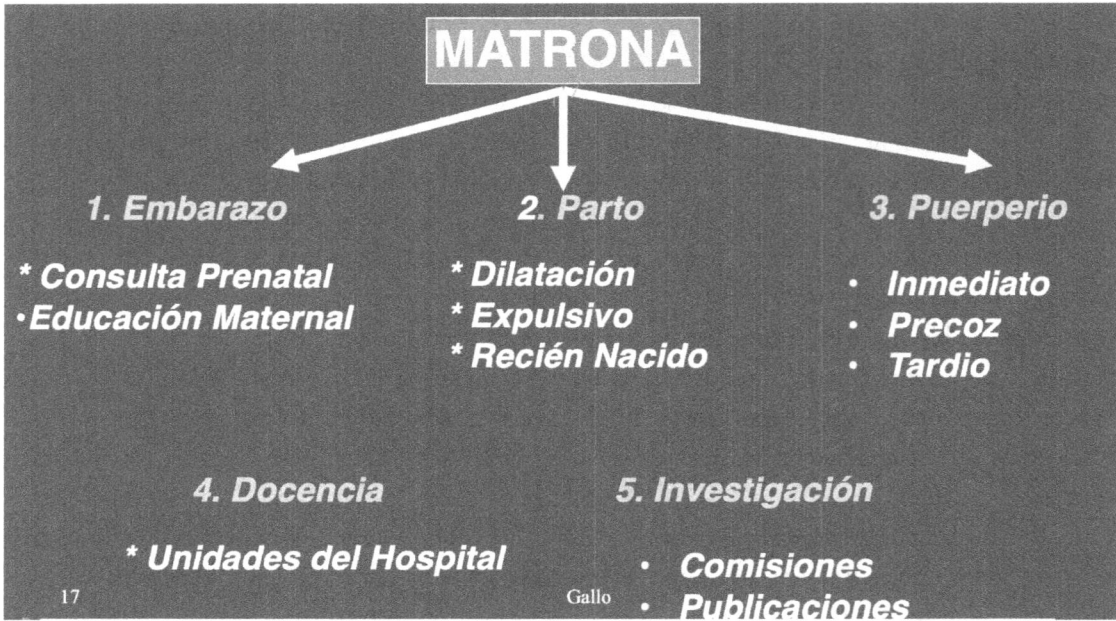

Funciones de la Matrona hoy día en nuestros hospitales

cuidados y asistencia a la madre durante el parto, el reconocimiento y cuidados al recién nacido, la facilitación de programas de preparación parental al parto, y la prestación de información y asesoramiento adecuados sobre planificación familiar".

Además, durante el puerperio, la lactancia es uno de los periodos donde la figura de la matrona es de gran importancia, debido a que las estancias hospitalarias son cada vez más cortas y dificultan el proceso de aprendizaje e instauración de la lactancia. La orientación y recomendaciones de las matronas son fundamentales para el buen inicio de la lactancia.

PAPEL DE LA MATRONA EN EL EMBARAZO

El papel de la **matrona** en el embarazo es muy importante, ya que brinda a las mujeres la posibilidad de reconectar con la sabiduría que ya poseen, aportando seguridad desde sus conocimientos sobre fisiología femenina, vigilando el estado de salud de la embarazada, la evolución de la propia gestación y el desarrollo del bebé en su interior.

Durante el embarazo, la matrona en su consulta cumple las siguientes funciones:

- **Coordina las citas con el ginecólogo** para la realización y revisión de ecografías y analíticas.
- **Informa de las pruebas que debe realizarse la futura mamá** en cada etapa de la gestación.
- **Aconseja a la embarazada**, pregunta y responde sobre sus dudas y temores.
- **Controla la evolución del embarazo** para que se desarrolle dentro de la normalidad, con la medición de la tensión arterial, el control del peso, el crecimiento del útero mediante la medida del perímetro abdominal, y la vigilancia de la frecuencia cardiaca fetal escuchando los latidos del corazón del bebé.
- **Pauta hábitos de vida saludable** en materia de alimentación, higiene, actividad diaria, ejercicios para el fortalecimiento del suelo pélvico, cambios propios del embarazo…
- Se encarga **de impartir los cursos de Educación Maternal** y aconseja sobre el mejor momento para comenzarlos.
- **Ofrece consejos para aliviar las molestias** propias de cada trimestre de la gestación.

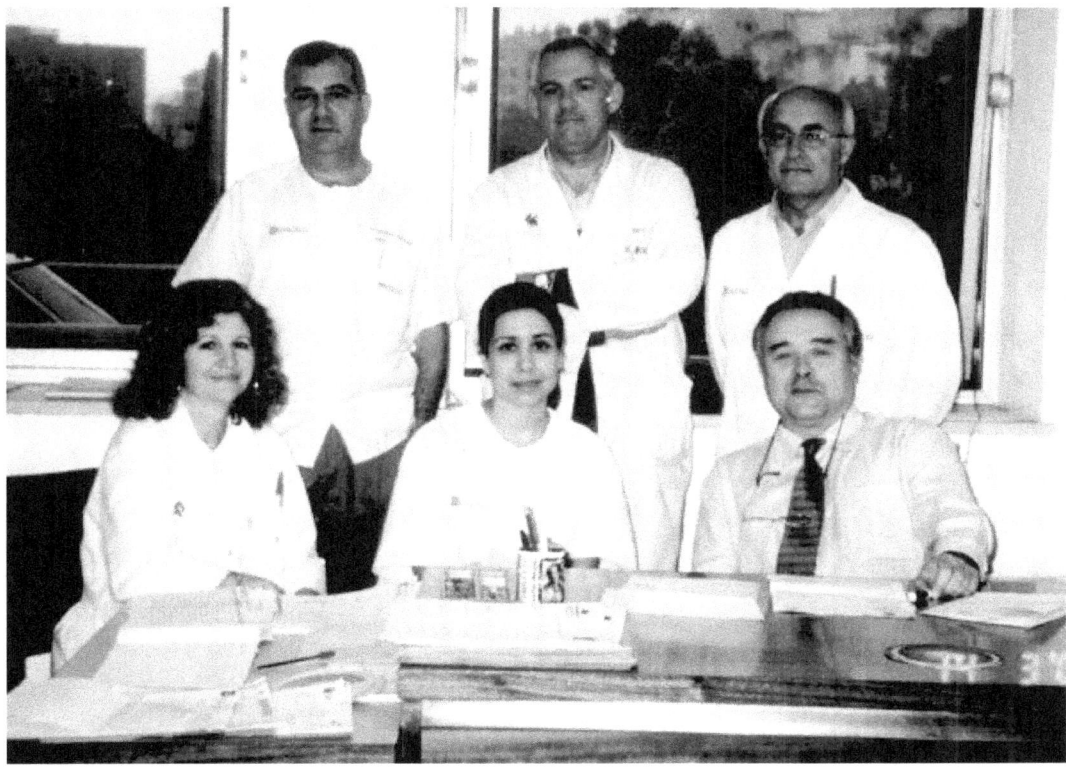
Equipo de la sección de Diagnóstico Prenatal de mi hospital. La matrona Julia, abajo a la izquierda

FUNCIONES DE LA MATRONA DURANTE EL PARTO

La **matrona asiste a la mujer en el parto**, tanto en la parte técnica como en la vivencial, durante su estancia en la clínica o en el hospital. Acompaña a la mujer y a su pareja de una forma global, es decir, por un lado, cuida del bienestar físico materno-fetal y, por otro, atiende la situación emocional intensa por la que atraviesa la futura mamá en el momento del parto.

- **Recibe y realiza el primer reconocimiento** a la parturienta para valorar en qué etapa del parto se encuentra.
- Si el parto se ha iniciado, **realiza el parte de ingreso hospitalario**.
- **Acomodará a la futura mamá** y la conducirá a su habitación o a una sala de dilatación donde permanecerá durante el trabajo de parto.
- **Atenderá a la mujer durante todo el trabajo de parto**, controlando las contracciones, el grado de dilatación, el bienestar fetal…, para descartar cualquier complicación.
- Si la mamá ha solicitado anestesia epidural, la matrona es la encargada de **avisar al anestesista en el momento oportuno**, ya que la epidural debe ponerse a partir de los 2 cm de dilatación.
- **Controla el estado del bebé** y su latido cardiaco a través de la monitorización fetal, así como la frecuencia y la eficacia de las contracciones uterinas.
- **Vigilará el grado de dilatación del periné** materno hasta los 10 cm para conducir después a la mujer hasta el paritorio.
- En el paritorio, coincidiendo con el momento del expulsivo, **recibe al bebé y lo coloca piel con piel encima de la mamá**, sutura los posibles desgarros o la episiotomía, y valora la integridad del periné.

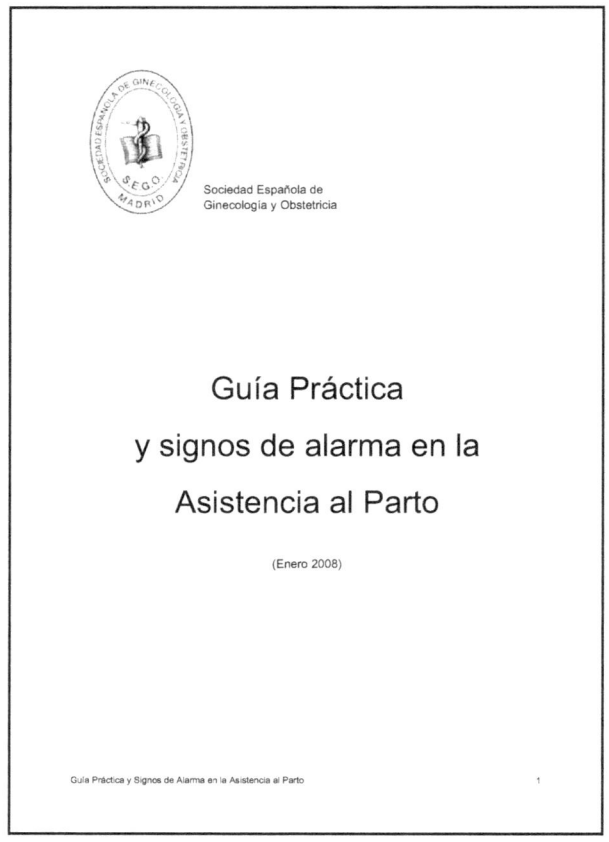

Esquema de la SEGO en la asistencia al Parto. Las siglas OBS corresponden al medico obstetra y ginecólogo que debe estar presente en la sala de partos controlando la evolución del parto

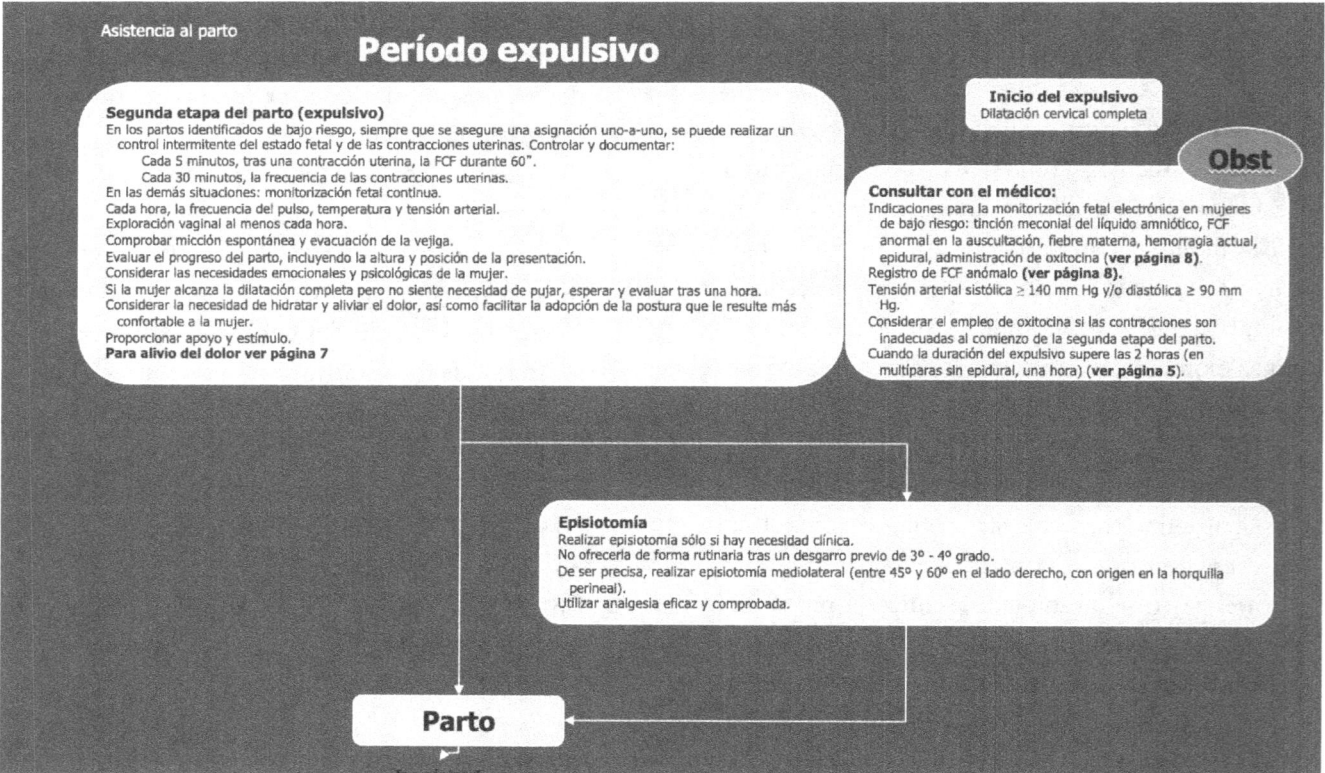

Aspectos Legales de la Monitorización Fetal

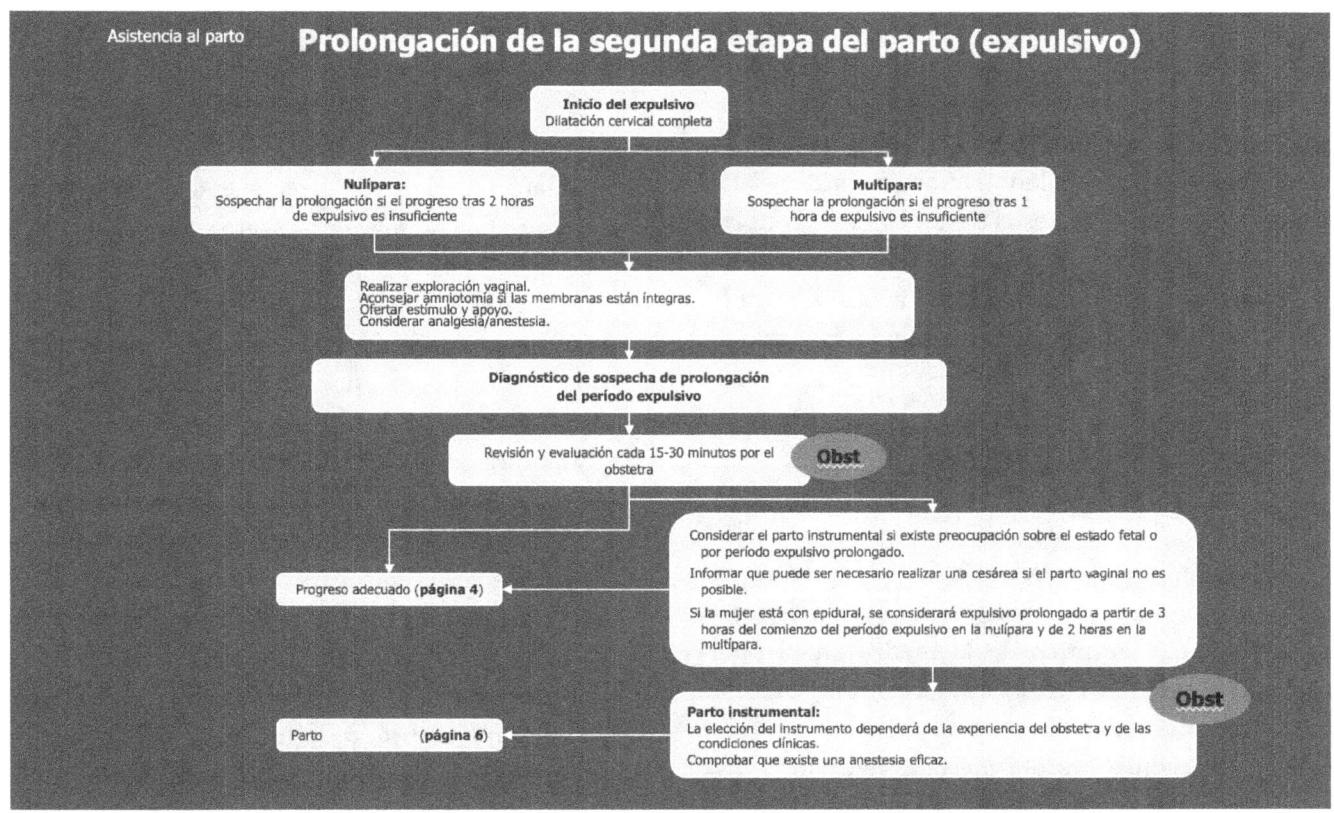

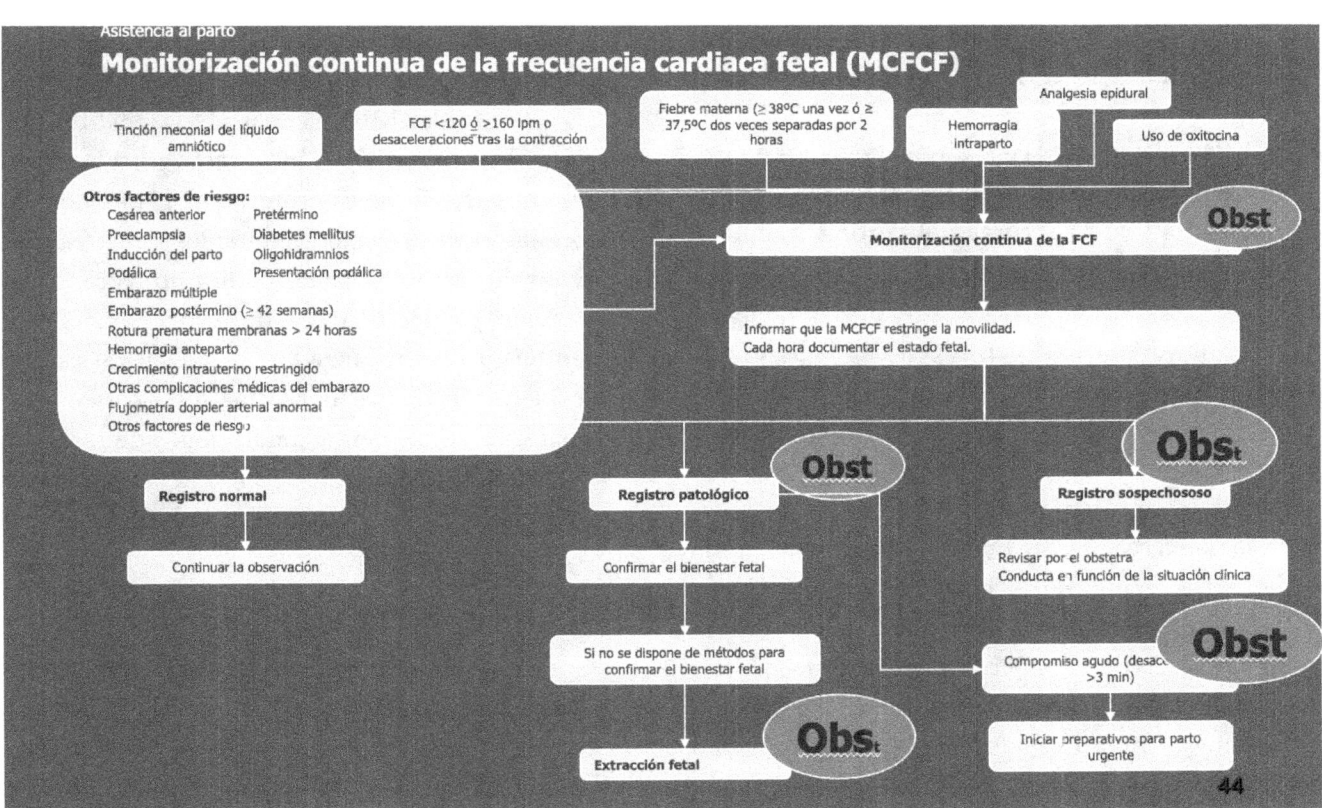

ATENCIÓN AL RECIÉN NACIDO

Durante los días de estancia en la clínica o en el hospital, la matrona **valora el estado físico de la mamá y de su recién nacido** durante las tres primeras horas posteriores al parto. Después recibirán la atención de las enfermeras.

Favorece el contacto precoz madre e hijo para **facilitar la instauración de la lactancia materna**.

LA MATRONA Y EL PUERPERIO

La figura de la **matrona** también juega un papel clave en las semanas posteriores al parto y el nacimiento del bebé. La matrona es la encargada de **vigilar el estado físico y anímico de la madre en el puerperio** a través de dos revisiones importantísimas. La primera cita es justo a la semana del nacimiento del bebé y, la segunda, 40 días después del parto.

Durante estas revisiones, la matrona llevará a cabo las siguientes funciones:

- Vela por el bienestar de la madre y su bebé: resuelve dudas sobre la lactancia, sueño del bebé...
- Vigila el estado de la episiotomía o de los puntos en el caso de cesárea.
- Aconseja sobre las **curas del cordón umbilical del bebé** y vigila su estado.

Siete días después de dar a luz tiene lugar la **primera revisión con la matrona**. En esta primera visita, la matrona valorará el estado de salud de la mujer, explorando su periné y el estado de sus mamas. Se interesará por la marcha de la instauración de la lactancia y por las dudas o dificultades de la madre en la crianza de su bebé.

Debido a que el cambio hormonal que se produce en el cuerpo de la mujer tras el parto puede desencadenar depresión posparto, la matrona también estará muy atenta al estado emocional de la recién estrenada mamá.

En el aspecto fisiológico, la matrona:

- **Comprobará el estado de la episiotomía.** Este corte, que se realiza en el periné para facilitar la salida de la cabeza del bebé por el canal del parto, tiene riesgo de infectarse durante la primera semana tras el parto. La recomendación es mantener una buena higiene posparto dos veces al día, secar con secador (nunca con toallas), y utilizar compresas de celulosa, sin plástico para evitar que la zona esté húmeda. En caso de infección, recomendará un antibiótico compatible con la lactancia.
- **Valorará el estado de la cicatriz de la cesárea.** Aunque la cura suele realizarse al quinto día después de dar a luz en el centro de salud, la matrona suele encargarse de quitar los puntos a los siete días en la primera revisión. En ocasiones puede esperarse hasta el noveno día. La cicatriz de la cesárea tiene menos posibilidades de infectarse.
- **Explorará el estado de las mamas.** Las madres primerizas suelen tener más problemas con la instauración de la lactancia. Conviene llevar al bebé a esta primera revisión para que la matrona controle si el niño se coge bien al pecho y seguir sus consejos al respecto. Es posible que aparezcan grietas en los pezones por una mala postura del bebé al mamar, o debido a que la piel es delicada y aún no está curtida, como ocurre en embarazos posteriores. Para evitar las grietas en los pezones, mantenlos siempre secos y lávalos solo con agua. Utiliza protectores para empapar las pérdidas de leche, y cámbialos en cuanto estén húmedos. La palpación es otra exploración que realiza la matrona para confirmar que no existen acumulaciones de leche en el interior de las mamas que puedan dar lugar a una **mastitis**. La matrona te enseñará a vaciar el pecho manualmente.

LA SEGUNDA REVISIÓN POSPARTO CON LA MATRONA

La **segunda cita con la matrona** debe producirse a los **40 días después del parto**. Como novedad, en esta segunda revisión con la matrona se realiza una citología, que consiste en tomar una muestra de tejido vaginal que se analiza en el laboratorio para descartar una posible infección, y se trata el tema de las relaciones sexuales.

Durante esta segunda revisión, se vuelve a repetir el protocolo de salud de la primera cita, es decir, la exploración de las mamas y la observación de la cicatriz de la episiotomía o de la cesárea. La matrona realizará una valoración general del estado de salud de la mujer, y en su consulta ésta podrá tratar todos los aspectos que le preocupan en esta etapa, relacionados con su salud física y emocional, así como con la crianza del bebé.

Interés especial tiene el capítulo dedicado a la reanudación de las relaciones sexuales. Tras la confirmación de que todo está bien tras la citología, y siempre que hayan transcurrido 40 días después de dar a luz −conocidos como la cuarentena−, la mujer está preparada para volver a la normalidad de su vida sexual. No obstante, la matrona puede ayudar siempre que surjan problemas de tipo psicológico, como miedo a dañar la cicatriz, o físicos en el caso de que la mujer no haya dejado de manchar o la cicatriz cause dolor al reanudar las relaciones sexuales con penetración, debido a que no hayan regenerado correctamente las terminaciones nerviosas.

DIFERENCIAS ENTRE LAS MATRONAS Y LAS DOULAS

Las matronas (parteras, enfermeras obstétricas, obstetras, obstetrices, midwafe, etc) son enfermeras especializadas y se encargan del seguimiento del embarazo en la consulta, imparten las clases de preparación al parto y también acompañan a la madre durante el nacimiento y el postparto en el hospital. Ofrecen apoyo emocional y enseñan a la parturienta a empujar durante el descenso del niño, reciben al bebé y pueden realizar intervenciones menores como la episiotomía.

Tienen todas las competencias para asistir un parto normal, sólo en caso de parto instrumental (vacuo, fórceps o espátulas) o cesárea dejan paso al obstetra.

La matrona es una profesional reconocida internacionalmente en todos los sistemas sanitarios, en los que se considera una figura esencial para el mantenimiento y la mejora de la salud sexual y reproductiva de las personas e incide especialmente durante el embarazo, parto y posparto y en los distintos momentos del ciclo vital de las mismas.

Su formación en España es la de una enfermera especialista en obstetricia y ginecología, es decir, primero realiza estudios universitarios durante 3 años, después se presenta a un examen tipo MIR que debe superar para acceder a una formación especializada que dura 2 años más y, finalmente, si es considerada apta en estos dos años, obtiene el título expedido por el Ministerio de Sanidad y el de Educación como Enfermera Especialista en Obstetricia y Ginecología. Está formación cambia en los distintos paises de Latinoamérica. Por lo tanto, son 5 años de formación universitaria para poder brindar la mejor atención en salud sexual y reproductiva a la población.

La matrona es el profesional de la salud que tenemos como referente para todos los procesos fisiológicos relacionados con la sexualidad y la reproducción, está preparada para acompañar a la mujer en las diferentes etapas de su ciclo vital para fomentar las prácticas saludables, buscar soluciones a los problemas y detectar y prevenir posibles riesgos o alteraciones que puedan aparecer.

Tiene un perfil competencial perfectamente definido al que se le exige un nivel de capacitación elevado, con unas responsabilidades profesionales determinadas. La matrona tiene una formación reglada y regulada incluso a nivel europeo a través de directivas sobre salud sexual y reproductiva.

En definitiva, la matrona desempeña un papel en la sociedad definido y responsable en materia de salud y de acompañamiento de las mujeres y sus recién nacidos en el embarazo-parto y puerperio.

Las doulas son mujeres que, generalmente, han pasado por el proceso de la maternidad y que comparten sus experiencias. Se puede decir que aconsejan a otras madres basándose en sus propias vivencias sobre cómo afrontar este momento. Son mujeres sin formación específica, por lo tanto, no deben rendir cuentas sociales de lo que hacen. No tienen o no se les puede exigir responsabilidades, ya que no es una profesión reconocida ni capacitada. Su labor puede ser equiparada a la ayuda que prestan de manera desinteresada y gratuita otros grupos de autoayuda dentro de la población (grupos de apoyo a la lactancia, grupos de apoyo para parejas en procesos de adopción, grupos de apoyo para familias con embarazos múltiples, etc.).

En otros países, como en Estados Unidos o en algunos países anglosajones, las doulas aparecieron mucho antes que en España. Quizá por eso allí sus tareas están bien delimitadas. La labor de la doula en estos países se circunscribe al apoyo en las tareas domésticas y el cuidado de los otros niños de la familia una vez que la madre está de vuelta en casa con la nueva criatura.

Una doula no puede realizar el trabajo de una matrona, no debe hacerlo y ella lo sabe, la matrona también. Las doulas acompañan y dan apoyo emocional y físico a la mujer en el embarazo, parto y primera etapa del postparto, tanto en domicilios como en hospitales. Su formación abarca diversos conocimientos sobre fisiología del embarazo y sobre parto y puerperio, pero no tienen preparación académica específica.

Por esta razón no realizan exámenes y exploraciones médicos y su labor es de apoyo y orientación: empleo de masajes y aromaterapia, sugerir las posiciones más adecuadas y facilitar el desarrollo del parto y el inicio de la lactancia.

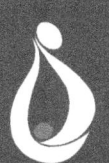

Proyecto Docente "Ágora Médica" (www.agoramedica.com)
Campus online de Medicina Materno-Fetal «Caldeyro Barcia»
Diplomado en «Fundamentos, Indicaciones y Técnicas de Monitorización Biofísica Fetal en Embarazo y Parto»
Módulo IX. Aspectos Legales de la Monitorización Fetal
Unidad 2.3. Errores y posibles malas interpretaciones de los métodos...

2.3.

Errores y posibles malas interpretaciones de los métodos de monitorización de la frecuencia cardíaca fetal

Manuel Gallo
Enrique Gálvez
Alberto Puertas

ÍNDICE

* Introducción
* Errores del Método directo
* Errores de Cronología del Embarazo
* Errores de calibración del Monitor
* Errores de los Métodos indirectos
* Bibliografía Seleccionada

INTRODUCCIÓN

Al realizar una monitorización fetal, cuando llega el momento de interpretar el registro, tenemos que ser muy cuidadosos para no cometer errores técnicos (no médicos) en el diagnóstico, ya que la gráfica que tenemos delante y que vamos a interpretar puede tener los siguientes errores técnicos, que vamos a exponer a continuación.

Debemos ser muy cuidadosos ya que podemos vernos en problemas médicos[1] e incluso de tipo legal[2] si no interpretamos correctamente la grafica del monitor fetal.

ERRORES DE CALIBRACIÓN DEL MONITOR

1. Conocer la velocidad del papel del registro cardiotocográfico (habitualmente usamos en España, 1 cm por minuto), ya que la interpretación de un registro puede ser diferente si la velocidad del papel es mayor a la habitual nuestra (en USA se suele utilizar el papel a 3 cm/min)
2. Calibrar la hora real (Fig. 3-2). Comprobar que la hora de comienzo del registro cardiotocográfico, coincide con la hora del monitor. Este detalle hay que tenerlo en cuenta en los casos de cambios horarios de los países en primavera y otoño, para no tener problemas a la hora de interpretación del registro cardiotocográfico en relación con la hora de la evolución del proceso del parto.

ERRORES DEL MÉTODO DIRECTO

Es el método más fiable. Sus inconvenientes son el que se precisa amniorrexis artificial de las membranas ovulares y que es un método cruento al ir inserto el electrodo sobre la presentación fetal (riesgo de hematomas, abscesos, etc.). Los errores en la determinación provienen de:

- Interferencias eléctricas.
- Incorrecta aplicación del electrodo.
- Muerte fetal, en cuyo caso el monitor captará por defecto la frecuencia cardíaca materna (Fig. 3-3).

ERRORES DE LOS MÉTODOS INDIRECTOS

Son mucho más inocuos y cómodos de aplicar, pero están sujetos a mayores errores de determinación.

- Falsa variabilidad latido a latido. Es común a todos los métodos indirectos, por interferencias con el ECG materno (en el caso del ECG fetal abdominal). Los modernos monitores de ultrasonidos dan registros mucho más fiables que los antiguos.
- Pérdidas de foco. Causadas principalmente por movimientos maternos, fetales, obesidad materna.
- Interferencias. Pueden ser eléctricas (en el ECG abdominal), acústicas (en el fonocardiograma), y de movimientos (en los monitores de ultrasonidos) (Fig. 3-4 a Fig. 3-6).
- Duplicidad o reducción a la mitad de la FCF: Cuando la FCF cae por debajo de 70 lat/min el monitor la interpreta como errónea y toma la FI a partir del intervalo entre el primer y segundo ruido cardíaco, o bien entre el movimiento de las aurículas y los ventrículos, dando así una FCF doble de la real (Fig. 3-7). Lo mismo ocurre cuando la FCF es mayor de 180 lat/min, solo que en este caso la interpreta como errónea por exceso de frecuencia y la reduce a la mitad.
- Patología Fetal. Puede simular un registro anómalo como en el caso de un bloqueo cardiaco (Fig. 3-8) o muerte fetal (Fig. 3-9).

ERRORES DE CRONOLOGÍA DEL EMBARAZO

La gráfica de la frecuencia cardíaca fetal durante el embarazo puede ser distinta, dentro de la normalidad, según las diferentes semanas o periodos del embarazo.

Una gráfica de un feto prematuro de 25 semanas puede interpretarse como normal (Fig. 3-10), aunque los parámetros reflejados en la misma no son compatibles con la normalidad en un embarazo de termino (Fig. 3-11).

BIBLIOGRAFÍA SELECCIONADA

1. Gallo M. Monitorización Biofísica Fetal. Amolca 2011.
2. Gallo M, Fabre E y De Lorenzo R. Como evitar las Demandas Judiciales en Obstetricia y Ginecología. Ed. Amolca, 2013.

Datos para recordar

* Revisar fecha y hora del papel, antes de iniciar la monitorización fetal.
* Revisar velocidad del papel, antes de iniciar la monitorización fetal.
* Vigilar problemas técnicos.
* Revisar «registros raros» de la FCF.
* Descartar patología cardiaca en bradicardias continuas fetales.
* Vigilar FCF tras cambios de métodos de captación de FCF.
* Tener en cuenta la semana del embarazo para la interpretación de la FCF.

Mis apuntes

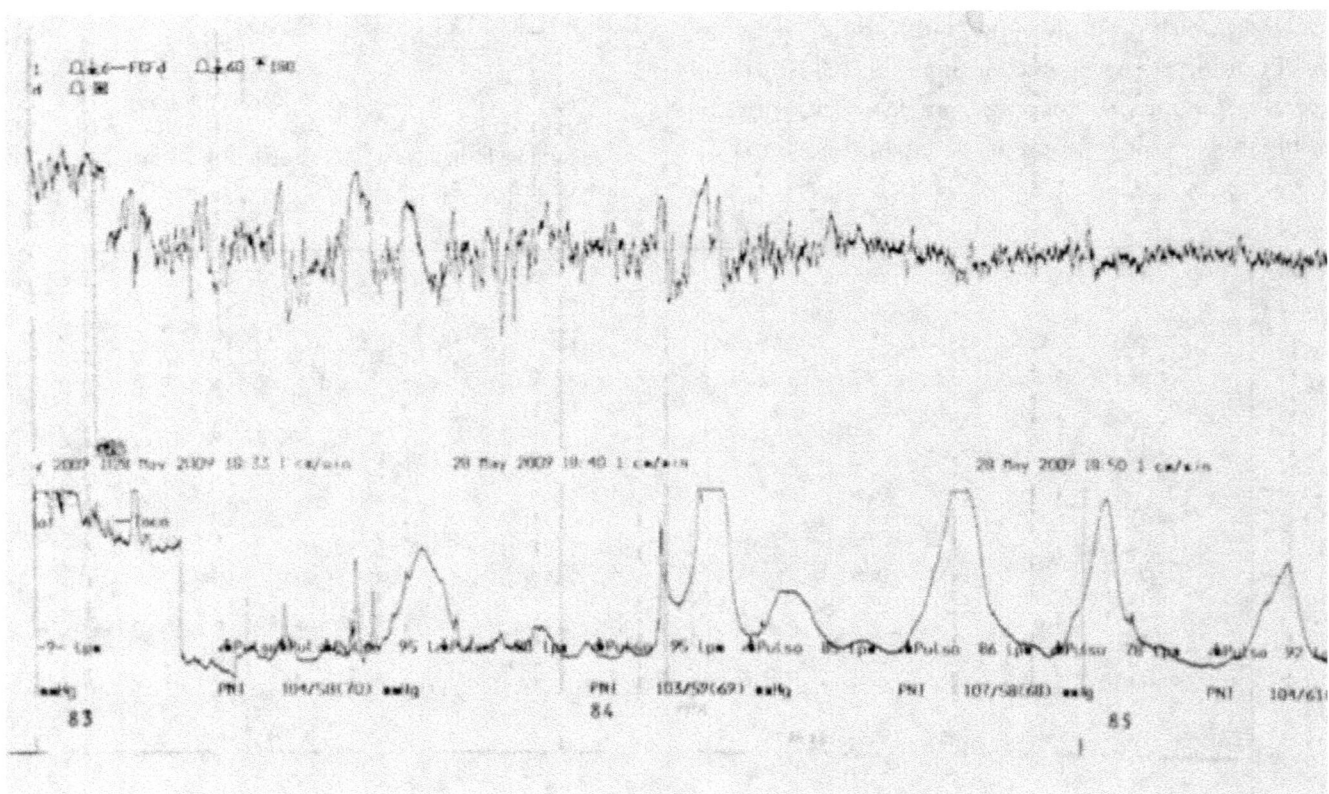

Fig. 3-2. Papel del monitor con la fecha y hora registrada, cada 10 minutos y la velocidad del papel (1 cm/min).

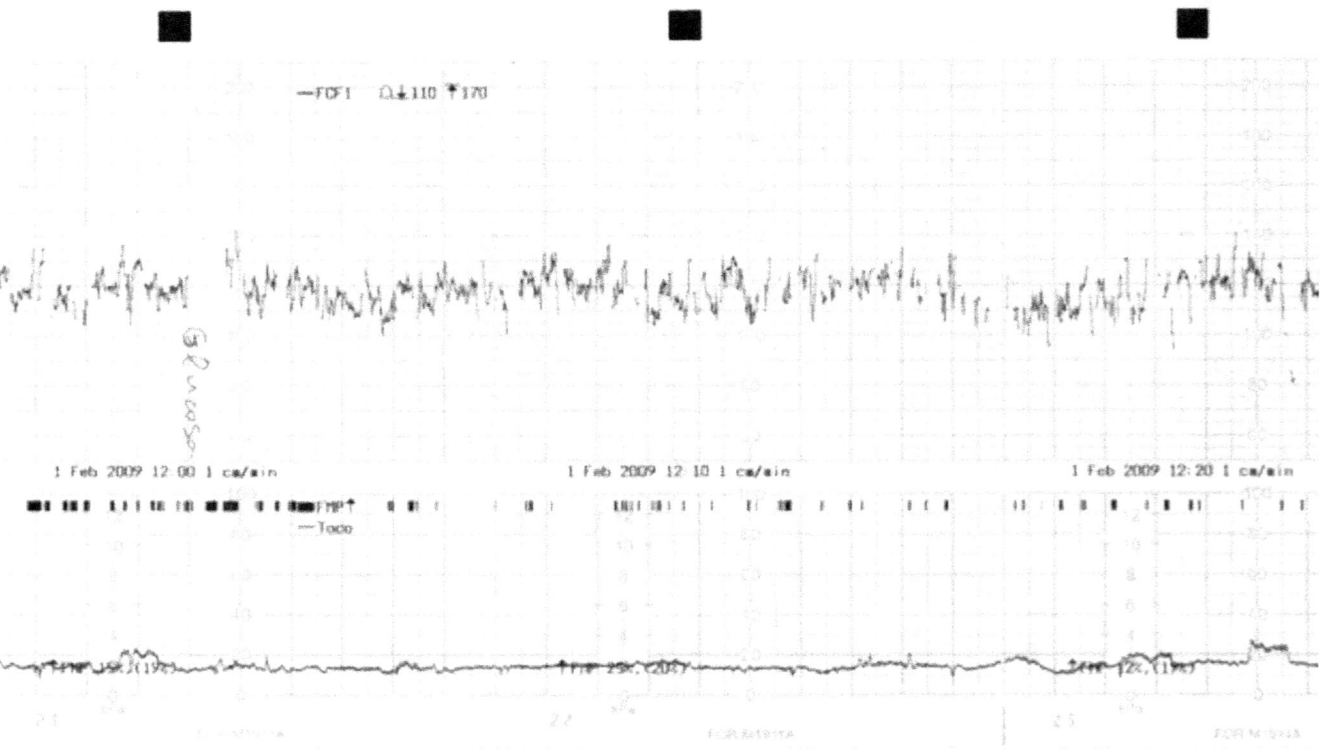

Fig. 3-3. Monitorización de la frecuencia materna en ausencia de latido fetal, feto muerto. Error por no determinar frecuencia cardíaca materna al inicio del registro.

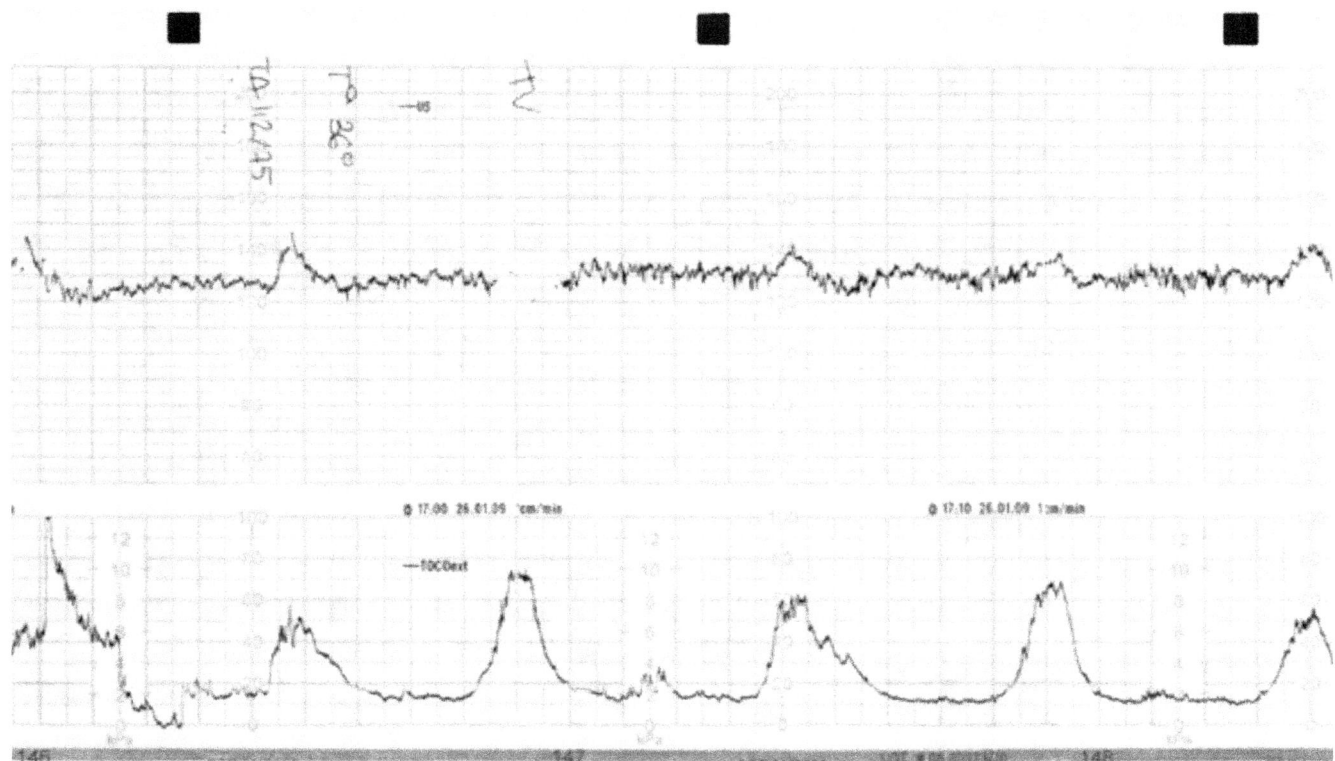

Fig. 3-4. Latido materno en periodo de dilatación. Se producen ascensos de la frecuencia cardíaca materna, simultaneamente a las contracciones. Latido fetal no registrado, feto vivo. Error por no determinar frecuencia cardíaca materna al inicio del registro.

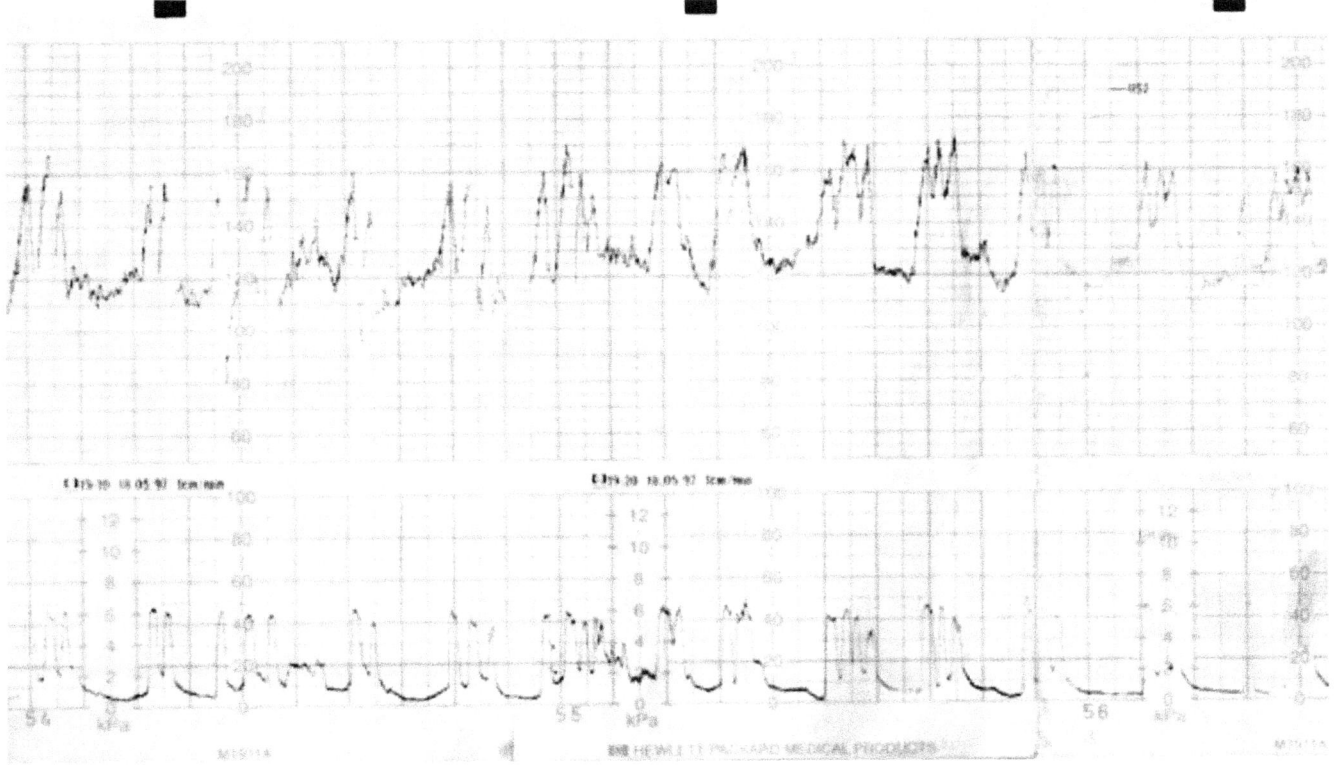

Fig. 3-5. Ascensos de la frecuencia cardíaca materna coincidentes con cada uno de los pujos. Error de monitorización, feto no monitorizado.

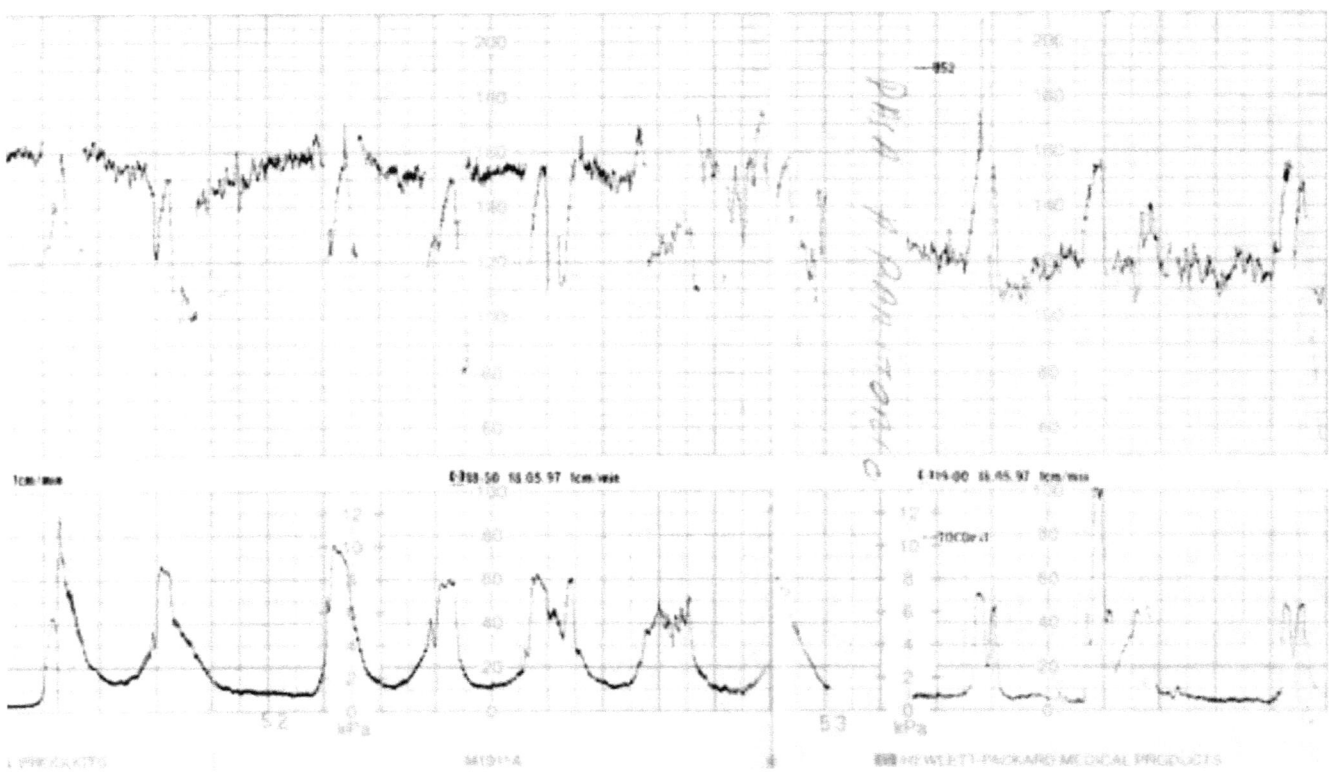

Fig. 3-6. Cambio de monitorización fetal a materna tras el traslado a paritorio. Error de monitorización por no determinar la frecuencia cardíaca materna tras conectar nuevamente el registro cardiotocográfico.

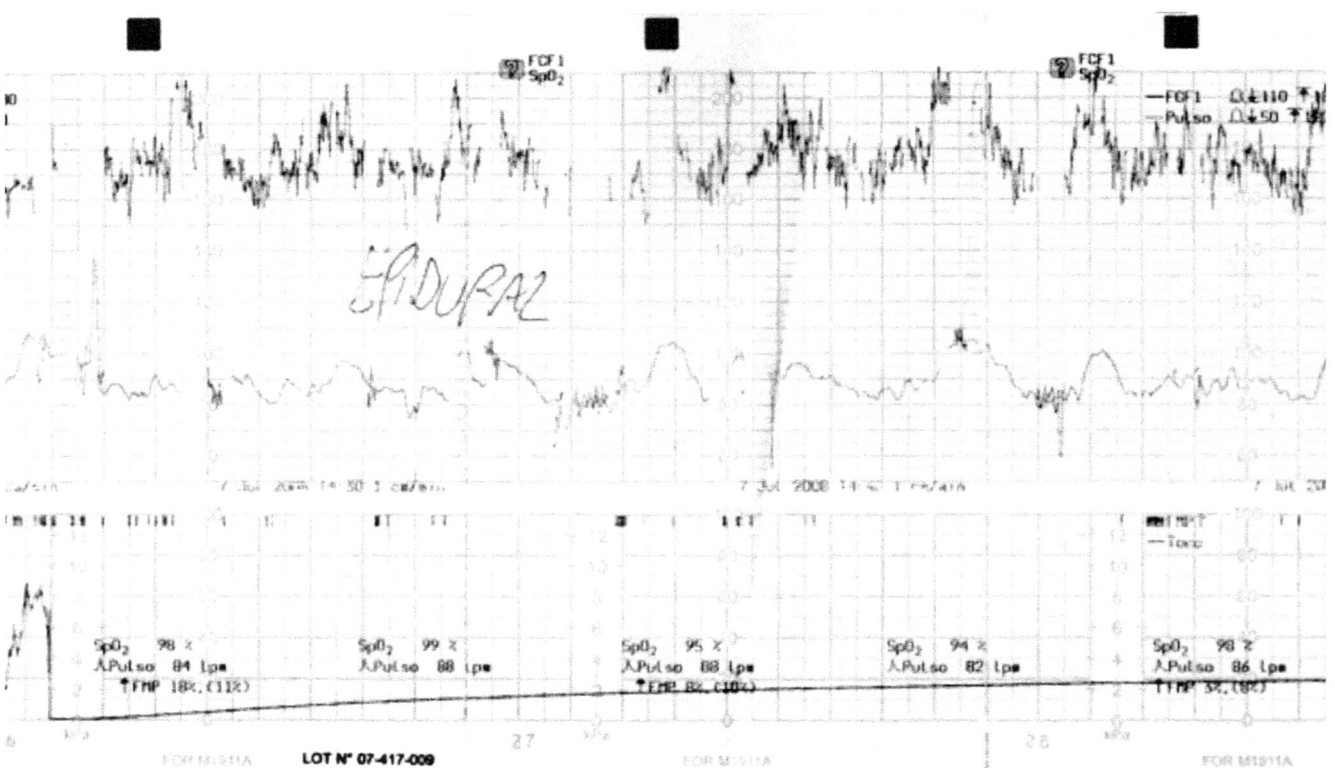

Fig. 3-7. Error de monitorización, el equipo esta multiplicando la frecuencia cardíaca materna por dos, no se registra la frecuencia cardíaca fetal.

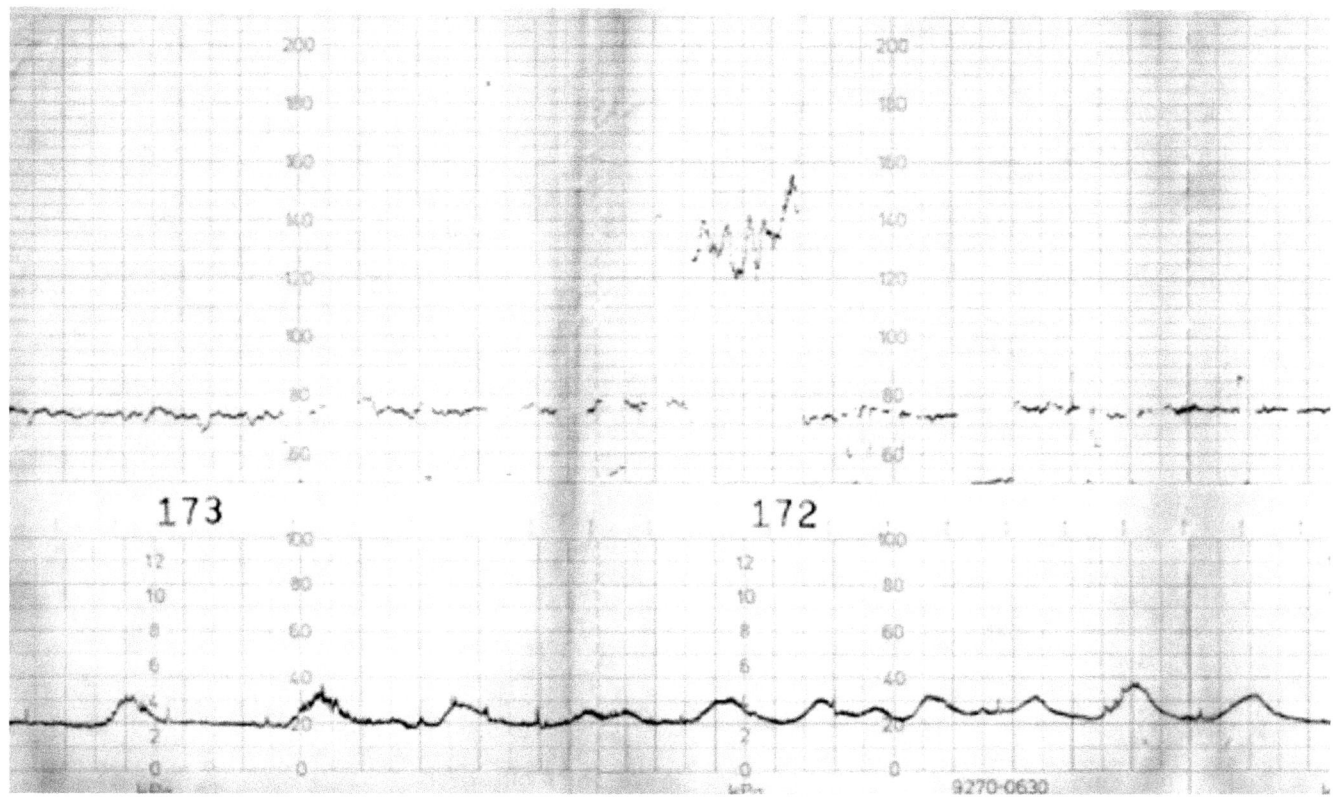

Fig. 3-8. Bloqueo cardiaco fetal.

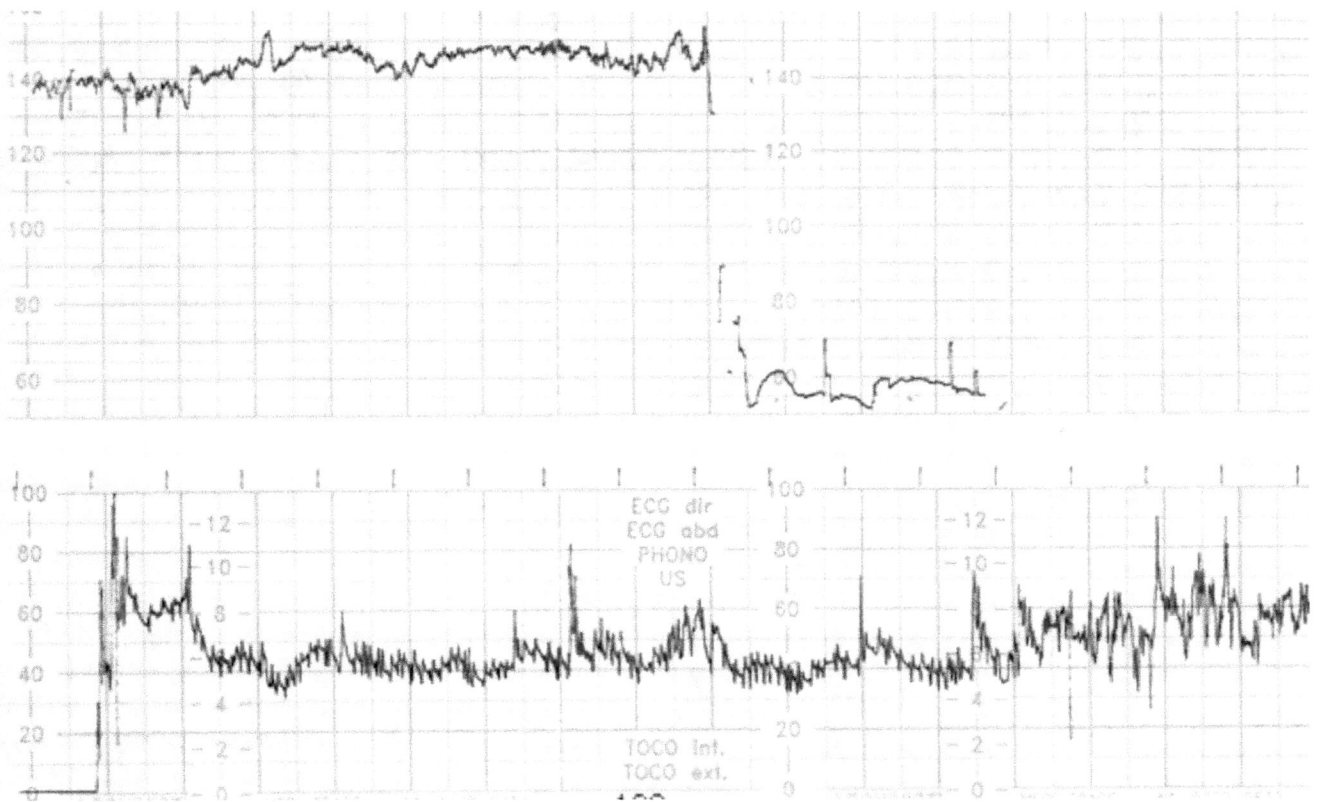

Fig. 3-9. Muerte fetal intraparto.

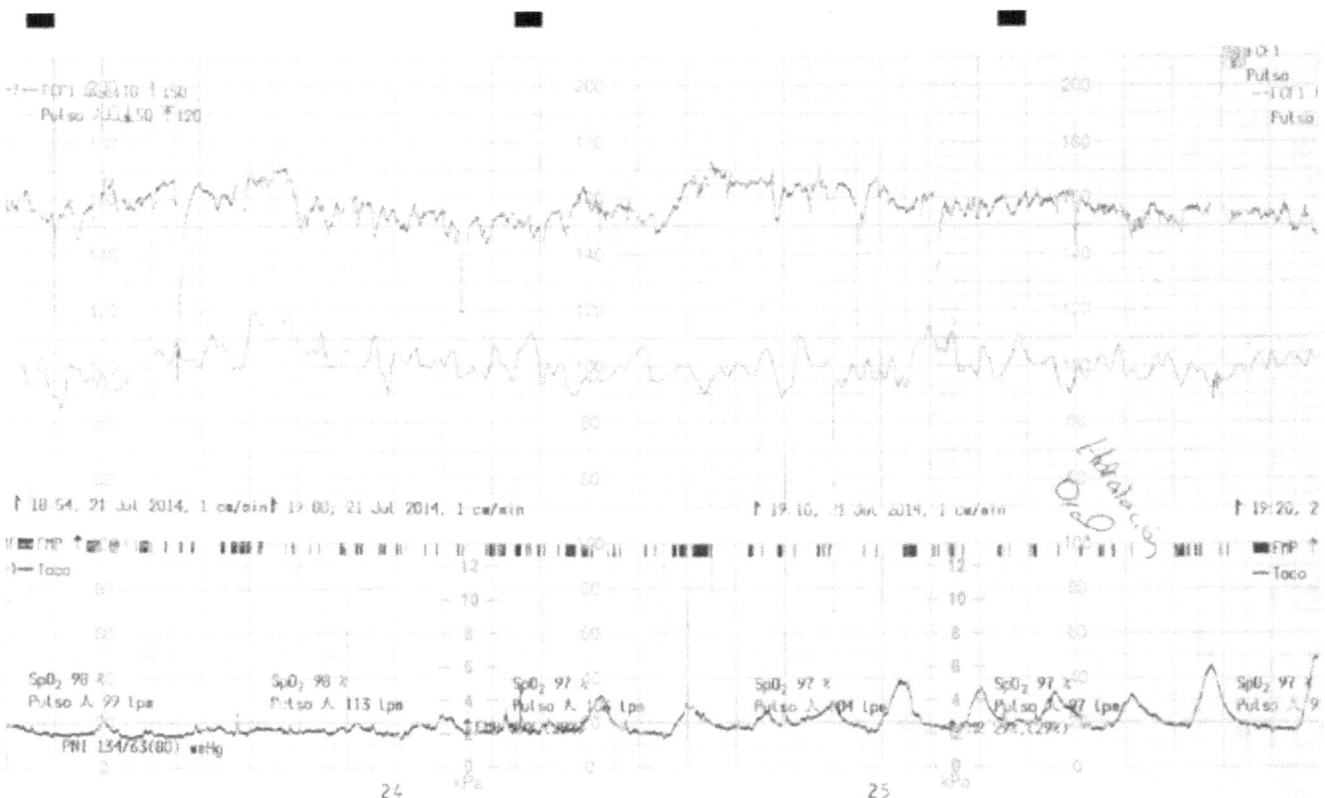

Fig. 3-10. Registro normal en un prematuro de 25 semanas. No hay ascensos transitorios y la variabilidad es irregular.

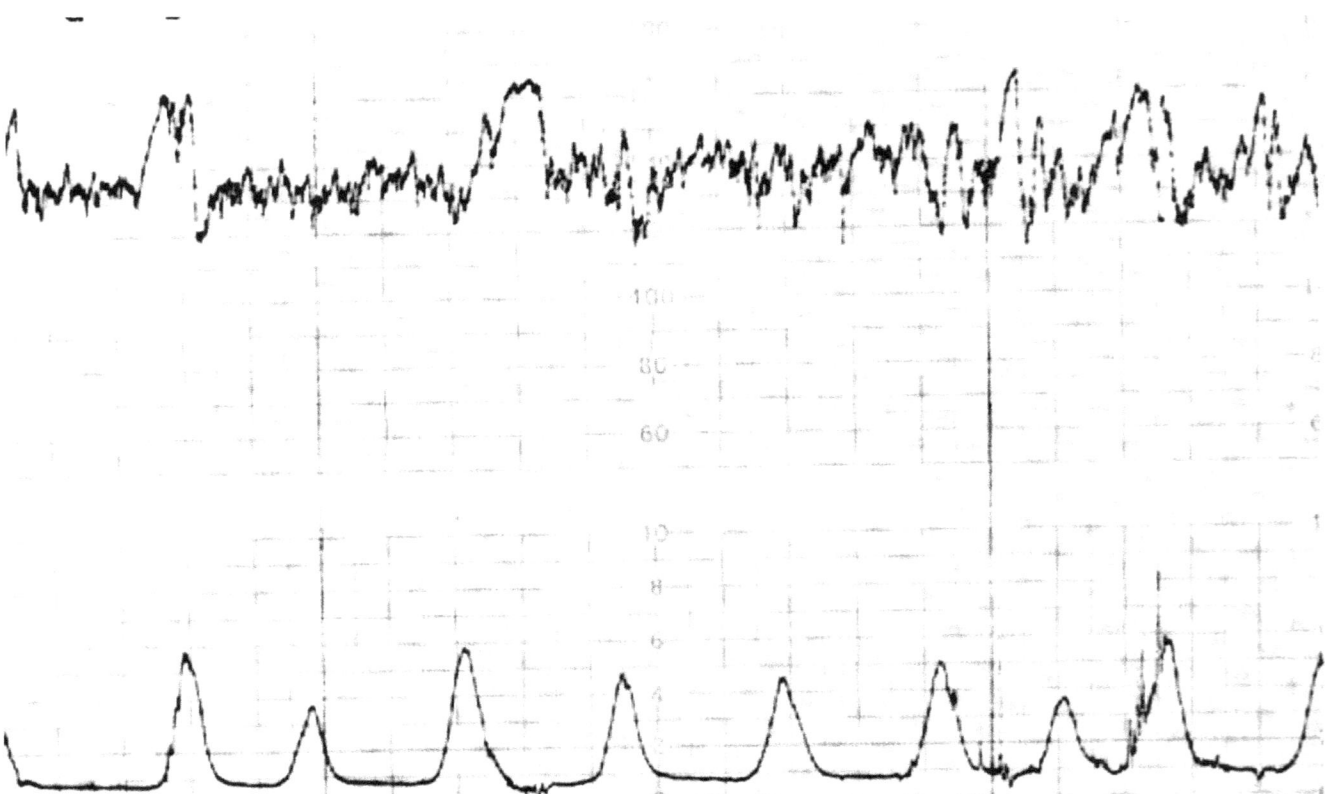

Fig. 3-11. Registro normal en un parto de termino. Hay ascensos transitorios y la variabilidad es regular.

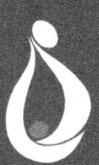

Proyecto Docente "Ágora Médica" (www.agoramedica.com)
Campus online de Medicina Materno-Fetal «Caldeyro Barcia»
Diplomado en «Fundamentos, Indicaciones y Técnicas de Monitorización Biofísica Fetal en Embarazo y Parto»
Módulo IX. Aspectos Legales de la Monitorización Fetal
Unidad 2.4. ¿Existe relación entre el resultado de la monitorización biofísica...

2.4.

¿Existe relación entre el resultado de la monitorización biofísica fetal en el parto y la parálisis cerebral?

Manuel Gallo

ÍNDICE

* Introducción
* Trabajos relevantes
* Relación entre asfixia perinatal y parálisis cerebral
* Bibliografía seleccionada
* ¿Cuáles son las causas de la parálisis cerebral?
* Terminología obstétrica y neonatal confusa, equívoca, inexacta y antigua

INTRODUCCIÓN

La parálisis cerebral es un cuadro caracterizado por un grupo de trastornos motores (tono, postura o movimiento), cuyo origen es una lesión del sistema nervioso central y caracterizado por una descripción clínica. Es una lesión permanente de la corteza cerebral motora, *que es adquirida antes, durante o después del parto*.

Su incidencia en la población humana es de 1 cada 500-750 partos, aunque varía según los países y razas.

La Parálisis Cerebral (PC) se clasifica en relación con el tipo de problemas motores que presenta o con las partes del cuerpo afectadas:

- *Hemiplejia o Hemiparesia*: alteración de una parte del cuerpo, brazo y pierna del mismo lado.
- *Diplejía*: alteración de los miembros superiores.
- *Tetraplejia o Tetraparesia*: alteración de los miembros superiores e inferiores.

La Parálisis Cerebral, puede ser *Espástica, Atetóxica y Mixta*.

En la mayoría de los centros hospitalarios actuales se utiliza la monitorización biofísica fetal en el parto, sobre todo en los de alto riesgo obstétrico y la incidencia de parálisis cerebral permanece invariable en los últimos 20 años[1].

Es este un tema extraordinariamente importante y sobre el cual estamos preparando un libro especifico sobre los aspectos medico legales de la posible relación entre Monitorización Fetal en el Parto y Parálisis Cerebral del neonato[2-8]. ¿Mito o Realidad?

¿CUÁLES SON LAS CAUSAS DE LA PARÁLISIS CEREBRAL?

Esta alteración en el Sistema Nervioso Central, puede ocurrir durante el *periodo prenatal* (antes del parto, durante el embarazo) o *perinatal* (durante el parto o en el periodo neonatal posterior).

Puede decirse que el 70% de la PC tienen un origen intrauterino, por alguna patología ocurrida durante el embarazo o por causa genética, o desconocido[9].

Existen múltiples causas de la Parálisis Cerebral, con un grupo muy importante perteneciente a *etiología desconocida*, pero tal vez las 4 más conocidas son las siguientes:

a. Anoxia Cerebral.
b. Hemorragia cerebral.
c. Infección Perinatal.
d. Causa genética.

TRABAJOS RELEVANTES

Se ha demostrado que en casos específicos de recién nacidos con daño neurológico demostrado después del nacimiento, el registro de la frecuencia cardiaca fetal (FCF) durante el parto fue completamente normal[10], o al menos no diferente de otros recién nacidos sin Parálisis Cerebral (PC)[11-14].

Es decir que no hay una concordancia científicamente demostrable, entre las características de la FCF y los resultados perinatales en relación concretamente al desarrollo posterior de una PC en el RN.

En un trabajo muy ilustrativo, realizado por Nelson y cols.[15] en el Instituto Nacional de Trastornos Neurológicos en USA, sobre una población de 155.636 recién nacidos (RN), se consideraron solamente los nacidos con más de 2.500 gramos (es decir de peso normal) y se encontraron *95 RN con Parálisis Cerebral*.

Se realizó una comparación con alteraciones graves de la FCF durante el parto (descensos tardíos y variabilidad disminuida) y se encontró: Una relación positiva entre las deceleraciones tardías de la FCF y la PC y ausencia de relación entre la variabilidad y la presencia de PC. Si embargo la tasa de falsos positivos fue muy alta y la alta tasa de cesáreas realizadas por dicho motivo, hace que el uso de la monitorización de la Frecuencia Cardiaca Fetal no sea un método predictor de la aparición posterior de una Parálisis Cerebral en el recién nacido.

Este resultado coincide con un estudio clásico de Grant[16] que demuestra que la monitorización fetal, no reduce la tasa de parálisis cerebral.

TERMINOLOGÍA OBSTÉTRICA Y NEONATAL CONFUSA, EQUÍVOCA, INEXACTA Y ANTIGUA

En relación con el confuso, equívoco, inexacto y antiguo uso de ciertas terminologías usadas corrientemente en medicina, **en relación con la monitorización fetal y el estado del feto**, nos parece oportuno intentar aclarar algunos conceptos y significados, sobre todo porque su mal uso e interpretación puede tener lamentables consecuencias en procesos judiciales por una supuesta malpráctica en el caso de embarazo y parto.

Termino de «sufrimiento fetal»

En relación con este importantísimo tema, creemos oportuno hacer notar que el **American College of Obstetricians & Gynecologists (ACOG)**[17], hace ya años, en 1995, aconsejó en sus publicaciones oficiales, **eliminar de la práctica de la Obstetricia, el término de «sufrimiento fetal» («fetal distress»), por impreciso e inexacto**, en relación con las gráficas de la FCF que indicaban un «sufrimiento fetal» y en relación con el estado de un feto tras un parto.

El ACOG comunicó su sustitución por el termino de «estado salud fetal no asegurable» o «sospecha de pérdida de bienestar fetal» («non reassuring fetus»). En USA, el término «fetal distress» es decir «sufrimiento fetal» no se usa más, por motivos científicos **y sobre todo legales**, habiendo sido, oficialmente, sustituido por el más correcto y exacto de **«estado de salud fetal no asegurable»**.

La publicación oficial de la **Clasificación Internacional de las Enfermedades (CIE)**[18], utilizada por todos los servicios de documentación clínica de los hospitales, igualmente ha sustituido el término de «sufrimiento fetal» (CIE-9) por el de **«salud fetal no asegurable» (CIE-10)**, por los mismos motivos anteriormente expresados.

En España, la **Sociedad Española de Obstetricia y Ginecología**[19], en sus recomendaciones oficiales, realizadas por la Sección de Medicina Perinatal y publicadas en el año 2000, comunica a los obstetras y neonatólogos (es decir a los dos estamentos médicos principalmente relacionados con el parto), que el **término «sufrimiento fetal» debe ser sustituido por el de «sospecha de pérdida de bienestar fetal»**.

El American College of Obstetricians and Gynecologist[20] **(ACOG)**, la Institución Oficial más prestigiosa del mundo científico en Obstetricia y Ginecología, volvió a publicar en 2005, otro ACOG Committe Opinion sobre el uso inapropiado de los términos «Sufrimiento Fetal» y «Asfixia en el Parto».

El ACOG dice nuevamente que el término «Fetal Distress» (Sufrimiento Fetal) es impreciso e inespecífico y que debe ser sustituido por el término **«non reassuring fetal status» (estado fetal no asegurable)**, seguido de una posterior descripción de los hallazgos en el registro cardiotocográfico (deceleraciones variables repetitivas, taquicardia o bradicardia fetal, deceleraciones tardías o bajo perfil biofísico).

Sin embargo y de forma verdaderamente lamentable en nuestro país (a pesar de las recomendaciones oficiales publicadas), el confuso, inexacto y provocador término de «sufrimiento fetal» se sigue utilizando, sobre todo por neonatólogos, dando lugar con ello a equívocos científicos cuya repercusión científica y legal, puede ser a veces extraordinariamente importante.

Termino de Hipoxia

Es un concepto fetal y se define como la falta parcial de oxigeno en los tejidos fetales. Previamente se produce una falta parcial de oxigeno en la sangre fetal (hipoxemia), que es lo que se determina por el estudio del equilibrio ácido base de cuero cabelludo del feto (intraparto). Es el diagnóstico indirecto de la hipoxia fetal.

Sus consecuencias son las que antes se han expresado y las que ya fueron mencionadas en los hallazgos microscópicos de la autopsia del recién nacido. Es el diagnóstico directo de la hipoxia fetal.

Termino de Anoxia

Es un concepto fetal y se define como la falta total y prolongada de oxigeno en los tejidos fetales. Se produce cuando la causa que produce la hipoxia es prolongada, por ejemplo un nudo de cordón verdadero, que produce finalmente la muerte fetal por hipoxia inicial y anoxia final.

Termino de Asfixia

Es un concepto neonatal, ya que es la demostración clínica, analítica, radiológica y anatomopatológica en el recién nacido, de los efectos de la hipoxia fetal.

El ACOG dice nuevamente que el término «Asfixia en el Parto» es un diagnóstico inespecífico y que no debe usarse.

RELACIÓN ENTRE ASFIXIA PERINATAL Y PARÁLISIS CEREBRAL

Las sociedades científicas han publicado documentos oficiales sobre este trascendental tema y los vamos a exponer de forma cronológica:

Año 1992

El American College of Obstetricians and Gynecologist[21] (**ACOG**), la Institución Oficial más prestigiosa del mundo científico en Obstetricia y Ginecología, publicó en 1992, que un recién nacido que ha sufrido hipoxia próxima al momento del parto en un grado grave y que ha producido una encefalopatía (afectación cerebral importante y permanente en el recién nacido), *presentará también otras pruebas de daño hipóxico* (falta de oxigenación cerebral), entre las que se encuentran las siguientes:

1) *Profunda acidosis mixta o metabólica en la arteria umbilical*, manifestado por un Ph en arteria umbilical menor que 7,20.
2) Índice de *Apgar menor de 3 a los 5 minutos*, es decir persistencia de una puntuación patológica de este test neonatal a los 5 minutos del nacimiento.
3) *Aparición de un síndrome neurológico por hipoxia-isquemia*, con secuelas neonatales permanentes y graves, como crisis convulsivas, coma o hipotonía.
4) *Lesiones en otros órganos fetales*, cardiovascular, gastrointestinal, renal, etc, que pueden ser atribuidos a la hipoxia.

Es decir que los casos de parálisis cerebral pueden ser relacionados con la hipoxia fetal en el parto, *pero solamente si aparecen estas 4 pruebas*.

Estas 4 circunstancias, se pueden presentar, en los llamados signos o eventos hipóxicos «centinelas» que ocurren de forma brusca y repentina alrededor del parto y *que son capaces de dañar a un feto neurológicamente intacto*[22], que son los siguientes:

a. El prolapso de cordón umbilical (salida hacia fuera de los genitales de la mujer del cordón umbilical, con la consiguiente compresión brusca del mismo y déficit de oxigenación fetal).
b. La rotura uterina.
c. La embolia de liquido amniótico.
d. El desprendimiento prematuro precoz de la placenta durante el parto.
e. La hemorragia fetal por una vasa previa.
f. La transfusión masiva feto-materna en el parto.

Año 2003

Más recientemente, en el año 2003, el Grupo de Estudio de Encefalopatía Neonatal y Parálisis Cerebral del Colegio Americano de Obstetras y Ginecólogos (ACOG) y la Academia Americana de Pediatría (AAP)[23], en un informe también publicado por la SEGO[24], indican que para definir una situación de hipoxia intraparto, de suficiente entidad como para producir un daño neurológico al recién nacido, con secuelas importantes, *se deben cumplir los siguientes 4 criterios (se deben cumplir TODOS ellos)*:

1. Evidencia de acidosis metabólica en sangre arterial de cordón umbilical obtenida tras el parto (ph < 7,0 y déficit de bases ≥12 mmol/L).
2. Inicio precoz de una encefalopatía neonatal moderada o severa en un recién nacido de ≥34 semanas de gestación.
3. Parálisis cerebral de tipo discinético o cuadriplejia espástica.
4. Exclusión de otras causas identificables tales como prematuridad, traumatismos, crecimiento intrauterino retardado, presentación podálica, coagulopatias maternas o fetales, procesos infecciosos o alteraciones cromosómicas o congénitas.

En el mismo informe del ACOG y AAP[23] y también incluido en el protocolo de la SEGO en 2004[24], se *mencionan unos criterios que colectivamente sugerirían la cercanía del proceso causal al parto (0-48 horas) pero que no son específicos para establecer la relación (18-20)*:

1. Un evento hipóxico centinela que ocurre inmediatamente antes o durante el parto (por ejemplo: rotura uterina, prolapso de cordón, desprendimiento prematuro de placenta, paro cardíaco materno, embolismo de líquido amniótico o exanguinación fetal por vasa previa o hemorragia feto-materna masiva.
2. Bradicardia severa y repentina con ausencia de variabilidad junto a deceleraciones tardías o variables persistentes, habitualmente tras el evento hipóxico centinela si el patrón cardiotocográfico previo era normal.
3. Test de Apgar 0-3 a los 5 minutos de vida.
4. Inicio de afectación multisistémica en las primeras 72 horas de vida.

5. Estudio de imagen demostrativo de anormalidad cerebral aguda no focal.

Año 2014

Recientemente, en este mismo año 2014, ha sido publicado el ultimo informe sobre Encefalopatía Neonatal y Resultado Neurológico, del ACOG[25], con los siguientes aportes, en forma resumida:

Definición de Caso

El primer paso de forma obligatoria en la evaluación de la encefalopatía neonatal es confirmar si un neonato especifico cumple la definición de caso.

Signos Neonatales consistentes con un Evento Agudo Periparto o Intraparto

Son los siguientes:

1. Puntuación de Apgar menor de 5 a los 5 y 10 minutos.
2. ph menor de 7,0 en arteria umbilical.
3. Neuroimagen evidente de lesión aguda cerebral vista con Resonancia Magnética Cerebral o Espestroscópica, consistente con Hipoxia-Isquemia.
4. Presencia de Fallo orgánico multisistémico, consistente con Encefalopatía Hipóxico-Isquémica.

BIBLIOGRAFÍA SELECCIONADA

1. Gallo M. Monitorización biofísica fetal. Ed. Amolca 2011.
2. Gallo M, Fabre E, Palermo M y cols. Orientaciones para reducir las demandas judiciales en Diagnóstico Prenatal. Progr Diag Prenat 2001; 13 (4): 270-278.
3. Gallo M, Fabre E, Carrera JM *et al*. Guidelines to Reduce Lawsuits in Perinatal Medicine. Book of proceedings of the 5th World Congress of Perinatal Medicine. Barcelona, September 23-27, 2001, p: 1267-1272. <http://www.obgyn.net/medical.asp>.

4. Gallo M. Como prevenir las demandas judiciales en Medicina Fetal. En: Conceptos Fundamentales de Medicina Fetal y Perinatal (ed) M. Gallo y cols, capítulo 7: 183-201. Ed. Amolca, 2010.
5. Gallo M, Espinosa A, Fabre E. Aspectos medico-legales de la ultrasonografia en el diagnóstico prenatal de malformaciones fetales. En: Ultrasonografia en Obstetricia. Ed. Bajo Arenas. En prensa, 2011.
6. Gallo M, Fabre E y De Lorenzo R. Como evitar las Demandas Judiciales en Obstetricia y Ginecología. Amolca 2013
7. Gallo M. Aspectos Medico-Legales de la Monitorización Biofísica Fetal en el Embarazo y Parto. En: Como evitar las Demandas Judiciales en Obstetricia y Ginecología. Gallo M, Fabre E y De Lorenzo R, editores. Capitulo 7, paginas 71-84. Amolca 2013
8. Gallo M. Monitorización Biofísica Fetal y Binomio: Daño neurológico Fetal-Parálisis Cerebral. En: Como evitar las Demandas Judiciales en Obstetricia y Ginecología. Gallo M, Fabre E y De Lorenzo R, editores. Capítulo 8, paginas 85-96. Amolca 2013.
9. Rosen MG The incidence of cerebral palsy. Am J Obstet Gynecol,1992,Aug;167(2):417-23.
10. Ahn MO. Normal Fetal Heart Rate Pattern in the Brain-damaged Infant: A Failure of Intrapartum Fetal Monitoring? J Mat Fetal Inves 1998; 8.
11. Gold JA. Electronic fetal monitoring in predicting cerebral palsy. N Engl J Med 1996 Jul 25;335(4):287-8.
12. Schifrin BS, et al. Electronic fetal monitoring in predicting cerebral palsy. N Engl J Med. 1996 Jul 25;335(4):287; discussion 288.
13. Mc Donald D. Cerebral palsy and intrapartum fetal monitoring. N Engl J Med. 1996 Mar 7;334(10):659-60.
14. Malone PJ et al. Appropriateness of intrapartum fetal heart rate management and risk of cerebral palsy. Am J Obstet Gynecol 1991 Aug;165(2):272-6.
15. Nelson KB et al. Uncertain value of electronic fetal monitoring in predicting cerebral palsy. N Engl J Med 1996 Mar 7; 334 (10): 613-8.
16. Grant A et al. Cerebral palsy among children born during the Dublin randomised trial of intrapartum monitoring. Lancet 1989 Nov 25; 2 (8674): 1233-6
17. ACOG. Fetal Heart Rate Patterns: Monitoring, Interpretation and Management. ACOG Technical Bulletin 207. Washington, DC, 1995.
18. CIE-10. Clasificación Internacional de Enfermedades. 2000.
19. SEGO. Uso inapropiado del termino Sufrimiento Fetal. Sección Española de Medicina Perinatal de la SEGO y Sociedad Española de Neonatología. Prog. Obstet. Ginecol 2002: 45 (8): 359-60.
20. ACOG. Inappopiate Use of the Terms Fetal Distress and Birth Asphysia. ACOG Committe Opinion number 326, December 2005.
21. ACOG. Fetal and neonatal neurologic injury. ACOG Technical Bulletin 163. Washington, DC, ACOG 1992.
22. Garcia-Alix A y col. Asfixia intraparto y Encefalopatía Hipóxico-Isquémica. Asociación Española de Pediatría (AEP). Protocolos actualizados 2008.
23. American College of Obstetricians and Gynecologists (ACOG) and American Academy of Pediatrisc (AAP). Neonatal Encephalopathy and Cerebral Palsy: Defining the Pathogenesis and Phatophysiology. 2003.
24. SEGO. Documento sobre Encefalopatía Neonatal y Parálisis Cerebral. Prog Obstet Ginecol 2005; 48: 53-4.
25. American College of Obstetricians and Gynecologists (ACOG). Neonatal Encephalopathy and Neurologic Outcome, Second Edition. Vol 123, nº 4, April 2014.

Datos para recordar

* La existencia o no de relación entre el resultado de la monitorización fetal intraparto con la parálisis cerebral infantil, es un tema no resuelto aún desde el punto de viata científico.
* Las cifras de parálisis cerebral son las mismas prácticamente en los últimos 20 años y la monitorización fetal se hace de forma rutinaria en nuestros hospitales.
* La parálisis cerebral es debida en un 70-80% de los casos a causas anteparto.
* Las sociedades científicas han establecido unos parámetros «sine qua non» para que una parálisis cerebral sea relacionada con un episodio de anoxia intraparto.
* Según el ACOG los *Signos Neonatales consistentes con un Evento Agudo Periparto o Intraparto*. Son los siguientes:
    1. Puntuación de Apgar menor de 5 a los 5 y 10 minutos.
    2. ph menor de 7,0 en arteria umbilical.
    3. Neuroimagen evidente de lesión aguda cerebral vista con Resonancia Magnética Cerebral o Espestroscópica, consistente con Hipoxia-Isquemia.
    4. Presencia de Fallo orgánico multisistémico, consistente con Encefalopatía Hipóxico-Isquémica.

   Se debe cumplir los 4 signos.

Mis apuntes

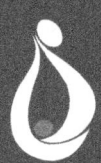

Proyecto Docente "Ágora Médica" (www.agoramedica.com)
Campus online de Medicina Materno-Fetal «Caldeyro Barcia»
Diplomado en «Fundamentos, Indicaciones y Técnicas de Monitorización Biofísica Fetal en Embarazo y Parto»
Módulo IX. Aspectos Legales de la Monitorización Fetal
Unidad 2.5. Aspectos Médico-Legales de la Monitorización Biofísica Fetal

2.5.
Aspectos Médico-Legales de la Monitorización Biofísica Fetal

Manuel Gallo

ÍNDICE

* Introducción
* Tipos de Monitorización Intraparto
* Errores técnicos de los métodos de monitorización de la frecuencia cardíaca fetal
* ¿Qué hacer una vez que hemos recibido una Demanda Judicial?
* Bibliografía Recomendada
* Indicaciones
* Normas útiles al utilizar la Monitorización Biofísica Fetal
* ¿Qué hacer para evitar las demandas Judiciales?
* ¿Qué no hacer una vez que hemos recibido una Demanda Judicial?

INTRODUCCIÓN

La Monitorización Fetal, introducida por Caldeyro en los años 60, es hoy día aceptada y utilizada universalmente, siendo inconcebible una Maternidad actual que no cuente con monitores fetales para el control del feto durante el embarazo y parto. Su inocuidad, sencillez y eficacia como técnica diagnóstica ha sido probada. Hoy día nadie discute, en forma razonada, la relación existente entre menor mortalidad perinatal y mayor monitorización fetal.

El objetivo principal de la vigilancia anteparto e intraparto es disminuir las tasas de morbimortalidad fetal y materna. Para ello, se estudia al feto en un intento de seleccionar aquellos que se encuentran en una situación comprometida debido a hipoxia, con la intención de corregirla o evitarla antes de que se produzcan efectos irreversibles. Sin embargo, son numerosos los factores que intervienen en el desarrollo de la lesión hipóxica, de tal forma que la relación entre la acidosis metabólica y el daño cerebral resulta compleja. Además, hoy conocemos que muchas de las lesiones cerebrales ocurren durante el embarazo y son previas al parto.

A pesar de ello, con la vigilancia fetal intraparto se debe ser capaz de detectar a los fetos en situación de riesgo, para poner en marcha medidas que intenten mejorar su resultado perinatal.

INDICACIONES

Lo ideal hoy día sería monitorizar todos los partos. No obstante cuando bien porque el número de pacientes sea muy elevado o bien los medios técnicos tanto de material como de personal no alcancen a ello, deberemos seleccionar aquellas pacientes que bien por patología materna o fetal presenten mayor riesgo.

Se acepta de forma generalizada que durante el parto, el feto se encuentra en una situación de riesgo de daño hipóxico. Además, la hipoxia inducida experimentalmente se ha asociado a cambios predecibles de la FCF. Por ello, es recomendable la vigilancia de la frecuencia cardíaca fetal en todas las gestantes.

El uso sistemático de la monitorización fetal electrónica de la FCF durante el parto de gestantes de alto o bajo riesgo sólo ha demostrado como beneficio significativo una disminución de las convulsiones neonatales, sin influir en las tasas de mortalidad perinatal y a expensas de un aumento de los partos operatorios.

A pesar de esto, la auscultación intermitente de la FCF no ha ganado terreno a la monitorización electrónica, debido a las dificultades inherentes al procedimiento. Por ello, en la actualidad el trabajo de parto se controla con procedimientos electrónicos en prácticamente todos los casos, sobre todo los de alto riesgo, según la SEGO.

TIPOS DE MONITORIZACIÓN INTRAPARTO

Son los siguientes:

1. Auscultación periódica de la frecuencia cardíaca fetal (FCF).
2. Auscultación simultanea a la palpación de la contracción.
3. Observación de meconio bien de forma directa tras amniorrexis o de forma indirecta mediante la amnioscopia.
4. Registro electrónico externo de la FCF.
5. Registro electrónico interno de la FCF.
6. Pulsioximetría.
7. Registro del ECG fetal (Stan-21).
8. Registro de PO_2 continuo.
9. Registro de PCO_2 continuo.
10. Registro de Ph continuo.
11. Monitorización bioquímica intermitente.

En este momento los métodos mas utilizados son los puntos 4, 5, 6, 7 y 11. La monitorización continua y simultanea de la FCF y de la dinámica uterina permite disminuir notablemente la morbimortalidad perinatal. A pesar de ello no es un método absoluto, ya que lo que observaremos serán las alteraciones que sufre la FCF como respuesta del organismo fetal a ciertas situaciones patológicas, adoptando distintas morfologías, que en caso de duda deberán ser siempre contrastadas con la combinación de la medición del pH de sangre fetal, bien mediante la técnica de la micromuestra de Saling o mediante su medición de forma continua.

NORMAS ÚTILES AL UTILIZAR LA MONITORIZACIÓN BIOFÍSICA FETAL EN EL EMBARAZO Y PARTO

El monitor biofísico fetal (Fig. 3-12), se utiliza para control de variables fetales durante el embarazo y parto: Frecuencia Cardíaca fetal, Contractilidad Uterina y Movimientos Fetales.

A este equipo, básico, se le puede adaptar otra tecnología de control fetal complementaria y se puede complementar con la monitorización bioquímica fetal intraparto.

Cuando utilicemos la Monitorización electrónica fetal en un parto, es aconsejable que sigamos las siguientes normas:

a. Conocer la velocidad del papel del registro cardiotocográfico (habitualmente usamos en España, 1 cm por minuto).
b. Comprobar que la hora de comienzo del registro cardiotocográfico, coincide con la hora del monitor. Este detalle hay que tenerlo en cuenta en los casos de cambios horarios de los países en primavera y otoño, para no tener problemas a la hora de interpretación del registro cardiotocográfico en relación con la hora de la evolución del proceso del parto.
c. Vigilar directamente la grafica de frecuencia cardíaca fetal y contractilidad uterina, observando que el registro no se pierda en el papel.
d. Contar con la colaboración de la paciente y familiar, explicando previamente el objetivo de nuestro proceder, que no es otro que el control del bienestar fetal durante el parto.
e. Conocer perfectamente la interpretación de la grafica de ambas variables.
f. Conocer los errores técnicos de los métodos de monitorización fetal.
g. Seguir los protocolos de clasificación e interpretación de la grafica del monitor fetal, de las sociedades científicas nacionales e internacionales.
h. Guardar siempre la gráfica, después del parto, en la historia clínica de la paciente.

ERRORES TÉCNICOS DE LOS MÉTODOS DE MONITORIZACIÓN DE LA FRECUENCIA CARDÍACA FETAL

Método directo

Es el método más fiable. Sus inconvenientes son el que se precisa amniorrexis y que es un método cruento al ir inserto el electrodo sobre la presentación fetal (riesgo de hematomas, abscesos, etc.). Los errores en la determinación provienen de:

- Interferencias eléctricas.
- Incorrecta aplicación del electrodo.
- Muerte fetal, en cuyo caso el monitor captará por defecto la frecuencia cardíaca materna.

Métodos indirectos

Son mucho más inocuos y cómodos de aplicar, pero están sujetos a mayores errores de determinación.

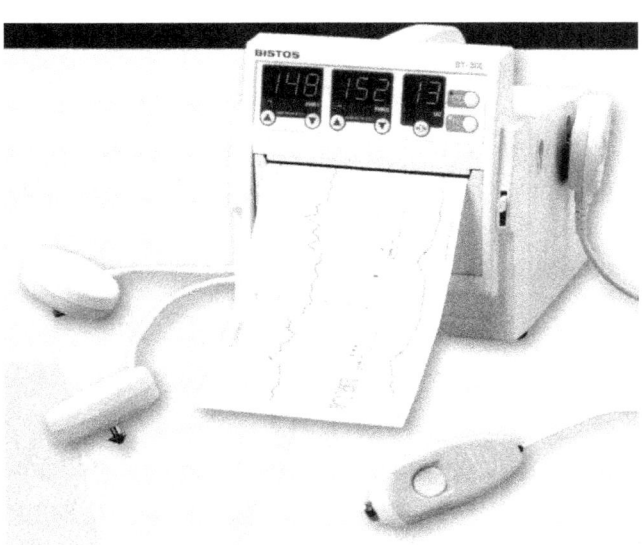

Fig. 3-12. Monitor Fetal.

- Falsa variabilidad latido a latido. Es común a todos los métodos indirectos, por interferencias con el ECG materno (en el caso del ECG fetal abdominal). Los modernos monitores de ultrasonidos dan registros mucho más fiables que los antiguos.
- Pérdidas de foco. Causadas principalmente por movimientos maternos, fetales, obesidad materna.
- Interferencias. Pueden ser eléctricas (en el ECG abdominal), acústicas (en el fonocardiograma), y de movimientos (en los monitores de ultrasonidos).
- Duplicidad o reducción a la mitad de la FCF: Cuando la FCF cae por debajo de 70 lat/min el monitor la interpreta como errónea y toma la FI a partir del intervalo entre el primer y segundo ruido cardíaco, o bien entre el movimiento de las aurículas y los ventrículos, dando así una FCF doble de la real. Lo mismo ocurre cuando la FCF es mayor de 180 l/min, solo que en este caso la interpreta como errónea por exceso de frecuencia y la reduce a la mitad.

Finalmente decir que en nuestra opinión el uso de la tecnología electrónica, para el control del bienestar fetal, es perfectamente compatible con un parto humanizado o no medicalizado, ya que los métodos de control de la salud o estado del feto durante el parto, se pueden utilizar de forma intermitente o por telemetría y por lo tanto no interfieren en absoluto con el desarrollo de un parto humanizado, que es lo deseable para todas nuestras pacientes.

Por lo tanto estamos totalmente en contra del rechazo del uso de la tecnología medica, al hablar de parto humanizado o no medicalizado. Ambos conceptos son perfectamente compatibles y el beneficiado siempre será el feto y la madre.

ASPECTOS LEGALES

En relación con los Aspectos Legales de la Monitorización Biofísica Fetal, tenemos que tener en cuenta los siguientes aspectos:

A. ¿Qué hacer para evitar las Demandas Judiciales?
B. ¿Qué hacer cuando ya hemos recibido una Demanda Judicial?

Veamos cada uno de ellos.

¿Qué hacer para evitar las Demandas Judiciales?

Realizar siempre un Acto Medico Legítimo

En primer lugar realizar un acto médico legítimo en Obstetricia y Ginecología, para el cual se deben dar fundamentalmente estas 3 circunstancias:

a) **Titulación medica adecuada**, en nuestro caso el título de Medicina y Cirugía y de Especialista en Obstetricia y Ginecología.
b) **Capacitación profesional adecuada**, es decir, poder demostrar que el profesional que va a realizar técnicas de Medicina Perinatal, ha seguido las normas académicas oficiales para ello
c) **Consentimiento informado de la embarazada**, siempre imprescindible en todas nuestras actuaciones.

Buena y Continua Formación Profesional

El médico actual tiene que estar al dia en los aspectos más relevantes de su especialidad, realizando Cursos, asistiendo a actividades científicas, consiguiendo los créditos correspondientes, etc.

Tener básicos conocimientos legales

El profesional que está inmerso en la atención de pacientes relacionadas con el diagnóstico y tratamiento prenatal, igual que debe suceder en otras especialidades de la medicina, debe poseer unos mínimos conocimientos legales relacionados con esta faceta de la medicina.

Fundamentalmente, debemos conocer todo lo relacionado con los documentos legales que debe utilizar, con la propiedad de la Historia Clínica, con la privacidad de los resultados, con la ley de protección de datos de las historias clínicas, con la Ley Orgánica 2/2010 de salud sexual y reproductiva y de la interrupción voluntaria del embarazo, con las obligaciones del médico de guardia, con las diversas religiones y su implicación médica, con el proceso médico relacionado con personas menores de edad y también con discapacidades psíquicas y la Ley 14/2006, de 26 de mayo, sobre técnicas de reproducción humana asistida.

Hay que conocer las Responsabilidades de los Médicos Residentes, la obligación de denuncia y la revelación de secretos. No olvidemos nunca que, para un juez, la «ignorancia de la Ley, no exime de su cumplimiento».

Seguir protocolos oficiales

Cuando, como existe en España, tenemos la oportunidad de contar con protocolos oficiales relacionados con los procesos diagnósticos y terapéuticos en Medicina Perinatal, debemos, sin lugar a dudas, seguirlos en toda nuestra actividad asistencial. En primer lugar debemos cumplir los protocolos oficiales de las Sociedades Científicas Nacionales (Sección Española de Medicina Perinatal de la SEGO y Sociedad Española de Ginecología y Obstetricia, SEGO), también las regionales e incluso los protocolos del propio hospital o institución sanitaria en la que se trabaja. Igualmente si existen protocolos de organismos específicos de diagnóstico y tratamiento prenatal o de Instituciones Científicas Internacionales de reconocido prestigio (Asociación Europea de Medicina Perinatal (EAPM), Asociación Mundial de Medicina Perinatal (WAPM), Real Colegio de Obstetras y Ginecólogos ingles (RCOG), Sociedad Canadiense de Obstetricia y Ginecología (SCOG), Colegio Americano de Obstetras y Ginecólogos, etc).

El hecho de cumplir los protocolos oficiales, en relación con nuestra actividad asistencial, siempre nos beneficiará. Ya conocemos sentencias a favor del ginecólogo por seguir los protocolos oficiales de la SEGO y otras en contra por no seguirlos.

Ser estricto en las indicaciones medicas de las técnicas realizadas

Este es un tema muy importante, ya que cuando se tiene experiencia en el tema, sabemos que muchos problemas legales, se remontan a su origen, es decir, a la indicación medica correcta o incorrecta de la técnica diagnóstica prenatal.

Para realizar una correcta indicación médica es muy conveniente conocer y cumplir los protocolos oficiales ya comentados. Además es muy recomendable, y esta es una práctica a la que cada vez debemos estar más acostumbrados, que se le ofrezca siempre a la paciente o pareja, la posibilidad de una segunda opinión e incluso facilitarles los datos de centros de referencia nacionales e internacionales.

Asimismo, una vez informada la paciente, sobre las posibilidades médicas o quirúrgicas de la técnica diagnóstica o terapéutica, debemos respetar escrupulosamente la decisión que tome sobre la aceptación o no de tales técnicas.

Informar correctamente a la paciente, pero nunca aconsejar

La mayoría de las demandas judiciales, tienen un origen en la falta de una correcta, clara y completa información a la paciente. Según el artículo 26 del código de Ética y Deontología Médica, tenemos el deber de informar de las técnicas existentes en Ginecología, Medicina Perinatal y de Diagnóstico Prenatal a la paciente y que cuando hay divergencias de opinión entre médicos y pacientes, por convicciones diferentes, estos conflictos deberán resolverse siempre de acuerdo con el modo deontológico: respetar la conciencia y la autonomía moral de las personas.

No informar del riesgo típico de una actividad médica, es indemnizable, aún sin negligencia médica.

La información al paciente es uno de los derechos claves de la Ley de Sanidad y de la Ley Básica de Autonomía del Paciente.

Cumplimentar el Documento de Consentimiento Informado (CI)

La información a los pacientes, está incluida en el artículo 10 de la Ley de Sanidad de 1986, y dice que ha de ser: suficiente, esclarecedora, veraz y adecuada a las circunstancias. Esta información debe ser recogida en un documento que la paciente debe leer detenidamente y firmar.

Este documento de Consentimiento Informado, debe ser individualizado para cada actividad asistencial en nuestra especialidad y tiene que ser respaldado o avalado, es decir, elaborado por una Sociedad Científica Nacional o Internacional y no particular de elaboración propia. Es un documento que tiene la doble opción de aceptación de la técnica diagnóstica o terapéutica y también la de denegación de la misma, incluso después de firmar previamente el consentimiento para realizarla.

El CI es uno de los puntos fundamentales de la nueva Ley Básica 41/2002 que apareció en el BOE el 15 de Noviembre de 2002, que regula la Autonomía del Paciente y los Derechos y Obligaciones en materia de información y Documentación Clínica.

No olvidemos que la utilización correcta de este documento es de fundamental importancia en las resoluciones de los procesos judiciales, como se ha visto en numerosas sentencias.

Tener a nuestra disposición medios diagnósticos adecuados

Debe realizarse siempre anamnesis y exploración física completa. En consulta se solicitan las exploraciones complementarias precisas para el diagnóstico del problema. En urgencias se efectúan las necesarias para descartar las patologías que pueden comprometer la vida de la paciente, la evolución de la gestación o el bienestar fetal y aquellas en las que el pronóstico puede empeorar si no se tratan precozmente.

En Medicina Perinatal se cumplimentan todos los epígrafes del protocolo del informe ecográfico y de monitorización fetal, indicando los detalles que no puedan observarse.

Proceso de realización de la técnica

Es una parte fundamental del proceso asistencial y se han de cumplir una serie de requisitos: demostrar experiencia suficiente para realizarla, seguir una correcta metodología y cumplir con los requisitos de seguridad.

Utilizar la Tecnología Electrónica Médica

En los últimos años, han aparecido sentencias, que reprochan a los ginecólogos y a los centros hospitalarios, una ausencia de control especializado durante los partos de alto riesgo, que generan un daño grave e irreversible para el feto.

Debemos utilizar siempre todos las técnicas complementarias que tengamos disponibles durante el embarazo y el parto (ecografía, doppler y monitorización fetal).

En el caso de un parto, la utilización de la monitorización electrónica fetal, con un registro cardiotocográfico de la frecuencia cardíaca fetal y de la contractilidad uterina impresas en un papel continuo, será siempre de más beneficio que perjuicio, sobre todo con un registro normal, ya que su falta siempre será entendida como una omisión de la utilización de técnicas diagnósticas para el control fetal.

Especialmente es importante la monitorización biofísica materno-fetal, en casos de partos de alto riesgo o en los que se presenten signos dudosos del bienestar fetal, tales como el meconio. La presencia de un registro cardiotocográfico normal, será siempre un dato a nuestro favor.

Interpretar correctamente la Terminología Perinatal oficial

Es uno de los errores que cometemos los médicos y que quedan reflejados en la Historia Clínica, sobre todo porque su mal uso e interpretación (tanto en forma oral a los familiares, como escrita en la historia clínica) puede tener lamentables consecuencias en procesos judiciales por una supuesta malpráctica en el caso de embarazo y parto. Los términos gráfica patológica, sufrimiento fetal, asfixia fetal, etc, deben desaparecer de nuestro léxico y el termino meconio debe ser cuidadosamente referido en la historia clínica.

En relación con el término «sufrimiento fetal», tanto para obstetras como para neonatólogos, creemos oportuno hacer notar que el American College of Obstetricians & Gynecologists (ACOG) y la American Academy of Pediatrics (AAP), hace ya años, por primera vez en en 1994, y luego otra vez en 1998 y en España la SEGO en el año 2000, aconsejaron en sus publicaciones oficiales, eliminar de la práctica de la Obstetricia, el término de «sufrimiento fetal» («fetal distress»), por impreciso, inexacto e inespecífico, en relación con las gráficas de la FCF que indicaban un «sufrimiento fetal» y en relación con el estado de un feto tras un parto. Igualmente se ha aconsejado el uso estricto de los términos «asfixia» y meconio.

Humanización en el parto

Se anota en la historia si la gestante tiene un plan de parto/nacimiento. Se facilita el acompañamiento por una persona que la embarazada propone. La/s persona/s ajena/s que presencia/n el parto ha/n recibido permiso de la embarazada. Se le explica a la embarazada cuales son los procedimientos previstos, en su caso las alternativas, las ventajas y los inconvenientes. Se utilizan términos comprensibles y se comprueba que son entendidos.

Se pide a la paciente que exponga sus dudas. La conversación con el personal sanitario ocurre en un espacio que preserva la intimidad. Existen documentos de consentimiento informado para los distintos procedimientos o un solo documento en el que se puede expresar la conformidad o disconformidad con cada uno de ellos. Se ofrecen diferentes alternativas, farmacológicas o no, para el alivio del dolor. Se explica a la paciente que los tactos vaginales se harán sólo cuando sean necesarios y que periódicamente se controlará el estado del feto así como sus constantes vitales.

La anamnesis y exploración las realiza el mismo profesional que decide el ingreso. No se realiza amniorrexis artificial si el progreso del parto es adecuado. El obstetra informa de forma comprensible de las razones que obligan a una cesárea en caso de ser necesaria. Pediatra y obstetra informan al/os familiar/es del estado de la madre y el recién nacido.

Cumplimentar correctamente la Historia Clínica de la paciente

Una historia clínica incompleta o incorrectamente cumplimentada, es siempre un factor negativo para el médico: falta de información medica en la historia, es sinónimo de «negativa o desfavorable» información, es lo que hemos leído y oído muchas veces en sentencias y procesos judiciales.

Según la Ley 41/2002, antes referida, la historia clínica queda configurada como un conjunto de documentos que es necesario conservar para el futuro -un periodo mínimo de cinco años- por motivos judiciales y, además, por razones «epidemiológicas, de investigación o de organización y funcionamiento del SNS». En este sentido, la norma establece que será aplicable la Ley de Protección de Datos a la documentación clínica.

Un magistrado de Burgos, Antonio Carbellera, se ha quejado de que en la mayor parte de los casos, los jueces tienen que analizar historias «ininteligibles y escuetas», abogando por que el médico haga constar de forma legible y clara lo que está realizando, el tratamiento que está aplicando al paciente e incluso las anotaciones subjetivas que considere oportunas, ya que estas podrían quedar al margen de la historia clínica en un procesamiento judicial. No presentar una Historia Clínica completa puede ser motivo de una sentencia condenatoria, como la impuesta por el Tribunal Supremo, a una obstetra, a pesar de que había sido absuelta previamente por la Audiencia Provincial.

En relación con el uso del «e-mail» o correo electrónico, el Comité Permanente de Médicos Europeos (CPME) ha aprobado un documento, en el que analiza el uso del e-mail en la relación entre médicos y pacientes, identificando una serie de beneficios y riesgos que debemos conocer, ya que hoy día se puede aceptar el correo electrónico como parte de la Historia Clínica.

La irrupción del correo electrónico en la Historia Clínica del paciente nos obliga a conocer la legalidad sobre su uso y por ello es muy recomendable conocer la Ley de Servicios de la Sociedad de la Información y de Comercio, publicada en la pagina WEB del Ministerio de Ciencia y Tecnología en 2002.

Solventar problemas de confianza

La relación defectuosa lidera desde hace 20 años el grupo de causas - raíz precipitantes de demandas por negligencias médicas. Si la paciente presenta desacuerdos o cuestiones de confianza insuperables y está en una etapa clínica temprana se le propone la remisión a otro médico y se registra la propuesta (en etapas mas avanzadas esta solución conlleva riesgo de demanda por abandono). Si durante el proceso diagnóstico o el manejo de un caso las preocupaciones sobre potenciales intervenciones conducen al rechazo de firmar el consentimiento, tiene lugar un plus de diálogo (se documenta) sobre las preferencias expresadas por la paciente con respecto al juicio médico. Este último prevalece si hay riesgo vital.

Con antelación a la fecha prevista de parto, la comisión al efecto o en su ausencia el médico, matronas, administración y el asesor jurídico del centro desarrollan un plan de manejo del parto de la paciente con cuestiones de confianza irresueltas. Se documenta el diálogo con la gestante sobre el embarazo, plan para el parto, procedimientos obstétricos propuestos, sus riesgos, ventajas y sus complicaciones.

Estudio del feto y placenta tras la muerte fetal

Los patólogos perinatales nos insisten constantemente en que es muy importante para el diagnóstico final, el estudio del feto y de la placenta. Creemos que tienen toda la razón ya que el estudio de feto y placenta, conjuntamente y no uno solo, generalmente aportará datos aclaradores sobre el diagnóstico final. No olvidemos el estudio del cariotipo fetal, para confirmar una patología cromosómica o para completar el diagnóstico definitivo. El estudio fetal y placentario, nos será de gran utilidad para el asesoramiento reproductivo de la paciente.

Entregar un informe completo

La ley 41/2002, también amplía los derechos de los pacientes al incorporar el derecho a obtener un informe de alta cuando se sale del centro. Sin embargo, se deja a las administraciones autonómicas que desarrollen las características, requisitos y condiciones de los informes de alta.

El texto dispone también que «en caso de que el paciente o usuario no acepte el tratamiento prescrito, se le propondrá la firma del alta voluntaria. Si no lo firmara, la dirección del centro sanitario, a propuesta del médico responsable, podrá disponer el alta forzosa en las condiciones reguladas por la ley». No obstante, la norma introduce una salvedad: «El hecho de no aceptar el tratamiento prescrito no dará lugar al alta forzosa cuando existan tratamientos alternativos, aunque tengan carácter paliativo, siempre que los preste el centro y el paciente acepte recibirlos».

El informe que entregamos a la paciente, con el resultado detallado de la asistencia realizada, es muy importante que este elaborado correctamente, a ser posible siguiendo una normativa de una sociedad científica oficial. Debe incluir la indicación de la técnica, las condiciones de su realización, el resultado y las recomendaciones oficiales a seguir.

Es importante que si se utiliza un modelo de informe prediseñado e informatizado, no se cometa el error frecuente y lamentable de rellenar los diversos campos del mismo por inercia, sin comprobar uno por uno que la información incluida es correcta.

Proceso de toma de decisiones posteriores

Es un proceso, a veces complejo y difícil, pero muy importante. Hemos de ayudar a la paciente y familia a que tomen la decisión en relación con el caso clínico, facilitándole toda la información y ayuda posible para ello. En primer lugar se deben agotar todas las posibilidades diagnósticas, se debe facilitar que la paciente o pareja puedan tener una segunda opinión en el lugar libremente elegido por ellos y se les debe orientar para que puedan consultar con el cirujano infantil o especialista específico de la patología.

El respeto absoluto a la decisión tomada, debe ser la regla en nuestra actuación.

Tomar la iniciativa ante resultados desfavorables

En caso de éxitus, muerte materna o fetal se procura la autopsia y se investiga sistemáticamente su causa-raíz. Se investigan posibles fallos asistenciales en los casos con estancia en UCI no prevista, neoplasia avanzada de reciente diagnóstico o pérdida de órgano/función (esterilidad, encefalopatía).

Ante todo resultado adverso se presta atención a las señales de descontento que permiten discernir los casos que pueden acabar en los tribunales. Cuando sea posible se mantiene un seguimiento de la evolución clínica de la paciente (la interposición de la demanda puede demorarse hasta que las secuelas se estabilizan), de lo contrario se producirán demandas-sorpresa sin disponer de los datos relevantes para la defensa (principal factor de riesgo de condena en EEUU).

Desde que se sospecha que un caso puede acabar en demanda judicial se alerta a todo el personal que intervino (cualquiera puede ser demandado como estrategia jurídica, aunque su intervención haya sido solo tangencial) y se procura un trabajo en común: Poner en orden los datos; comprobar que el Historial Clínico es adecuado y está completo, sin borrones, tachaduras, correcciones o añadidos (restan credibilidad); se repasa y anota la cronología evolutiva de los hechos, los planes iniciales y los motivos que justificaron ulteriores cambios de decisión; las horas exactas de los acontecimientos y de las intervenciones del personal, así como los testigos presenciales que pueden corroborar los hechos en caso necesario.

Denunciar infraestructura propia

Este hecho puede ser especialmente relevante cuando desarrollamos nuestra labor en instituciones oficiales públicas en situación de asalariados. Es frecuente la solicitud por parte de las direcciones de nuestro hospital de aumentar cada año las estadísticas numéricas de las pacientes asistidas, sobre todo en relación con las ecografías realizadas y las técnicas invasivas. Sin embargo nuestra obligación es la de presentar datos para realizar una medicina de calidad y no de cantidad, es decir, siempre en beneficio de nuestras pacientes.

Por ello debemos denunciar, por escrito y con numero de entrada en el registro del hospital, todas las deficiencias que entendamos se producen en nuestro hospital para poder ejercer dignamente nuestra especialidad. Nuestra carta de comunicación de deficiencias asistenciales debe ser correcta pero firme y no solamente expresando las deficiencias, sino aportando posibles soluciones desde nuestro punto de vista profesional.

No olvidemos nunca que «el que calla, otorga» y que cuando se denuncia a un profesional por un error diagnóstico, nunca se investiga por parte del juzgado si ese día, en el gabinete de ecografía, se realizaron 20 ecografías más de las técnicamente posibles. Cuando ocurre esta circunstancia, la asesoría jurídica del hospital, si es que la tiene, «no sabe, no contesta».

En definitiva, que como no nos preocupemos nosotros mismos de nuestra actividad asistencial, nadie lo hará por nosotros y además existe una tendencia desde hace pocos años a condenar al médico por error o falta de medios diagnósticos debida a la presión asistencial. Compartamos, de cara a un proceso judicial, nuestra aceptada responsabilidad, con quienes también la tienen, Dirección Médica, Gerencia o Jefatura del Servicio, al obligarnos a trabajar en circunstancias desfavorables.

Cultura de Seguridad

Errar es inevitable incluso para los más expertos. El error médico es consecuencia de la concatenación de acontecimientos que implican a diversos individuos de la organización.

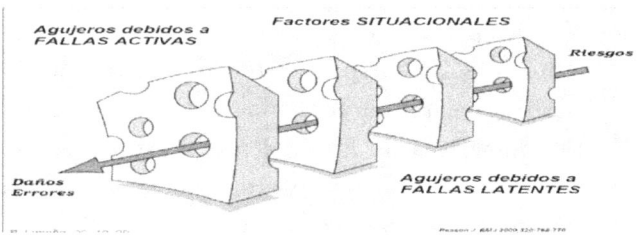

El servicio tiene el compromiso de fomentar una cultura de seguridad a través de la creación de una Red de Sistemas de Apoyo para:

- Prevenir que se repitan errores.
- Minimizar las consecuencias si el error se produce.

Nadie trabaja solo: Apoya-Avisa-Acomete-Ajusta-Asegura.

El servicio dispone de protocolos diagnósticos y de procedimientos de acuerdo a las recomendaciones de la OMS o elaboradas por sociedades profesionales y/o científicas.

El servicio evalúa indicadores de buenas prácticas sobre seguridad de las pacientes en las áreas de estructura y proceso señaladas en el Plan de Calidad para el Sistema Nacional de Salud.

«Dar la cara» siempre

Es, quizás el punto más importante de todos y el que más pueda ayudar a reducir las demandas judiciales. Cuando ha habido un problema, lo que el médico no debe hacer jamás es desaparecer de la escena. Debe interesarse por la paciente, por la evolución clínica del caso, hablar con la familia, estar constantemente presente y colaborando en la posible solución del problema. Expertos en el terreno de la comunicación dicen que si el médico «da la cara» en forma positiva y constructiva, pidiendo perdón y disculpas a tiempo, se pueden evitar el 50% de las demandas judiciales.

¿Qué hacer cuando ya hemos recibido una Demanda Judicial?

Los pasos recomendados a seguir son los siguientes:

Buscar asesoramiento legal adecuado

Lo primero que hay que hacer, es buscar asesoramiento legal. Para ello tenemos 3 vías:

a. En España habitualmente lo que hacemos los médicos es dirigirnos a la Asesoría Jurídica del Colegio de Médicos y allí los letrados nos darán la primera asesoría sobre la Demanda recibida.
b. Una alternativa es dirigirse a la Sociedad Científica correspondiente, en este caso la Sociedad Española de Ginecología y Obstetricia (SEGO), en donde el gabinete jurídico nos asesorará convenientemente.
c. Otra alternativa válida es dirigirse directamente a un despacho de abogados, que conozcamos o

que se nos haya indicado, y expongamos el tema correspondiente. En países donde gabinete jurídico del Colegio de Medicos o de la Sociedad Científica, no existe, suelen haber alternativas oficiales a las que debemos dirigirnos.

Si somos conscientes de nuestras propias limitaciones, incluso en la especialización que nos parece poseer, habremos de ser necesariamente respetuosos hacia el conocimiento profesional de otras materias que nos son ajenas y, en consecuencia, es lógico recomendar que ante cualquier situación que presente por lo inhabitual o lo extraño una dificultad, procure buscarse siempre el asesoramiento profesional óptimo.

La práctica enseña que un tanto por ciento muy alto de los errores que puedan cometerse en la defensa de un determinado supuesto, se producen en los primeros momentos, en los que el interesado, sin ningún asesoramiento previo y con la mejor de las voluntades, puede equivocarse. Y ese error cometido al principio resulta luego de muy difícil subsanación.

Comunicación con la compañía de seguros que asume la responsabilidad civil

Inmediatamente después de buscar la asesoría legal adecuada, debe producirse la comunicación a la compañía de seguros que asegure la responsabilidad civil, y decimos que inmediatamente después porque la obtención del asesoramiento debiera preceder a todo, pues puede ser necesario incluso para formular la comunicación al seguro. El plazo para tal comunicación suele venir establecido en las diferentes pólizas en 7 días y lo habitual es que el mismo gabinete de abogados con el que hemos hablado inicialmente, hagan esta comunicación a la compañía de seguros.

Saber qué tipo de Demanda Judicial es

Efectuada esta primera exposición, y antes de detenernos un poco más en la cuestión de los seguros, estimamos que es conveniente hacer una pequeña referencia a los distintos órdenes jurídicos en que puede producirse la reclamación contra el facultativo, pues el aseguramiento tiene un alcance distinto, según de qué orden se trate.

A modo de resumen, y para que se comprenda mejor lo que seguirá, diremos que, excluido el orden social (en el que en la práctica no se producen reclamaciones), los tres órdenes en que, de hecho, puede plantearse una acción judicial contra cualquier médico son el orden civil, el orden penal y el orden Contencioso-administrativo. Habitualmente el más utilizado por los reclamantes al principio suele ser el orden penal, en alguna menor medida el orden Contencioso-administrativo, mientras que el orden civil suele ser mucho menos utilizado en los inicios de la reclamación, sin perjuicio de que se inicien también procesos ante esa jurisdicción civil, habitualmente como consecuencia del sobreseimiento en la vía penal previa.

¿QUÉ ES LO QUE SE DEBE HACER?

1. Tratar adecuadamente el problema. Lo primero que se debe hacer, por elemental que parezca, es partir de la consideración de que cuando se recibe una reclamación sea en el orden que sea, se tiene un problema, y que los problemas adecuadamente tratados, y si se les presta la atención suficiente, suelen poderse resolver satisfactoriamente.

2. No hacer nada antes del asesoramiento jurídico. La regla general inicial y aunque sea formulada de modo que parezca más bien un no hacer, es que, pro-activamente, debe abstenerse uno de cualquier actuación antes de recibir el adecuado asesoramiento jurídico.

3. Recopilar toda la información posible para el abogado. De cara a que ese asesoramiento sea lo más adecuado y efectivo posible, debe procurarse recopilar la mayor cantidad de información antes de la entrevista con el letrado, de modo que éste disponga de los suficientes elementos para poder diseñar, desde el principio, una estrategia de defensa adecuada.

4. Elaborar un guión o informe del caso clínico. Para ello suele ser una recomendación aceptable la elaboración de un guión de los aspectos que se consideran más importantes o, incluso si el tiempo lo permite, la realización de un memorándum más o menos extenso.
5. Colaborar activamente con el letrado. Debe colaborarse activamente en la preparación de las pruebas, especialmente de la prueba pericial que por su contenido técnico puede quedar fuera del alcance del letrado defensor, pues para su planteamiento adecuado serán necesarios, normalmente, los conocimientos técnicos que el propio médico posee.
6. Procurar un letrado especializado. De ahí también, que procurarse siempre una dirección letrada especializada en este tipo de procesos, tenga una ventaja indudable, como ya se ha sugerido, pues facilitará la comprensión real de la situación, del alcance de las pruebas y de su trascendencia, al tiempo que hará que el planteamiento ante el Tribunal de Justicia sea el más adecuado.
7. Contactar con otros demandados. En el supuesto de que haya otros demandados o denunciados, habitualmente resultará aconsejable un contacto con ellos que permita el intercambio de opiniones.
8. Abstenerse de reconocimiento de responsabilidad. También de modo necesario debe abstenerse de cualquier reconocimiento de la propia responsabilidad, pues ello, además, suele estar prohibido por el seguro.

¿QUÉ ES LO QUE NO SE DEBE HACER?

1. Reunirse con la parte contraria o su abogado, sin asesoramiento legal. Entre lo que no debe hacerse, en principio, nunca, se puede citar el hablar o acudir a cualquier reunión con la parte contraria y su abogado, sin el asesoramiento oportuno.
2. No hacer informes escritos sin asesoramiento legal. Una vez producida la demanda o reclamación, debe evitarse la emisión de informes escritos, sino son éstos elaborados con el asesoramiento jurídico adecuado.
3. Evitar recibir documentos sin asesoría legal. También se debe evitar la suscripción de cualquier tipo de documento, que no haya sido considerado aceptable por la dirección letrada.
4. Contacto verbal con la parte demandante. Por las mismas razones, se debe evitar el mantenimiento de conversaciones con el demandante o sus allegados, la entrega de documentos originales y la entrega de la historia clínica o sus datos, obviamente, salvo cuando resulta exigibles en cumplimiento de la legalidad vigente.
5. Evitar la obsesión con la Demanda. En el ámbito personal resulta muy recomendable no obsesionarse con lo ocurrido, pues sabido es que una mente obsesionada se halla probablemente en las antípodas de una mente clara y despierta.

Conclusión Final. En el mundo actual resulta imposible evitar que se produzcan reclamaciones en todos los órdenes, pero quien sea cuidadoso a la hora de prevenirlas, y preste la adecuada atención si es que suceden, estará en mejores condiciones de salir indemne de la situación, que es de lo que se trata.

BIBLIOGRAFÍA SELECCIONADA

1. Gallo M, Fabre E y De Lorenzo R. Como evitar las Demandas Judiciales en Obstetricia y Ginecología. Ed. Amolca, 2013.
2. Gallo M. Monitorización Biofísica Fetal. Ed. Amolca, 2011.
3. Gallo M. Test Basal. En: Manual de asistencia al embarazo normal. Sección de Medicina Perinatal de la Sociedad Española de Ginecología y Obstetricia (SEGO), Ed: E. Fabre. Capitulo 20: 571-584. Madrid, 2001.
4. Gallo M y cols. Control del Bienestar Fetal Anteparto. Métodos Biofísicos y bioquímicos. En: Tratado de Obstetricia, Ginecología y Medicina de la Reproducción (capitulo 42: 367-379). SEGO. Ed. Panamericana. Madrid 2003.
5. SEGO. Guia Práctica y signos de alarma en la Asistencia al Parto. SEGO, 2008.
6. NICE. National Collaborating Center for Womens's and Children's Health Guidelines 55, 2008.
7. American College of Obstetricians and Gynecologist (ACOG). Practice Bulletin. Clinical Management Guidelines for Obstetrician–Gynecologists. Intrapartum Fetal Heart Rate Tracings Number 116, November 2010
8. SOGC. Fetal Health Surveillance: Antepartum and Intrapartum Consensus Guideline. Society of Obtetricians and Gynaecologist of Canada. J Obstet Gynaecol Can 2007; 29: S3-S50.

Datos para recordar

* En los casos de alto riesgo el uso de la monitorización biofísica continua de la FCF y de la CU, es siempre aconsejable.
* Antes de comenzar la monitorización fetal en el parto, hay que asegurarse de que la fecha, la hora y la velocidad del papel del registro sean correctos.
* Hay que tener una adecuada formación para la interpretación del registro cardiotocográfico en el embarazo y parto.
* Hay que segur las Guías Clínicas y Protocolos de la Sociedades Nacionales e Internacionales.
* Hay que conocer los posibles errores técnicos de los métodos de monitorización fetal.
* Una vez finalizado el parto, guardar siempre el papel del registro cardiotocográfico en la historia clínica de la paciente.

Mis apuntes

www.ingramcontent.com/pod-product-compliance
Lightning Source LLC
Chambersburg PA
CBHW082247220526
45469CB00009B/2912